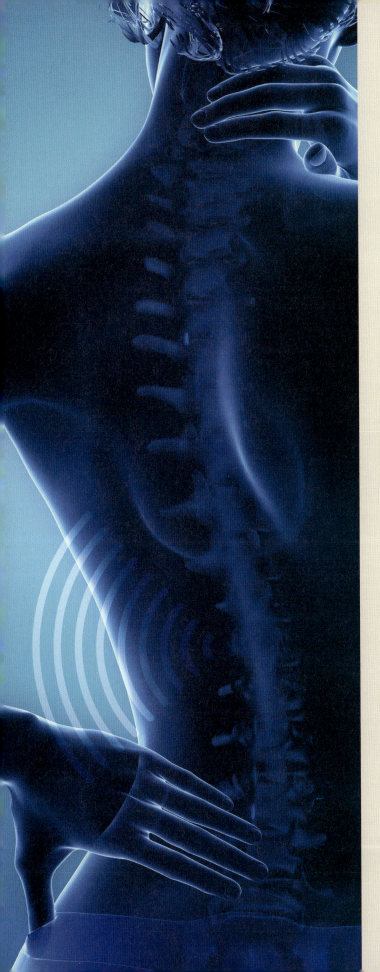

脊椎エコーのすべて
頸肩腕部・腰殿部痛治療のために
SONOANATOMY, TARGET and INTERVENTION

第2版

監修 **山田 宏**
和歌山県立医科大学医学部整形外科学講座 教授

執筆 **岩﨑 博**
和歌山県立医科大学医学部整形外科学講座 准教授

謹 告

本書に記載されている事項に関しては，発行時点における最新の情報に基づき，正確を期するよう，著者・出版社は最善の努力を払っております。しかし，医学・医療は日進月歩であり，記載された内容が正確かつ完全であると保証するものではありません。したがって，実際，診断・治療等を行うにあたっては，読者ご自身で細心の注意を払われるようお願いいたします。

本書に記載されている事項が，その後の医学・医療の進歩により本書発行後に変更された場合，その診断法・治療法・医薬品・検査法・疾患への適応等による不測の事故に対して，著者ならびに出版社は，その責を負いかねますのでご了承下さい。

監修者の言葉

　本書を読んで「これが（令和）脊椎診療のニューノーマルになる」と確信した。そして，「若人よ，藪医者になりたくなければこれを読め！！」と言いたくなるほど興奮した。

　というのは，今の時代，痛み止めや湿布は薬局などに行けば容易に手に入ってしまう。患者さんはその痛み止めや湿布を出してもらうためではなく「耐え難い痛みの原因を見つけて欲しいため」に病院や診療所といったわれわれのもとに来てくださる。貴重な時間とお金を費やしてでも，痛み止めや湿布では取れないような痛みを何とかして欲しいのだ。

　このような新たな時代の患者背景を理解できていない医師があまりに多すぎることを私は憂う。エコーを駆使して痛みの原因精査や治療ができない医師が藪医者呼ばわりされる時代はすぐそこまで来ているかもしれない。

和歌山県立医科大学医学部整形外科学講座 教授

山田　宏

筆者のはしがき

2017年のある日，「いわちゃん。絶対，秋田に見学に行った方が良い」と山田教授に言われたことが，脊椎外科医の私がエコーに本格的に触れることになった始まりでした。新しい場所へ行く，新しいことに取り組む，そして新しい人と出会うことが苦手な私の性格をご存じのはずの教授が，運動器エコーを用いた治療のすばらしさを熱く語ってくださり，強く勧めて下さいました。

エコーといえば，若かりし頃，硬膜の動きを評価し術後成績と比較する研究のため，頚椎椎弓を観音開きした後で検査するために術野や外回りでお手伝いしたという過去の記憶がよみがえってきました。それ以外では，どのボタンを触って良いかわからないし良く見えないし，それを言い訳に触らなくなったなあというのがそのときの正直な感想でした。皆川洋至先生の運動器エコーに関する講演を拝聴し，秋田の城東整形外科へ見学に行くことで，その考えが間違いであることに気付いたのはもちろんのこと，「すごい世界」に圧倒され，秋田から和歌山までの8時間30分の電車の時間が「あっ」という間であったことを覚えています。

『脊椎エコーのすべて』という本書のタイトルを見て，「(関西弁で言うなら)脊椎をエコーでみてどうすんねん」と思った方も多いと思いますが，是非，脊椎脊髄診療，いや頚肩腕部痛，腰背部痛，鼠径部・腰殿部・下肢痛の治療に運動器エコーを導入して頂きたい思いから本書を書き上げました。超音波は骨表面でほぼ反射されるため，骨で囲まれた脊柱管内は見えません。これが特に脊椎脊髄疾患治療にとって運動器エコーが不要なものであると判断されやすい大きな理由だと思います。そして忙しい外来で使う時間がない，高い機器で手元にない，診療報酬の問題などが次に続く理由だと推察しますが，まずはエコーのスイッチを入れてプローブを当ててみて下さい。世界が変わるはずです。

今回，超音波解剖(SONOANATOMY)にもこだわったつもりです。プローブを当ててみても，なにがなにやらわからないということが過去の私にもあったためです。エコーの良いところは，自分にプローブを当てたり，もう1人いればお互いに当てたりして，いつでも描出の練習ができるところだと思います。少しでもその助けになればと思い，エコー画像・解説付きエコー画像・描出時の外観・同じスライスのMRI画像を掲載することにこだわりました。MRI撮影においては，同門の綿貫昭則先生，綿貫匡則先生にご尽力いただき，3テスラMRIで撮影することができました。撮影協力をいただきました，和歌山画像診断センターの寺田正樹先生，皆様そして技師の田中康夫様に感謝申し上げます。

運動器エコーを用いた診療を行うようになって，漠然とひとつの夢・野望を持つようになりました。それは「脊椎脊髄疾患診療のためのエコーの書籍を単著の形で出したい！」というもので，今考えても無謀なものです。この無謀を形にすることをご提案いただき，書籍という形に仕上げて下さいました日本医事新報社の吉本軌道様に感謝申し上げます。そして，日本医事新報社にご推薦いただきました吉田眞一先生にこの場を借りて厚く御礼申し上げます。

本書の兄貴分ともいえる中瀬順介先生の『膝エコーのすべて』は，「膝エコーの星座表になれるように」との思いから表紙が星空になっていると伺いました。かっこよすぎます！執筆作業が最終段階に入ると本書の表紙に関して考えるようになりました。是非，本書のカバーを取り，表紙をご覧下さい。我々の講座の秘書である上田真耶さんに本書の表紙案を依頼した際にお伝えしたのは，「医学書は，カフェや電車で読んでいる時にあまりにもストレートすぎるので，カフェで読んでいてもおしゃれな表紙」という漠然なものでしたが，上田さんの原案をみて，驚愕するとともに感動しました。

① 『膝エコーのすべて』が空のイメージなので，本書は海のイメージ
② コミュニケーションに超音波を使うイルカやクジラ
③ 超音波を用いて遠隔コミュニケーションが可能な様子
④ 神経周囲や筋膜などの軟部組織周囲へ液体を入れる超音波ガイド下インターベンションの「水」の世界観
⑤ 椎骨が徐々に変化して魚となり，いろいろな種類の魚やクジラとともに存在する世界
⑥ エコーをもったダイバーが存在するひとつの世界

これはまさに運動器エコーを用いた診断・治療に関してディスカッションをさせていただいている多くの先生方，そして皆川洋至先生からこれまでにご教授いただいたすべてが詰まっていると思います。本当に有難うございました。

この「筆者のはしがき」を記載しはじめて，あらためて私の野望（無謀な夢）実現のために多くの方々にお世話になり，ご迷惑をおかけしてきたことを思い知りました。MRI画像同様本書に欠かせない超音波像を得るために，多大なるご協力をいただきましたコニカミノルタジャパン(株)の皆様には感謝してもしきれません。本当に有難うございました。症例，超音波像，超音波ガイド下治療に関しましてご協力いただきました和歌山県立医科大学医学部整形外科学講座医局員の先生方，同門の先生方，和歌山エコー班の先生方（和歌山で運動器エコーを診療に用いていらっしゃるすべての先生を勝手にエコー班と呼ばせていただいております。申し訳ありません），エコーを通して知り合うことができた全国および海外の先生，看護師さん，医局秘書さん，クラークさん，事務員さん，関わっていただいた皆様に心から感謝申し上げます。特に曽根勝真弓先生，村田鎮優先生には，多忙のなか，大変お世話になりました。

本書は1人での執筆のため，内容にかなり偏りがありますし，神経に偏ったターゲットの記載になっているかもしれません。私自身も執筆を開始した1年前とは考え方・ターゲットの決め方・攻め方も変化してきています。現在も試行錯誤し，多くの先生方からご教授いただいて変化をし続けているため，ご理解ご容赦頂きたいとともに，内容の間違いや改善すべき点などがあれば，ご指摘頂ければ大変うれしいです。

今後明らかになるであろう，鎮痛の機序によって変更すべき点も多々生まれてくるとは存じますし，運動器エコーにこだわるあまり，広い全体像を見落としてはならないと肝に銘じております。エコーだけですべての診療が行えるわけではないとも考えております。しかしながら，エコーを知ることで，私の診療が大きく変わったことは間違いのない事実です。本書がエコーを用いた診療を始めようとしている先生方のお役に少しでもなればと考えております。

最後になりましたが，皆川洋至先生，山田宏先生。先生方にはお礼の気持ちをなんとお伝えさせていただけばよいのか言葉がみつからず，感謝の念に堪えません。何の取り柄もない私に進むべき道をご教授いただき，月並みな言葉で大変恐縮ですが，本当に，本当に有難うございました。これからは，自分の技術・診断・治療力を向上させるだけでなく，後輩のみならず，運動器エコーを用いた診療のすばらしさを多くの方に伝えることができるよう努めることが，恩返しになるのではと考えております。今後ともご指導の程よろしくお願い申し上げます。

長文のはしがきとなりましたが，1年間，特に最後の数カ月の間，文句も言わずに協力してくれた家族への感謝で，締め括らせていただきます。

2021年4月
岩﨑 博

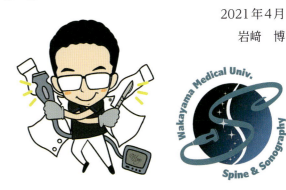

2版 はしがき

この度、第2版の出版をさせていただく機会を頂戴することができました。初版を手にした時、実は大きなふたつの心残りがありました。ひとつが動画がないことで、もうひとつが表紙のイラストを原画の色調でご覧いただけなかったことです。これで心残り解消です！！脊椎エコーをはじめてみたいと思って本書を手に取っていただいた皆様のお役に少しでも立てるように、自分が持つ「脊椎エコー（のこれまでの色々な経験と教えてもらった知識）のすべて」を詰め込んだつもりです。皆様が脊椎エコーにハマるきっかけになれば幸いです。最後に、これまで本当に多くの方々にお世話になり、そして今もお世話になっています。この場を借りて厚く熱く御礼申し上げます。

2025年3月　岩崎　博

目 次

監修者の言葉	
筆者のはしがき	
2版はしがき	

Zero　脊椎エコーを行うために　1

1 ― 超音波診断装置の使い方	1
2 ― プローブの使用方法	10
3 ― 超音波基本知識	13
4 ― 運動器構成体の見え方	16
5 ― 超音波ガイド下インターベンションの基本	19

「症状および身体所見」から考える超音波ガイド下注射のターゲット	24

第 I 章　頚肩腕部痛　29

1　頚肩腕部痛に関連する超音波解剖 ― SONOANATOMY ―　30

1 ― 頚椎	30
2 ― 椎骨動脈・総頚動脈	52
3 ― 肩関節（肩甲上腕関節），上腕二頭筋長頭腱，腱板・肩峰下滑液包	59
4 ― 上肢帯背側の筋群（僧帽筋，肩甲挙筋，大・小菱形筋）	68
5 ― 胸鎖乳突筋	79
6 ― 頚部固有背筋	81
7 ― 後頚筋（斜角筋，椎前筋）	89
8 ― 後頭下筋群（大・小後頭直筋，上・下頭斜筋）	93
9 ― 神経根・脊髄神経（腕神経叢）	95
10 ― 頚神経叢	102
11 ― 大後頭神経	104
12 ― 脊髄神経後枝	106
13 ― 副神経	109
14 ― 肩甲背神経	112
15 ― 肩甲上神経	115
16 ― 腋窩神経	120

2 頚肩腕部痛に対する超音波ガイド下注射
― TARGET and INTERVENTION ―
127

Target 101：椎間関節	127
Target 102：上腕二頭筋長頭腱	130
Target 103：腱板・肩峰下滑液包・肩甲上腕関節腔内	133
Target 104：僧帽筋・肩甲挙筋	136
Target 105：胸鎖乳突筋	140
Target 106：頭板状筋，頭・頚半棘筋，多裂筋	140
Target 107：前・中・後斜角筋	142
Target 108：頭長筋・頚長筋	143
Target 109：下頭斜筋	144
Target 110：神経根・脊髄神経	144
新規掲載① 頚椎神経根・脊髄神経に対する超音波ガイド下注射のすべて	144
Target 111：頚神経叢	175
Target 112：大後頭神経	180
Target 113：脊髄神経後枝内側枝	184
Target 114：副神経	191
Target 115：肩甲背神経	193
Target 116：肩甲上神経	196
Target 117：腋窩神経	200
新規掲載② 肩甲骨上角・内側縁の痛み	203

第Ⅱ章　腰背部痛
205

1 腰背部痛に関連する超音波解剖
― SONOANATOMY ―
206

1 ― 腰椎	206
2 ― 腰背部の筋	218
3 ― 脊髄神経後枝	224

2 腰背部痛に対する超音波ガイド下注射
― TARGET and INTERVENTION ―
228

Target 200：危険信号（red flags）	228
Target 201：椎弓（分離部）	229
Target 202：椎間関節	234

最重要 高位確認法		237
Ⓐ 仙骨後面より体幹に対して長軸像で頭側に向けて確認する方法		237
Ⓑ 肋骨より体幹に対して短軸像で尾側に向けて確認する方法		240
Ⓒ L5／S 椎間関節より体幹に対して短軸像で頭側へ向けて確認する方法		243

Target 203 ：横突起   246

重要 腰椎と神経根・脊髄神経の位置関係	248

Target 204：多裂筋   251

Target 205：最長筋・腸肋筋   253

Target 206：胸腰筋膜   257

Target 207：脊髄神経後枝内側枝   259

Target 208：脊髄神経後枝中間枝   263

Target 209：脊髄神経後枝外側枝（腰神経）   265

Target 210：脊髄神経後枝外側枝（仙骨神経）   268

初版時の【緊急掲載】椎間板性腰痛・神経根性腰痛・洞脊椎神経・ 脊髄神経硬膜枝に関する話	271
新規掲載③ 腰椎・大腰筋を前方および側方から確認してみよう！	272

第Ⅲ章　鼡径部・腰殿部・下肢痛　273

1	鼡径部・腰殿部・下肢痛に関連する超音波解剖 ─ SONOANATOMY ─	274

1 ─ 仙骨・寛骨	274
2 ─ 仙腸関節・周囲靱帯	281
3 ─ 股関節・鼡径靱帯	287
4 ─ 腰方形筋，大腰筋，腸骨筋	290
5 ─ 梨状筋	297
6 ─ 大・中・小殿筋	299
7 ─ 内転筋群	304
8 ─ 神経根・脊髄神経	307
9 ─ 坐骨神経（殿部）	312
10 ─ 大腿神経・外側大腿皮神経	314
11 ─ 上・中殿皮神経	319
12 ─ 閉鎖神経，陰部大腿神経，腸骨鼡径神経，腸骨下腹神経	322
新規掲載④ 上後腸骨棘（PSIS）を中心に描出してみよう！	328

2 鼡径部・腰殿部・下肢痛に対する超音波ガイド下注射 — TARGET and INTERVENTION — 329

Target 301：仙骨硬膜外・腰部硬膜外	329
新規掲載⑤ 腰椎硬膜外：長軸像（平行法）	334
Target 302：後仙骨孔・仙骨神経根	336
Target 303：仙腸関節・後仙腸靱帯	340
Target 304：腸腰靱帯	344
Target 305：股関節	346
Target 306：腰方形筋	349
Target 307：大腰筋・腰神経叢	351
Target 308：腸骨筋	354
Target 309：梨状筋（・大殿筋）	355
Target 310：上殿神経・下殿神経・後大腿皮神経	357
Target 311：中・小殿筋	359
Target 312：長・短・大内転筋	362
Target 313：神経根・脊髄神経	363
新規掲載⑥-1	367
新規掲載⑥-2	369
新規掲載⑥-3	374
Target 314：坐骨神経	375
Target 315：大腿神経	379
Target 316：外側大腿皮神経	383
Target 317：上殿皮神経	385
Target 318：閉鎖神経	388
Target 319：腸骨鼡径神経，腸骨下腹神経	391
Target 320：陰部大腿神経	393

索 引	395

Zero 脊椎エコーを行うために

1 ― 超音波診断装置の使い方

　エコーを用いて，脊椎脊髄およびその周辺からの疼痛を主とした症状の診断ならびに治療を行うことを始めようとしたときに，最初に困ったのは，超音波診断装置のどこを触れば見えるようになるのかということであった．超音波に関する知識や多くのスイッチ・ボタン・ダイヤルに関する詳細は，各メーカーのホームページ・取り扱い説明書や他の教科書にお願いするとして，エコーを触ったこともない筆者がまず覚えたスイッチ・ボタン・ダイヤルと，少し慣れてきてから意識して使用しはじめたものについて，実際に使用している機器を代表例として解説する．

　①電源，②患者情報（ID）入力，③プローブ・モード選択，④フリーズ（Freeze）の場所を教えてもらい，プローブを自分の頚部側面に当てることで画面に筋肉らしきものが映ったものの，目当ての神経根・脊髄神経がよくわからなかったことを記憶している．これらのボタン類の操作でとりあえず画像の表示は可能であるが，さらに良好な画像の表示や診断のためには次のボタン操作が必要となってくる．⑤視野深度（デプス），⑥フォーカス，⑦ゲイン，⑧2画面表示，⑨カラー・パワードプラ，⑩静止画・動画保存などのボタンを次に覚えるとよい．

電源

　電源ON/OFFスイッチ（**図1，2**）を押すことから始まるが，電源が入らない場合には，機械側面や背面など少しわかりにくい場所にあるブレーカスイッチ（主電源スイッチ，**図3**）が入っていないことがあるので注意を要する．

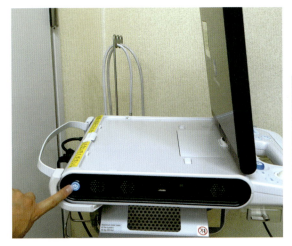
図1　電源

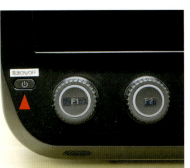
図2　電源（別機種）

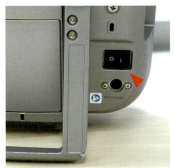
図3　主電源

患者情報（ID）入力

ボタンやタッチ画面でIDなどの患者情報を入力する（**図4，5**）。

プローブ・モード選択（図6，7）

運動器領域ではリニアプローブ（**図8下**）を主として用いるが，脊椎エコーにおける腰殿部領域では，対象となる組織がやや深部となるため，空間分解能は落ちるが深部感度がよいコンベックスプローブ（**図8上**）を用いたほうが，インターベンションしやすい場面もある。また，同じリニアプローブでも周波数によって空間分解能と深部感度が異なるため，浅い部位をより明瞭に描出する際には，より周波数の高いプローブが適している。

運動器エコーにおいて主に使用する超音波画像の表示方法は，Bモードとカラードプラ・パワードプラ（p.8）などの血流表示モードの2つになる。Bモードは，音に対する性

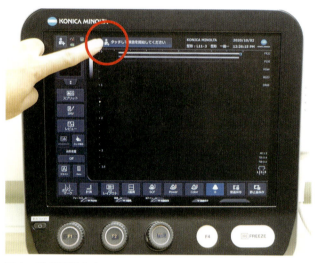

図4　患者情報入力

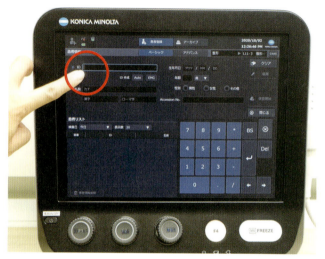

図5　ID入力

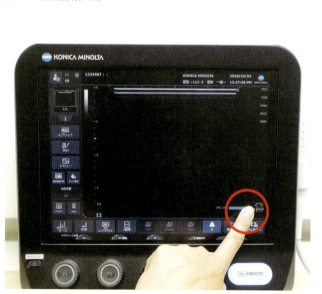

図6　プローブ・モード切替

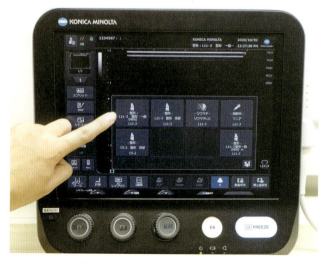

図7　プローブ・モード選択

質の違う組織の境界面で反射して返ってきた信号を得た後に，反射強度を明るさ（輝度：Brightness）に変換し，画面に表示する方法で，運動器領域における基本モードである。

フリーズ（Freeze）（図9）

リアルタイムに描出される画像を静止させるために使用。画像の説明や再評価，画像の保存，2画面表示，計測などを行う際に使用する。

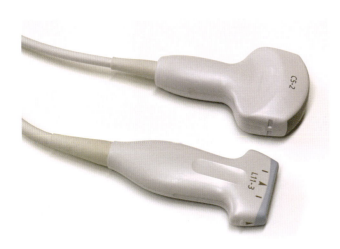

図8　プローブ
上：コンベックスプローブ，下：リニアプローブ

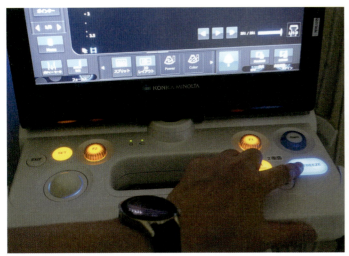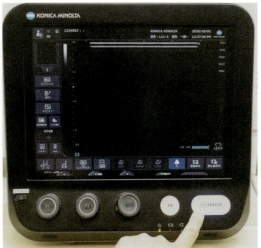

図9　フリーズボタン

視野深度（デプス）（図10）

画像表示の大きさや深さを調節する際に使用する（**図11**）。小さく浅い部分の組織を描出する場合には拡大し，深い部分の組織を観察する場合には，これを調節し関心領域全体が画面に含まれるようにする必要がある。

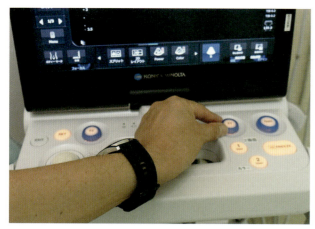
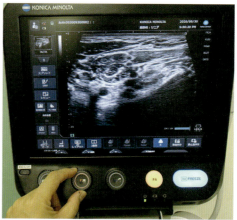

図10　視野深度（デプス）調節ダイヤル

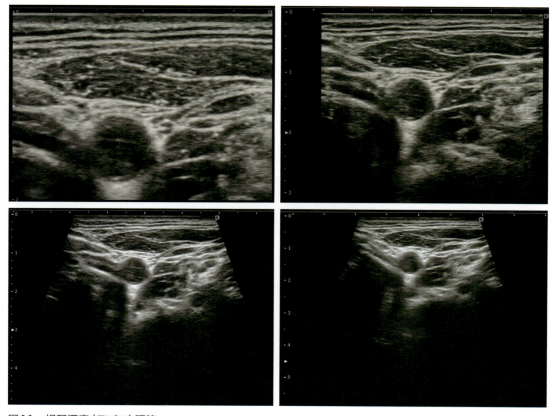

図11　視野深度（デプス）調節
左上→右上→左下→右下の順に深く表示

フォーカス（図12）

　送信される超音波をどの深度に収束させるかの指標であり，観察したい部位の深さに合わせることでより詳細な描出が可能となる（図13）。

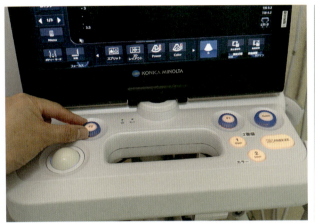
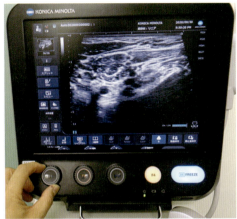

図12　フォーカス調節ダイヤル

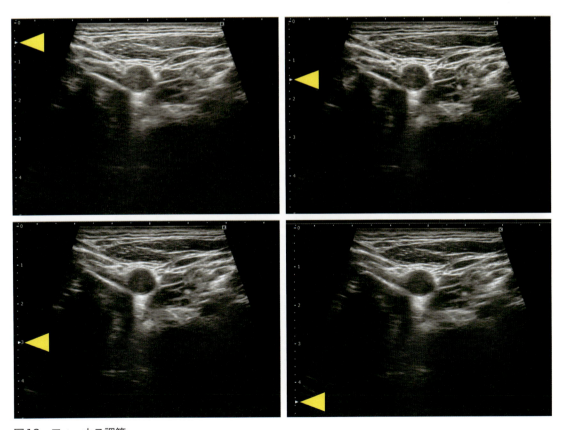

図13　フォーカス調節
左上→右上→左下→右下の順に深い位置にフォーカス（黄矢頭）を合わせている

ゲイン（図14）

　画像の明るさ調整ボタンであり，上げると画像全体の輝度が高く・明るくなり，下げると輝度が低く・暗くなる[1]（図15）。

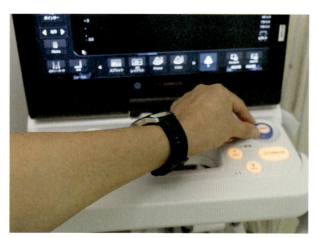
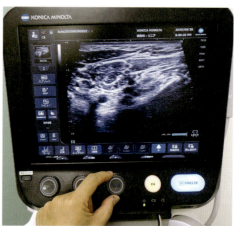

図14　ゲイン調節ダイヤル

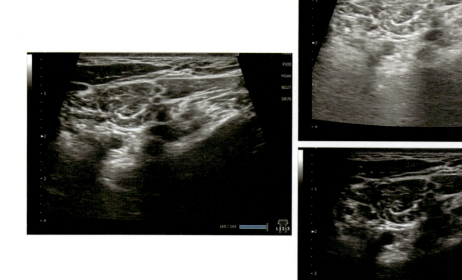

図15　ゲイン調節
左画像に比べ右上は輝度が高く・明るく，逆に右下は輝度が低く・暗く調節

2画面表示（図16）

　別に行った2つの検査画面を1つの画面に表示するためのボタンであり，健側との比較や動きに伴う相違を確認する際に役立つ。対象物の深さにより2分割のレイアウトを変更することができる（**図17**）。

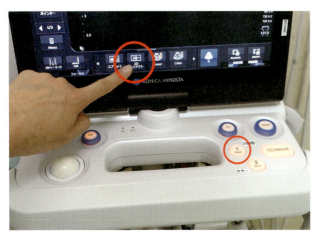
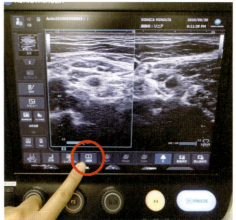

図16　2画面表示ボタン

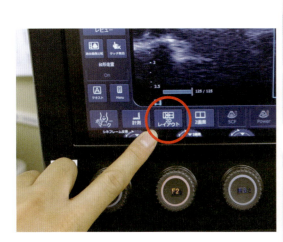
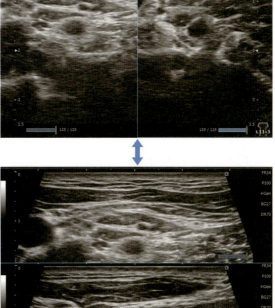

図17　2画面表示レイアウト変更ボタン
右上は左右2分割，右下は上下2分割

脊椎エコーを行うために　7

カラードプラ・パワードプラ

　移動するためにドプラ効果を受ける赤血球からの超音波信号を処理し，画面表示したものであり，カラードプラは血流の平均速度を表示し（**図18**），パワードプラは血流信号のパワーを表示している[2]（**図19**）。これらの血流表示モードは，血流はもちろん組織の炎症や修復過程の評価に用いることができる。

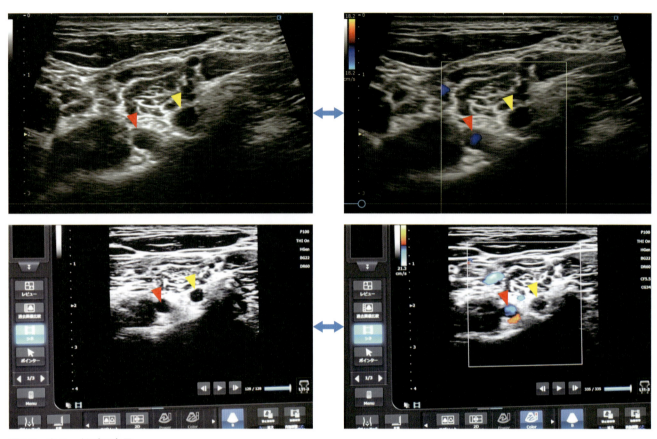

図18　カラードプラ表示
赤矢頭：椎骨動脈，黄矢頭：C7神経根（脊髄神経）

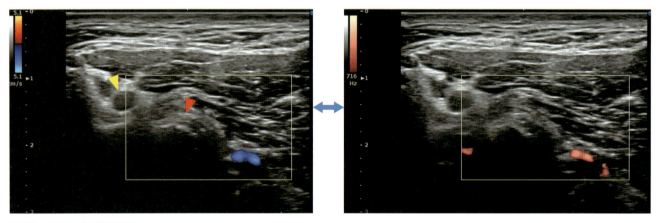

図19　パワードプラ表示
左：カラードプラ，右：パワードプラ
黄矢頭：C6神経根（脊髄神経），赤矢頭：椎間関節（短軸像）

静止画・動画保存（図20）

　得られた超音波像を保存することは，診療記録上重要であることはもちろんであるが，保存画像をあとから見返すことで，忙しい診療中には気づかなかったことに気づいたり，解剖学的位置関係の再確認を行うことにより，次回はさらに良い超音波像の描出が可能となったりするため，重要なボタンであることを痛感している。保存画像をあとから見返すときや，検者以外が保存画像を確認するときのためにも，画像の表示方法（方向）の基本を知っておく必要がある。

　日本超音波医学会で認定された指針によれば[3]，目的とする器官の長軸に対して直角に走査する場合を短軸走査，長軸に平行に走査する場合を長軸走査と呼び，短軸走査の画像は，断面を被験者の尾側からみたように表示（MRIやCTと同様）し，長軸走査では頭側が画面に向かって左になるように表示する。

　本書におけるSONOANATOMY［☞「Ⅰ-1　頚肩腕部痛に関連する超音波解剖－SONOANATOMY－」(p.30)，「Ⅱ-1　腰背部痛に関連する超音波解剖－SONOANATOMY－」(p.206)，「Ⅲ-1　鼠径部・腰殿部・下肢痛に関連する超音波解剖－SONOANATOMY－」(p.274)　参照］では，頭側・右側・前方を画面に向かって左に位置するように統一している。しかしながら，実際の診療現場でインターベンションを行う際には，右手で注射器を持って針を刺す関係から，筆者は平行法の場合に画面右側から針が刺入されることを好んで行っている。そのため上記の指針に沿わない画像が本書に掲載されていることを最初にお詫び申し上げたい。

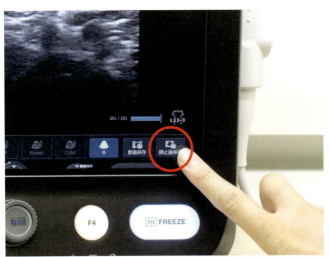 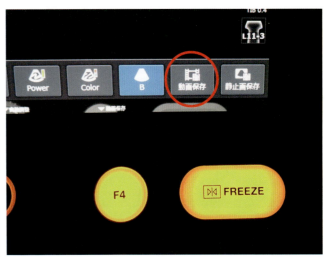

図20　静止画・動画保存

2 — プローブの使用方法

動画1
プローブ操作1

動画2
プローブ操作2
(本書での表現)

エコーゼリー

　プローブと体表の間に空気が存在すると，超音波の反射が起こり良好な画像を描出することができなくなる。そのためエコーゼリーをプローブあるいは体表に十分量塗布する必要がある。ゼリーには種類によって粘度の違いがあり，広範囲の検査や診断のためには滑りのよい低粘度のものがよいが，脊椎関連のエコーではインターベンションを行うことがほとんどであることから筆者は比較的粘度の高いゼリー(図21)を好んで使用している。

持ち方

　母指・示指(・中指)で，できるだけプローブの下部(先端部分)を軽く持ち，余っている指や手の尺側を検査部位近くに触れて安定させる(図22)。プローブの上(根元)を持つと指や手の尺側を検査部位近くの体表に添えることができず不安定になる(図23)。
　プローブの方向にも注意が必要で，プローブの目印がある方向とエコー画像内の目印を確認し(**図24赤丸**)，「**1 超音波診断装置の使い方**」の項「**静止画・動画保存**」(p.9)に記載した画像の表示方法を基本とする。インターベンションなどの関係で

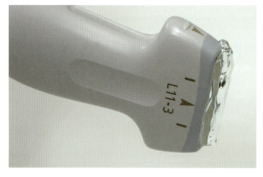
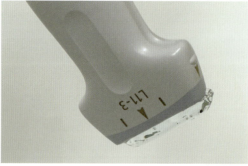

図21　エコーゼリー
インターベンションを行うため，粘度が高く，プローブを下に向けても落ちないエコーゼリーが適している

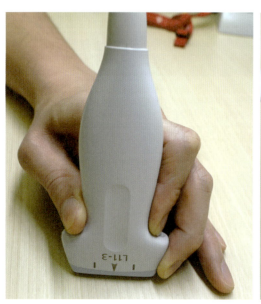
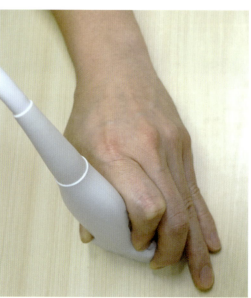

図22　プローブの持ち方

基本と異なる際には，ボディーマークの機能を用いて保存しておくと，多人数が画像を後に確認する場合などに便利である。

　最初の頃にきれいな画像が描出できない原因のひとつに，プローブを当てる強さがある。他人に初めてプローブを当てる際，そっと当てることが多いため，精細な画像を得ることができないことがあるようである。適切な圧迫力と圧迫の程度による痛みを体験するためにも自分にプローブを当て，何度も練習するとよい。

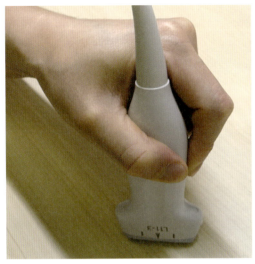
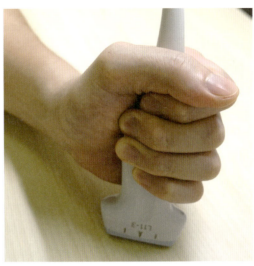

図23　不安定なプローブの持ち方

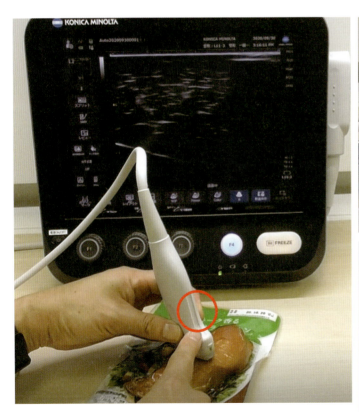
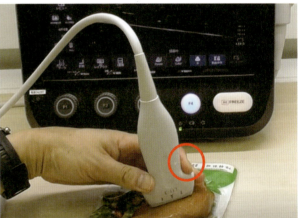
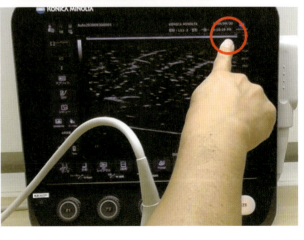

図24　プローブと画面表示の方向確認

脊椎エコーを行うために　11

操作法

良いエコー像を得るためには，目標とする（観察したい）運動器構成体に対して，超音波照射が90°に近くなるように心がけなければならない。これにより目標物で反射した超音波のほとんどをプローブが受信可能となるからであり，そのためにもプローブの操作方法が重要である。

プローブの操作方法として米国超音波医学会議（AIUM）が報告している[4]以下の5つの操作方法がある。

- Sliding：神経や筋肉などの連続性や走行を確認する際などに行うプローブの平行移動操作
- Rocking：プローブのindicator（目印）を押さえつけたり離したりする方向へ傾ける操作
- Tilting：プローブをスライドさせることなく，同じ位置で傾けて確認する操作
- Rotating：短軸像で描出した運動器構成体を長軸像で描出させる際などに用いる，プローブを回転させる操作
- Compression：圧迫して組織の反応を見たり構成体を分離したり，ガスを押し出したりする操作

最近では3次元のX・Y・Z軸を意識した6つの操作手技も報告されている[5]。プローブの短軸方向をX軸，長軸をY軸，身体に近づける方向をZ軸と定義し，プローブの動きを表現しているため理解しやすいものとなっている（**図25**）。

- Slide：ターゲットに対する90°の超音波照射を保ちながらY軸方向に移動させる操作手技
- Rock：1点を固定した状態でY軸方向に傾け，超音波照射角度を変更させる操作手技
- Sweep：ターゲットに対する90°の超音波照射を保ちながらX軸方向に移動させる操作手技
- Fan：固定した状態でX軸方向に傾け，超音波照射角度を変更させる操作手技
- Pressure/Compression：患者の身体の方向（Z軸）に力を加える操作手技
- Rotation：Z軸を中心として時計回りや反時計回りにプローブを回転させる操作手技

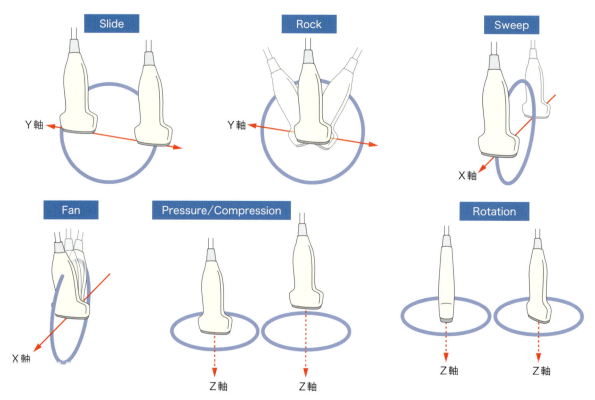

図25　プローブ操作法

（文献5，p185，table 1より改変）

3 — 超音波基本知識

動画3
音響陰影・
多重反射・
異方性

音響インピーダンス

　音響インピーダンスとは，音の通りやすさを意味しており，物質の密度と音速から求められ，生体内の各組織（構成体）特有のものである。

　プローブから送信された超音波が生体内を進むとき，組織（構成体）間に音響インピーダンスの差が大きいほど，超音波は強く反射され，結果高エコーとして画面に映し出され，逆に音響インピーダンスの差が小さいと，超音波はあまり反射せずに透過する量が多くなり低エコーとして描出される。たとえば，浅層にある筋肉（音響インピーダンス1.70）と深層にある骨（音響インピーダンス7.80）では音響インピーダンスの差が大きく反射が強く起こるため，境界が高エコーとなる。また空気のインピーダンスは0.0004[6]と極端に小さいため，その深部のほかの組織との差が大きくなりほとんどの超音波が反射されてしまい，空気の深層が描出されなくなってしまう。

アーチファクト

　アーチファクトとは，生体内音響特性によって発生する「虚像」を指し，運動器領域のエコーにおいて，少なくとも音響陰影・多重反射・異方性の理解は必要である。

▶音響陰影

　結石や腸管ガスなどにより，超音波が反射，吸収，散乱，拡散などを起こし，その後方に超音波が通過できず，反射超音波信号が存在しない無エコー域（画面上で黒）となることを言う。運動器領域においては，ほとんどの超音波が反射を起こすような骨や石灰化の深層に出やすい（**図26**）。また，このアーチファクトを利用することで石灰化の硬化状態をある程度推測することができる。石灰の深層に音響陰影がなければ硬化しきっていない可能性がある。

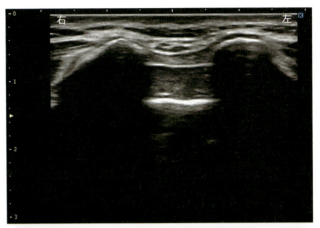

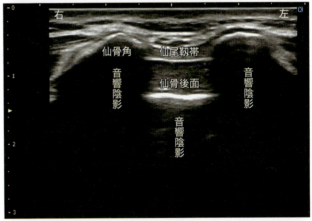

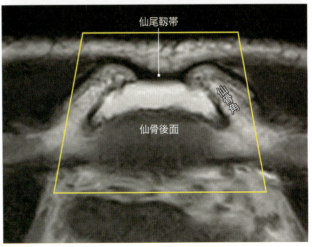

図26　音響陰影
上・中：仙骨裂孔部超音波像
下：同部MRI画像

▶ **多重反射**

　超音波ビームに垂直な強い反射体がある場合，反射が強いため，反射波がプローブ面で反射され再び反射体のほうに向かい，さらにその反射波が戻ってくるということが繰り返される。これにより強い反射体が何重にもあるような画像が出ることを言う（図27）。

　運動器領域では，インターベンションの際に針がビームの中央に存在すると複数の高エコー像として描出される場合がある（図27）。

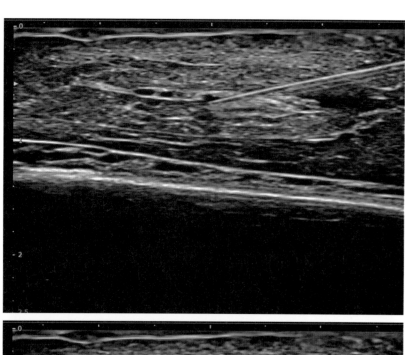

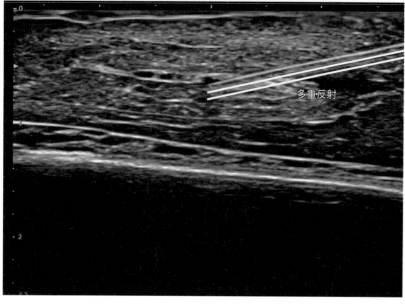

図27　多重反射

▶ 異方性

　多数の線維が存在する腱や靱帯では，超音波が直角に入射する線維で強く音波が反射されるため，多数の高エコー層状構造として描出される(fibrillar pattern)。しかし超音波が斜めから入射されると，斜めに反射されプローブへ戻る反射波が少なくなるため組織全体が低エコーに描出される。

　超音波の方向性により組織のエコー信号強度が変化する(**図28, 29**)。この現象を異方性と呼び[7]，腱・靱帯の断裂と間違わないように注意が必要である。

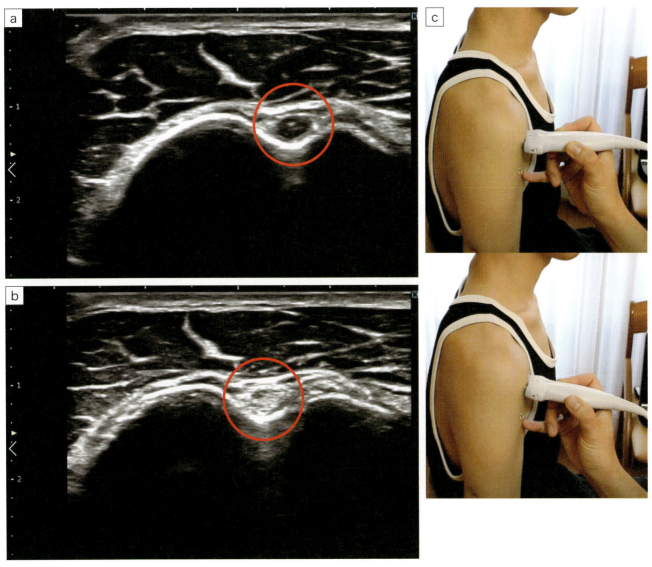

図28　上腕二頭筋長頭腱
a：異方性あり
b：異方性なし
c：外観(aの描出(上)，bの描出(下))

脊椎エコーを行うために　15

4 ― 運動器構成体の見え方

　本書の特色を出すため，あえて体幹の運動器超音波像を代表例として掲載しており，四肢画像ほど典型的でないものもあるがご理解頂きたい。

筋（図30）

　筋線維の集合体である筋束が低エコーで，これを包む筋周膜や筋膜（図30赤矢頭）が高エコー像に描出される。損傷された筋の高エコー像や，血腫の存在，線維配列の異常，断面積などが観察ポイントとなり，2画面表示などによる左右比較も重要である。

腱

　正常腱は複数の線状高エコーと低エコー像が層状に配列するfibrillar patternを示す（図29）。しかしながら，「3 超音波基本知識」の項「アーチファクト」（p.13）で述べたように，腱の走行に対して超音波が斜めに入射すると，異方性の影響により内部エコーが消失し，腱断裂のように描出されることがあるため注意を要する（図29赤矢頭）。

靱帯

　正常靱帯の長軸像も腱と同様にfibrillar patternを示し，付着する骨をランドマークとして描出することがコツである（図31）。

神経

　短軸像では，円形低エコー像で描出される神経線維束が複数集まり，その周囲の神経周膜や神経上膜が高エコー像を示すため，いわゆるぶどうの房や蜂の巣状に描出される。長軸像では，これらが層状になったfascicular patternとして描出される（図32）。しかしながら末梢神経は部位によっては，内部が一様に低エコーに描出されることもあり，これらは空間分解能が低いためと考えられ，頸椎神経根がその代表との報告がある[8]。しかしながら現在はエコーの空間分解能も改善してきていることより，蜂の巣状に描出される正中神経と内部が均一な低エコーで描出される頸椎神経根・脊髄神経（図33）との間における構造の，音響特性上の違いもその原因として考えられる。観察ポイントとしては，腫脹や絞扼などの断面積変化，走行，周辺構成体との関係，関節の動きなどに伴う神経の動きなどが挙げられる。

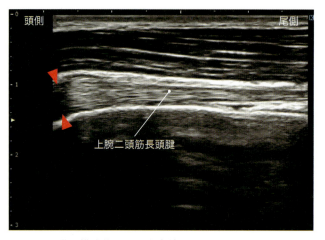

図29　運動器構成体の見え方（腱）
赤矢頭：異方性

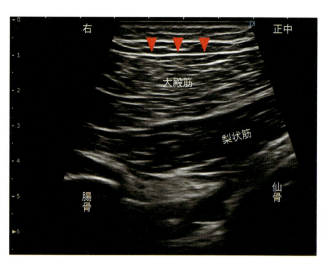

図30　運動器構成体の見え方（筋）
赤矢頭：筋膜

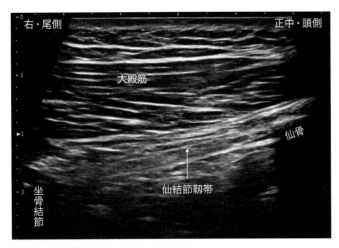

図31 運動器構成体の見え方（靱帯）

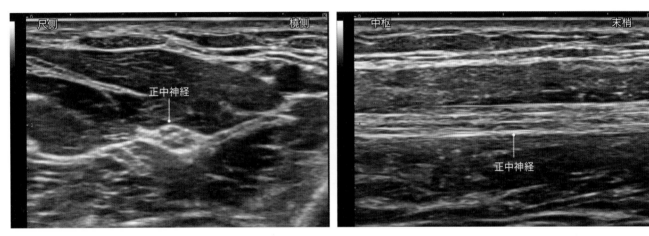

図32 運動器構成体の見え方（神経）

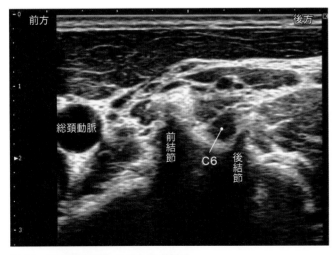

図33 運動器構成体の見え方（神経）

脊椎エコーを行うために | 17

骨

骨皮質表面で超音波のほとんどが反射してしまうため，線状高エコーとして描出され，その深部は音響陰影のため無エコーで，画面上で黒くうつる(**図34-1**)。線状高エコー像の途絶や不整，その周囲の血腫などの存在(**図34-2**)，骨膜の肥厚などを観察する。

軟骨

関節軟骨や肋軟骨などの硝子軟骨は，多くの水分で均一な組織であるため反射があまり起こらず低エコー像で描出される(**図35**)。これに対して膝半月板などの線維軟骨は，内部の膠原線維で反射が起こるためやや高エコー像に描出される。

血管

血管壁は線状高エコー，血管内腔は円形の低エコーで描出される(**図36**)。動脈は平滑筋層が発達しているため壁が厚く弾性板を有することから，静脈のように圧迫変形しにくい特徴がある。血流方向と速度はカラードプラ法，血流の有無はパワードプラ法で観察する[9]。

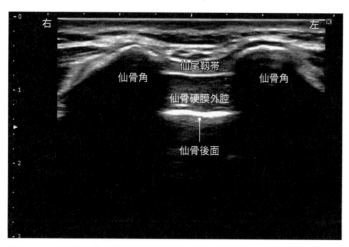

図34-1　運動器構成体の見え方(骨)

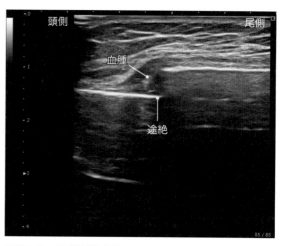

図34-2　運動器構成体の見え方(骨)：胸骨体部骨折

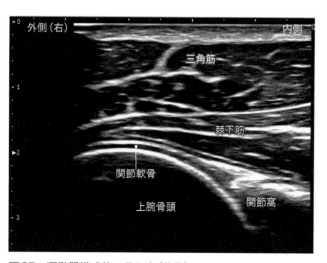

図35　運動器構成体の見え方(軟骨)

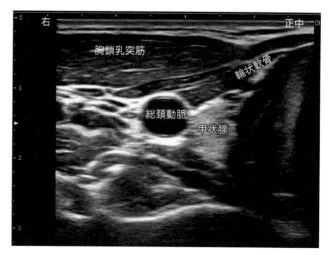

図36　運動器構成体の見え方(血管)

5 — 超音波ガイド下インターベンションの基本

動画4
平行法と交差法

注射器と針の準備（図37）

脊椎エコーにおいては，28mmや60mm長の針および5mLと10mLのシリンジ（コストや準備の問題がクリアできるのであればロック式）を筆者は好んで使用している。注射針の太さは，脊椎エコーに関しては最初23Gを使用していたが，エコーに慣れるに従い25Gへ変更することができた。

また，インターベンション開始前にシリンジ内の空気を抜いておくことはとても重要な作業である。「3 超音波基本知識」の項「音響インピーダンス」(p.13)で記述した通り，空気をターゲット近くに注入してしまうと，空気とその深層組織の間で超音波の強い反射が起こるために無エコーとなり，以後の正確な注入が困難になる。

ポジショニング

目線・針・プローブ・モニター画面が一直線上となるIn lineになるようにセッティングを行うことが基本で（図38，39），上達するまでの慣れない間は特に意識する必要があ

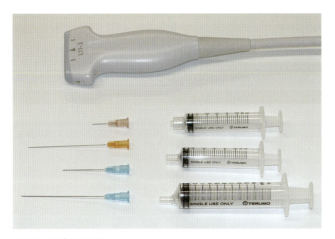

図37　注射器と針
筆者は上から2段目の25Gカテラン針および一番上の5mLロック式シリンジを愛用している

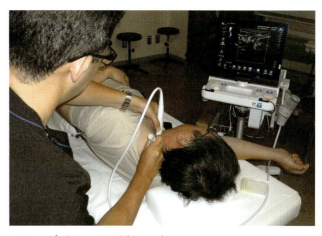

図38　ポジショニング (In line)

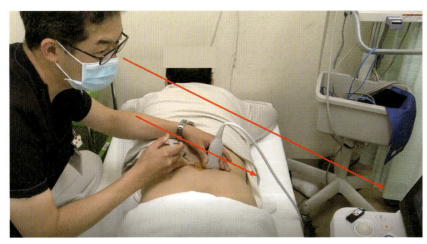

図39　ポジショニング (In line)

脊椎エコーを行うために　19

る．筆者は今でも同一線上にないOut of lineと比較すると，行いやすさが異なることを実感している．

しかしながら，実際の臨床現場である診察室や処置室で完全なIn lineにセッティングできないこともあるため，ブルーファントム，鶏肉，ゼリーなどを用いて超音波ガイド下注射の練習を行って手技を向上させたり，自分の臨床現場における位置関係での穿刺に慣れたりすることが重要である．

プレスキャン

穿刺前に，ターゲットとする構成体を描出し，構成体に沿ってプローブを移動させてスキャンを行う．周囲や針刺入経路の血管・神経などの存在を確認し，適切な穿刺法・穿刺部位・穿刺経路を決定する．このプレスキャンは重要な手順であり，誤穿刺を避けるためだけでなく手技の向上にもつながると考えている．

穿刺法（平行法・交差法）[10) 11)]

右利きの場合，右手で注射できるよう左手にプローブを持って行う．穿刺手技にはプローブ面と平行に針を刺入する平行法と，垂直に針を刺入する交差法の2つがある．

▶ 平行法

プローブ面から出る超音波の走査面の中を穿刺針が通過するように，ターゲットに向かって穿刺する方法である（**図40**）．針の経路や組織との位置関係がわかりやすいため，平行法で狙える部位は極力平行法で穿刺を行っている．

しかしながら平行法における針刺入・誘導時の注意点が存在し，手技に慣れていない頃は特に注意を要する．線状高エコー像に描出される針は，必ずしも針全体（特に針先端）を描出できていない場合があり，描出されている以上に針が深部に入っていることがある．そのため超音波ガイ

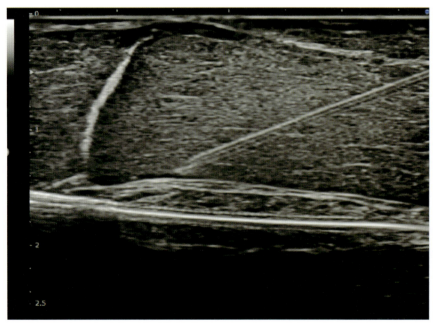
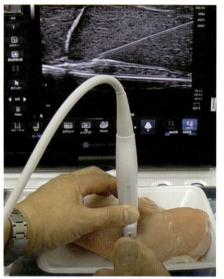
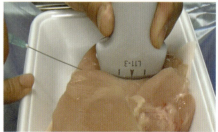

図40　平行法

ド下インターベンションに不慣れな間は，針を小刻みに動かしたり少し薬液を注入したりすることにより，針先周囲の軟部組織の動きを見て針先を確認する必要がある。

また，針とプローブ面との角度が平行から垂直に近づくにしたがって，超音波の反射が少なくなり針は描出しがたくなる（**図41**）。針の刺入点をプローブから遠ざけたり，プローブのRock（Rocking）走査を行ったりして，針とプローブの角度を平行に近づけると描出しやすくなる。

平行法では，針先のカット面（ベベル）も描出できるため，これを意識して針を進めることも成功の秘訣である（**図42**）。後述の**「5 超音波ガイド下インターベンションの基本」**の項**「薬液注入」**（p.22）に記載しているように，ターゲットの神経の深層そして奥側から薬液を注入する際には，ベベルアップ（カット面を上に向ける）で針を進めると神経損傷のリスクを低減できる。

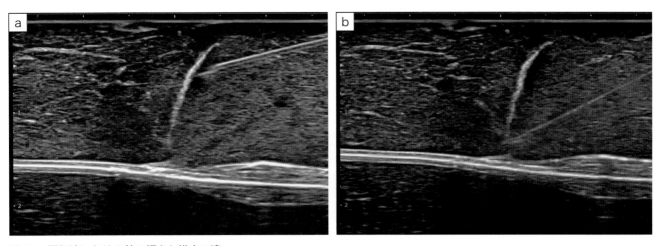

図41　平行法における針の傾きと描出の違い
a：プローブ面と針が平行に近いと，針が鮮明に描出される
b：プローブ面に対して角度が大きい（深部を狙う）場合，針の描出が不明瞭となる

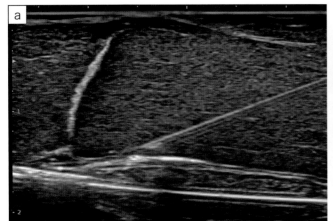 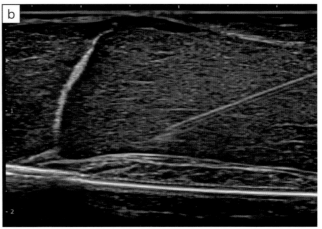

図42　ベベルの違い
a：ベベルダウン
b：ベベルアップ

▶交差法

　プローブ面から出る超音波の走査面に直交（交差）して針を穿刺する方法である（**図43**）。刺入角度が比較的自由に選択でき，平行法で穿刺困難な部位に適しているが，超音波走査面に存在する針の小さい断面が高エコーとして描出されるのみであるため（**図43赤丸**），針先の位置を見失いやすいという短所がある。

　交差法のイメージのつかみ方として，距離と角度から計算する方法がある。1cmの深さにあるターゲットを狙う際にプローブ中心の1cm手前から刺入するのであれば，45°の角度で針を進めるとよい。あるいは2cmの深さのターゲットである場合は，45°の角度で刺入するなら2cm手前から刺入し，60°の角度で刺入したければ1.16cm（2cm÷$\sqrt{3}$）手前から刺入するとよいことになる。

薬液注入

　ターゲットの手前浅層に最初に薬液を注入すると，薬液が神経を押し下げてしまい，ターゲットの深層の向こう側への注入が難しくなることがある。深層，そして奥側から薬液を注入すると薬液が神経を浅層へ押し上げてくれるため，その後の手前浅層への薬液注入がさらに行いやすくなる。

　血液の逆流，血管内のゆらぎ像，ターゲット周囲の薬液拡散不良などは血管内誤注入の可能性があるため注意が必要である。

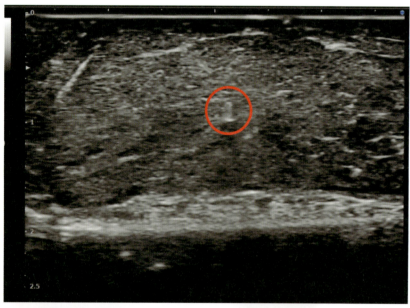

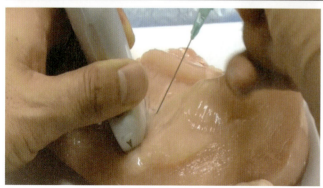

図43　交差法
針の断面が高エコーとして描出される（赤丸）

文献

1) 鳥澤智里：装置の使い方：各種設定法. わかる！ 運動器エコービギナーズガイド. 高橋　周, 他編. 新興医学出版社, 2016, p18-28.
2) 若松立也：超音波の基礎. わかる！ 運動器エコービギナーズガイド. 高橋　周, 他編. 新興医学出版社, 2016, p8-17.
3) 渡辺　泱：超音波用語解説：整形外科超音波診断アトラス. 第2版. 日本整形外科超音波研究会, 編. 南江堂, 2004, p20-34.
4) American Institute of Ultrasound in Medicine. AIUM technical bulletin：Transducer manipulation. J Ultrasound Med. 1999；18(2)：169-75.
5) Bahner DP, et al：Language of transducer manipulation：Codifing terms for effective teaching. J Ultrasound Med. 2016；35(1)：183-8.

6) 濱口浩敏：エコーの原理. 神経筋疾患の超音波検査実践マニュアル. 神経筋超音波研究会, 編. 南江堂, 2018, p2-16.
7) 仲西康顕：超音波の特性・組織の見え方. うまくいく！ 超音波でさがす末梢神経. 田中康仁, 監. メジカルビュー社, 2015, p10-2.
8) 神経筋疾患の超音波検査実践マニュアル. 神経筋超音波研究会, 編. 南江堂, 2018, p17-21.
9) 皆川洋至：超音波でわかる運動器疾患. メジカルビュー社, 2010, p12-20.
10) 仲西康顕：超音波の特性・組織の見え方. うまくいく！ 超音波でさがす末梢神経. 田中康仁, 監. メジカルビュー社, 2015, p32-40.
11) 中瀬順介：膝関節の超音波診療. 膝エコーのすべて. 土屋弘行, 監. 日本医事新報社, 2020, p2-8.

「症状および身体所見」から考える超音波ガイド下注射のターゲット

- 危険信号 (red flags) に注意し，重篤な脊椎疾患の可能性がある疼痛，内科・婦人科疾患などに伴う疼痛，そして膀胱直腸障害や強い麻痺を有する疼痛を除外することが最優先である！
- 圧痛部位もターゲットを考える際に重要であるため，解剖学的位置を理解しておくことが大切と考えている。

頚肩腕部痛

頚椎可動域制限
Target 101：椎間関節，113：脊髄神経後枝内側枝 —— p.127, p.184
Target 105：胸鎖乳突筋，114：副神経 —— p.140, p.191
Target 108：頭長筋・頚長筋，111：頚神経叢 —— p.143, p.175
Target 110：神経根・脊髄神経 —— p.144

頚部の姿勢や運動（前屈・屈曲）により増強する頚部・肩甲部痛
Target 104：僧帽筋・肩甲挙筋 —— p.136
Target 105：胸鎖乳突筋，114：副神経 —— p.140, p.191
Target 106：頭板状筋，頭・頚半棘筋，多裂筋 —— p.140
Target 109：下頭斜筋，112：大後頭神経 —— p.144, p.180
Target 115：肩甲背神経 —— p.193

頚部の姿勢や運動（後屈・伸展）により増強する頚部・肩甲部痛
Target 101：椎間関節，113：脊髄神経後枝内側枝 —— p.127, p.184
Target 104：僧帽筋・肩甲挙筋 —— p.136
Target 105：胸鎖乳突筋，114：副神経 —— p.140, p.191
Target 106：頭板状筋，頭・頚半棘筋，多裂筋 —— p.140

Target 108：頭長筋・頚長筋，111：頚神経叢 ———————————— p.143, p.175
Target 110：神経根・脊髄神経 ———————————————————————————— p.144

頚部の運動により増強する上肢痛・しびれ
Target 107：前・中・後斜角筋 ———————————————————————— p.142
Target 110：神経根・脊髄神経 ———————————————————————— p.144

肩関節可動域制限や肩関節の運動による疼痛増強
Target 102：上腕二頭筋長頭腱 ———————————————————————— p.130
Target 103：腱板・肩峰下滑液包・肩甲上腕関節腔内 ———————————— p.133
Target 116：肩甲上神経 ———————————————————————————— p.196
Target 117：腋窩神経 ———————————————————————————— p.200

上肢挙上により増強する頚肩腕部痛・上肢しびれ
Target 104：僧帽筋 ———————————————————————————— p.136
Target 107：前・中・後斜角筋 ———————————————————————— p.142
Target 103：腱板・肩峰下滑液包・肩甲上腕関節腔内 ———————————— p.133
Target 116：肩甲上神経 ———————————————————————————— p.196
Target 117：腋窩神経 ———————————————————————————— p.200

上肢挙上により改善する頚肩腕部痛・上肢しびれ
Target 104：肩甲挙筋 ———————————————————————————— p.136
Target 110：神経根・脊髄神経 ———————————————————————— p.144

肩関節・上肢筋力低下
Target 102：上腕二頭筋長頭腱 ———————————————————————— p.136
Target 103：腱板・肩峰下滑液包・肩甲上腕関節腔内 ———————————— p.133
Target 107：前・中・後斜角筋 ———————————————————————— p.142
Target 110：神経根・脊髄神経 ———————————————————————— p.144
Target 116：肩甲上神経 ———————————————————————————— p.196
Target 117：腋窩神経 ———————————————————————————— p.200

腰背部・殿部・鼡径部・下肢痛

腰椎可動域制限

Target 201：椎弓（分離部） —————————————————————————— p.229
Target 202：椎間関節 ————————————————————————————— p.234
Target 204：多裂筋, 205：最長筋・腸肋筋, 206：胸腰筋膜, 304：腸腰靱帯, 306：腰方形筋, 207：脊髄神経後枝内側枝, 208：脊髄神経後枝中間枝, 209：脊髄神経後枝外側枝（腰神経）
——————————— p.251, p.253, p.257, p.344, p.349, p.259, p.263, p.265
Target 301：仙骨硬膜外・腰部硬膜外, 307：大腰筋・腰神経叢, 313：神経根・脊髄神経
—————————————————————————— p.329, p.351, p.363

腰部の姿勢や運動（前屈・屈曲）により増強する腰背部・殿部痛

Target 206：胸腰筋膜, 304：腸腰靱帯 ———————————————— p.257, p.344
Target 207：脊髄神経後枝内側枝, 208：脊髄神経後枝中間枝, 209：脊髄神経後枝外側枝（腰神経）
—————————————————————————— p.259, p.263, p.265
Target 301：仙骨硬膜外・腰部硬膜外, 313：神経根・脊髄神経 ——— p.329, p.363
Target 210：脊髄神経後枝外側枝（仙骨神経）, 303：仙腸関節・後仙腸靱帯 — p.268, p.340
Target 317：上殿皮神経 ————————————————————————————— p.385

腰部の姿勢や運動（後屈・伸展）により増強する腰背部・殿部痛

Target 201：椎弓（分離部） —————————————————————————— p.229
Target 202：椎間関節, 203：横突起 ———————————————— p.234, p.246
Target 204：多裂筋, 205：最長筋・腸肋筋 ————————————— p.251, p.253
Target 207：脊髄神経後枝内側枝, 208：脊髄神経後枝中間枝, 209：脊髄神経後枝外側枝（腰神経）
—————————————————————————— p.259, p.263, p.265
Target 301：仙骨硬膜外・腰部硬膜外, 313：神経根・脊髄神経 ——— p.329, p.363
Target 210：脊髄神経後枝外側枝（仙骨神経）, 303：仙腸関節・後仙腸靱帯 — p.268, p.340

腰部の運動により増強する下肢痛・しびれ

Target 201：椎弓（分離部） —————————————————————————— p.229
Target 301：仙骨硬膜外・腰部硬膜外, 307：大腰筋・腰神経叢, 313：神経根・脊髄神経
—————————————————————————— p.329, p.351, p.363

Target 303：仙腸関節・後仙腸靱帯 —————————————————— p.340
Target 310：上殿神経・下殿神経・後大腿皮神経 ——————————— p.357

坐位時・安静時下肢痛

Target 210：脊髄神経後枝外側枝（仙骨神経），303：仙腸関節・後仙腸靱帯 — p.268, p.340
Target 301：仙骨硬膜外・腰部硬膜外，302：後仙骨孔・仙骨神経根，313：神経根・脊髄神経
——————————————————————————— p.329, p.334, p.363
Target 309：梨状筋（・大殿筋），314：坐骨神経 ————————— p.355, p.375
Target 310：上殿神経・下殿神経・後大腿皮神経 ——————————— p.357

立位継続・歩行での症状増強

Target 206：胸腰筋膜，208：脊髄神経後枝中間枝，209：脊髄神経後枝外側枝（腰神経）
——————————————————————————— p.257, p.263, p.265
Target 301：仙骨硬膜外・腰部硬膜外，302：後仙骨孔・仙骨神経根，313：神経根・脊髄神経
——————————————————————————— p.329, p.336, p.363

片脚起立時・歩行開始時の殿部・下肢痛増強

Target 210：脊髄神経後枝外側枝（仙骨神経），303：仙腸関節・後仙腸靱帯 — p.268, p.340
Target 305：股関節，311：中・小殿筋 ——————————————— p.346, p.359
Target 312：長・短・大内転筋 ————————————————————— p.362

股関節可動域制限

Target 210：脊髄神経後枝外側枝（仙骨神経），303：仙腸関節・後仙腸靱帯 — p.268, p.340
Target 305：股関節，311：中・小殿筋 ——————————————— p.346, p.359
Target 307：大腰筋・腰神経叢 ————————————————————— p.351
Target 308：腸骨筋，315：大腿神経 ——————————————— p.354, p.379

股関節他動運動による疼痛増強

Target 210：脊髄神経後枝外側枝（仙骨神経），303：仙腸関節・後仙腸靱帯 — p.268, p.340
Target 305：股関節，311：中・小殿筋 ——————————————— p.346, p.359
Target 307：大腰筋・腰神経叢，313：神経根・脊髄神経 ————————— p.351, p.363
Target 309：梨状筋（・大殿筋），314：坐骨神経 ————————— p.355, p.375

Target 308：腸骨筋，*315*：大腿神経 ———————————————————— p.354, p.379
　　　Target 312：長・短・大内転筋，*318*：閉鎖神経 ———————————————— p.362, p.388
　　　Target 316：外側大腿皮神経 ——————————————————————————— p.383

　仰臥位時下肢挙上により増強する下肢痛・下肢しびれ
　　　Target 301：仙骨硬膜外・腰部硬膜外，*302*：後仙骨孔・仙骨神経根，*313*：神経根・脊髄神経
　　　　　　———————————————————————————————— p.329, p.336, p.363
　　　Target 309：梨状筋（・大殿筋），*314*：坐骨神経 ————————————— p.355, p.375

　股関節・下肢筋力低下
　　　Target 301：仙骨硬膜外・腰部硬膜外，*302*：後仙骨孔・仙骨神経根，*307*：大腰筋・腰神経叢，
　　　　　　313：神経根・脊髄神経 ——————————————————— p.329, p.336, p.351, p.363
　　　Target 210：脊髄神経後枝外側枝（仙骨神経），*303*：仙腸関節・後仙腸靭帯 ——— p.268, p.340
　　　Target 305：股関節，*311*：中・小殿筋 ———————————————————— p.346, p.359
　　　Target 309：梨状筋（・大殿筋），*314*：坐骨神経 ————————————— p.355, p.375
　　　Target 308：腸骨筋，*315*：大腿神経 ———————————————————— p.354, p.379
　　　Target 312：長・短・大内転筋 ——————————————————————————— p.362

　鼠径部痛
　　　Target 210：脊髄神経後枝外側枝（仙骨神経），*303*：仙腸関節・後仙腸靭帯 ——— p.268, p.340
　　　Target 305：股関節 ———————————————————————————————— p.346
　　　Target 312：長・短・大内転筋，*318*：閉鎖神経 ———————————————— p.362, p.388
　　　Target 319：腸骨鼠径神経，腸骨下腹神経，*320*：陰部大腿神経 ————————— p.391, p.393

＊ここに挙げたものは，筆者が診療中に頭の中で考える，あくまで1つのざっくりとした目安であり，詳細な身体診察，その他の検査所見や超音波ガイド下注射施行後の除痛効果によって診断が得られることも多い。
　特徴的な症状や所見およびターゲットを追記・削除してオリジナルのターゲット表を是非完成させて頂きたい。

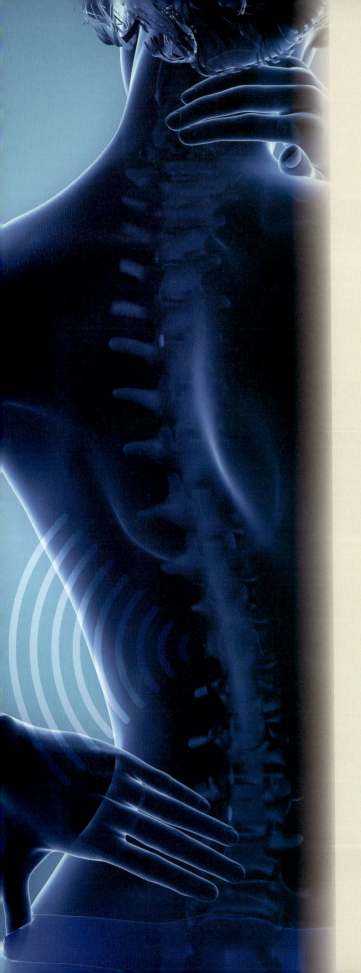

第 I 章

頸肩腕部痛

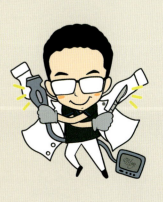

1 頚肩腕部痛に関連する超音波解剖
―SONOANATOMY―

1 — 頚椎

動画5
頚椎（横突起，椎間関節など）

　頚肩腕部痛に対して超音波ガイド下インターベンションを行う際には，頚椎の解剖およびその超音波解剖を理解することは必須の条件となる。

　椎骨の基本形態は，前方の椎体と後方の椎弓および4種，7個の突起から形成される。椎体と椎弓から椎孔が形成され，これが連なって脊柱管をなす。突起は，後方に突出する棘突起，側方は横突起，頭尾側への突起が上・下関節突起と呼ばれる。

　頚椎の特徴としては椎骨動脈が通る横突孔があること，棘突起先端が2分していることや椎間関節の関節面が水平面に対して傾斜していることが挙げられる。またC1は椎体と棘突起がなく，前弓・後弓・そして外側に位置する外側塊からなる環状の構造をしており環椎とも呼ばれる。C2は頭側に突出した歯突起を持ち，軸椎とも呼ばれることも大きな特徴であり，頚椎における回旋運動の多くをこのC1/2の環軸関節で行っている（**図1-1，1-2**）。

棘突起・椎弓

　C7の棘突起は特に長いことから隆椎とも呼ばれ，体表から容易に触れることができるため，頚椎前屈で触知し体表からのメルクマールとなる（**図2**）。

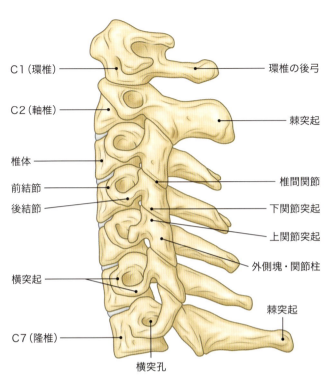

図1-1 頚椎（側面）
（プロメテウス解剖学アトラス 解剖学総論/運動器系．第3版．坂井建雄，他監訳．医学書院，2017，p110，図1.5より改変）

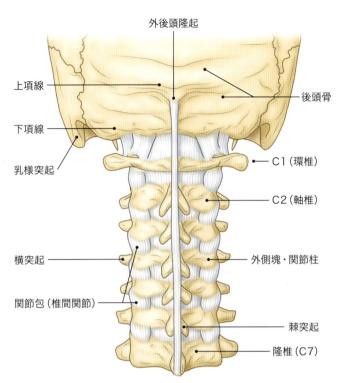

図1-2 頚椎（後方）
（プロメテウス解剖学アトラス 解剖学総論/運動器系．第3版．坂井建雄，他監訳．医学書院，2017，p110，図1.5，p122，図1.11aより改変）

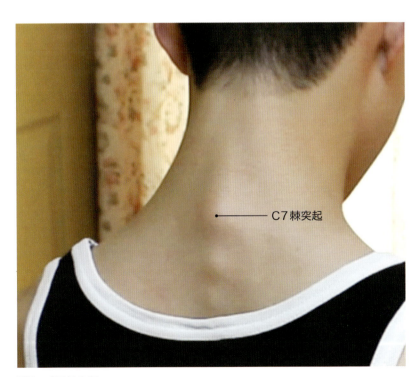

図2 C7棘突起

1 頚肩腕部痛に関連する超音波解剖 — SONOANATOMY —

▶ **超音波像（短軸像）**

棘突起上で正中にプローブを当て短軸像で観察すると，棘突起は背側凸の線状高エコー像として描出され，後方に音響陰影のための無エコー像を伴う．頚椎では棘突起先端が2分していることも多く（**図3赤矢頭**），腰椎のそれとは異なり先端が大きいことが多い．棘突起両側深部に確認できる水平な線上高エコー像が椎弓であり，同様に後方に無エコー像を認め（**図3**），椎弓の傾斜に合わせプローブをやや外側から椎弓に平行に近づけて当てると，明瞭な線状高エコー像として描出される（**図4**）．

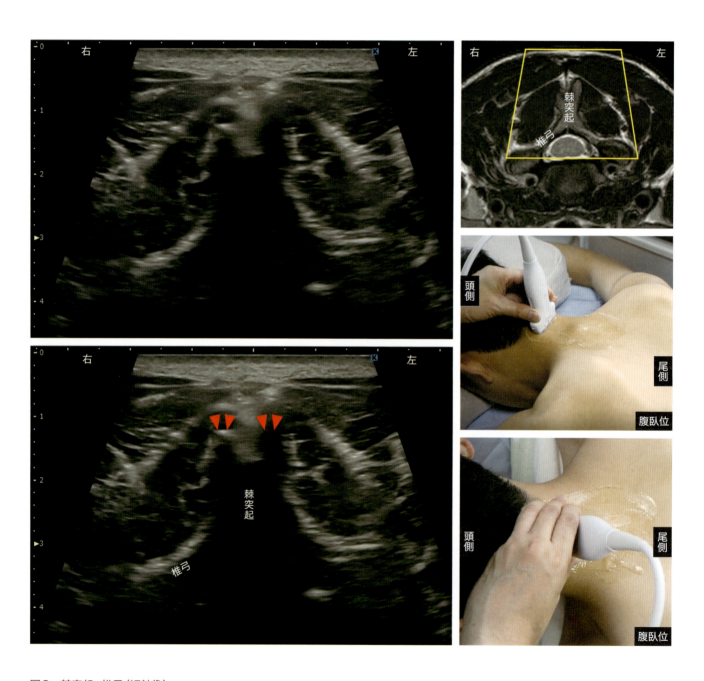

図3　棘突起・椎弓（短軸像）

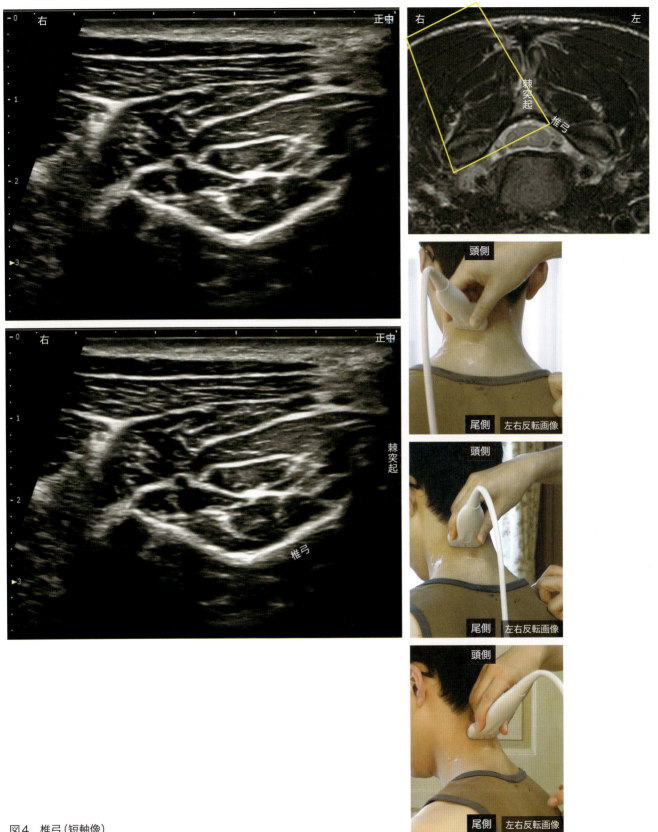

図4 椎弓（短軸像）

1 頚肩腕部痛に関連する超音波解剖 ─ SONOANATOMY ─

▶ **超音波像（長軸像）**

後頸部で体幹に対して長軸にプローブを当てると，上方（背側）凸の一連の線状エコー像を認め，その下（後方）に音響陰影のための無エコー像が観察できる（図5）。頸椎のレベル確認は頸椎の横突起（前・後結節）の形態から行うことが多いが，この長軸像で行うこともできる。まず頭頸移行部正中にプローブを当て長軸像で後頭骨とC1後弓を確認した後に，プローブを尾側にSlide（Sliding）させることで最初に現れる棘突起がC2である（図6）。さらに尾側にプローブを移動させながら棘突起を数えることで目的高位の

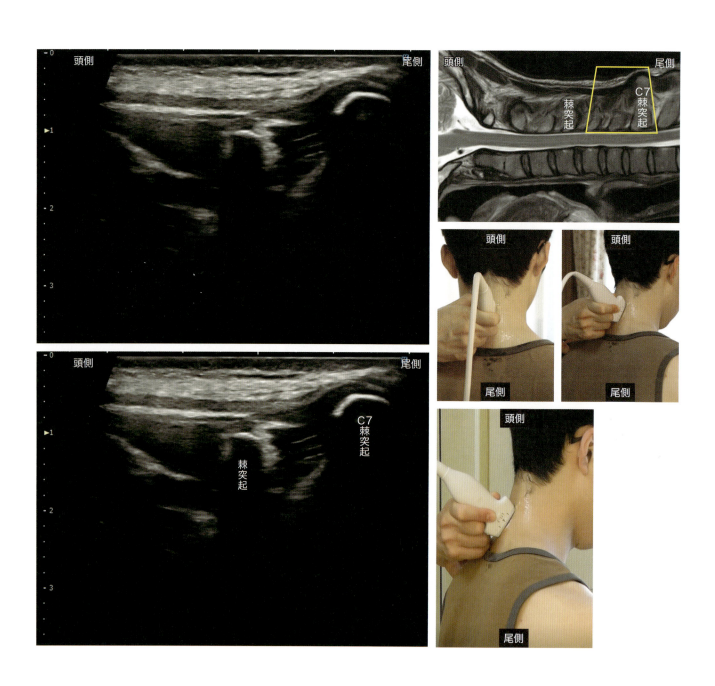

図5　棘突起（長軸像）

判断が可能となる。

　プローブを少し外側へ移動させ正中に向けて傾けると，尾側がより上方(背側)に傾斜した線状高エコー像である椎弓が並んで描出される(**図7**)。頭尾側それぞれの椎弓の隙間が椎弓間となる。

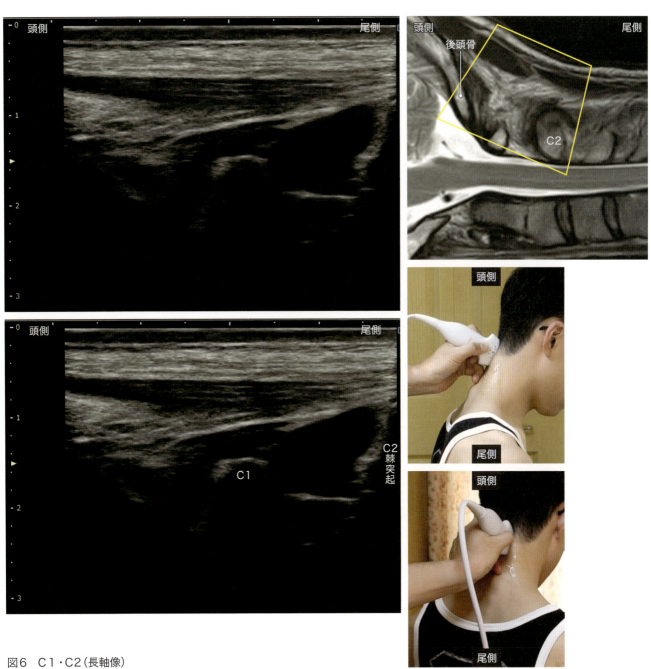

図6　C1・C2(長軸像)

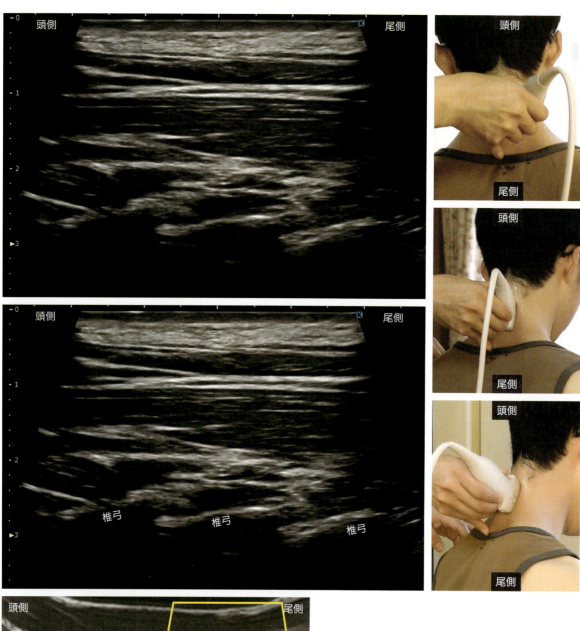
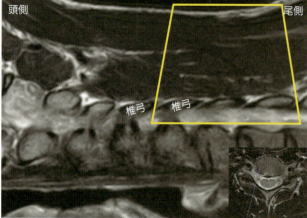

図7 椎弓（長軸像）

第Ⅰ章 頸肩腕部痛

椎間関節

中下位頚椎の椎間関節（zygapophyseal joint；facet joint）は上位椎骨の下関節突起と下位椎骨の上関節突起との間の平面関節で，関節包や靱帯で覆われている。関節面は前上方から後下方に緩やかに傾き前後運動を容易にしている[1]。また，椎間関節は脊髄神経後枝内側枝から起こる関節枝によって神経支配を受ける。それぞれの椎間関節は頭尾側それぞれ2本の神経によって支配を受けている（図8）。

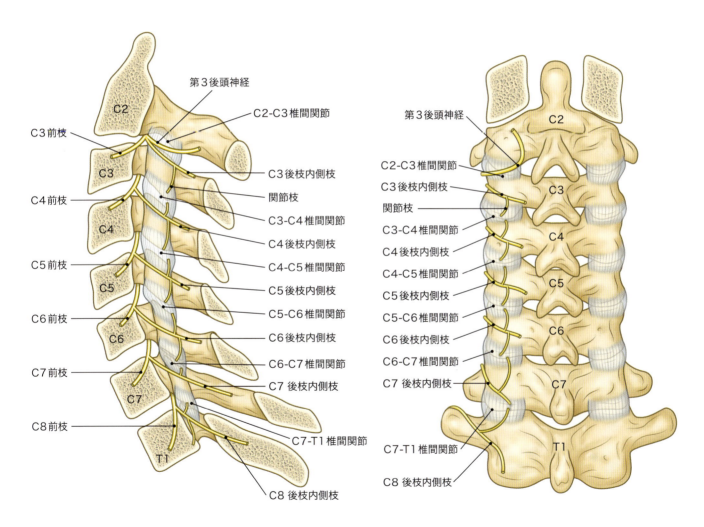

図8　椎間関節神経支配

(Atlas of image-guided spinal procedures. 2nd ed. Furman M, et al, eds. Elsevir, 2017, p506より改変)

▶ **超音波像（長軸像・後方）**

　正中棘突起上で長軸に当てたプローブを体軸に平行に1〜2cm外側へSweep（Sliding）させると，平坦に並ぶ線状高エコー像が観察できる。平坦に続く線状高エコーが途切れる部分があり，これが椎間関節である（**図9**）。

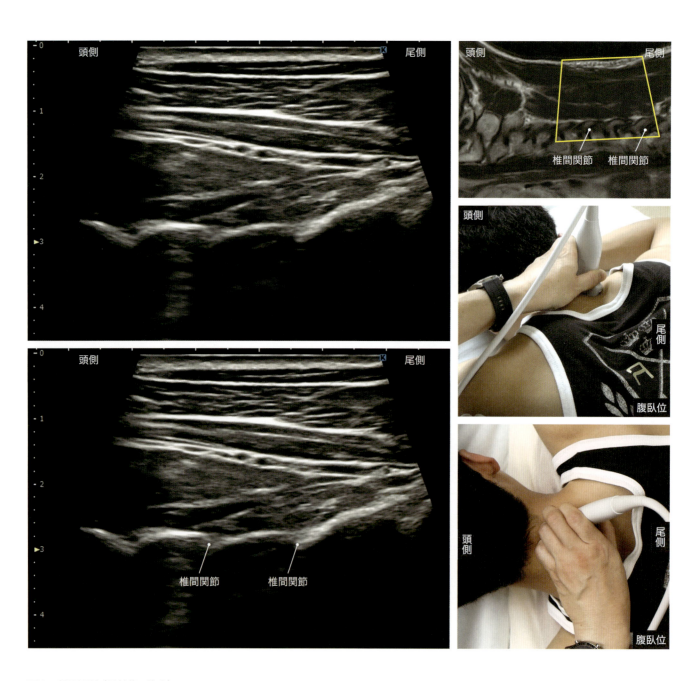

図9　椎間関節（長軸像・後方）

▶ **超音波像(短軸像)**

後頚部正中で棘突起を描出した後,外側へプローブをSlide(Sliding)させると椎弓とそれに続く下関節突起を確認することができる(**図10**)。高位確認をする場合には,「9 神経根・脊髄神経(腕神経叢)」の項(p.95)に記載している方法で,頚椎側方やや前方で高位確認および頚椎神経根および後結節を描出して行う。

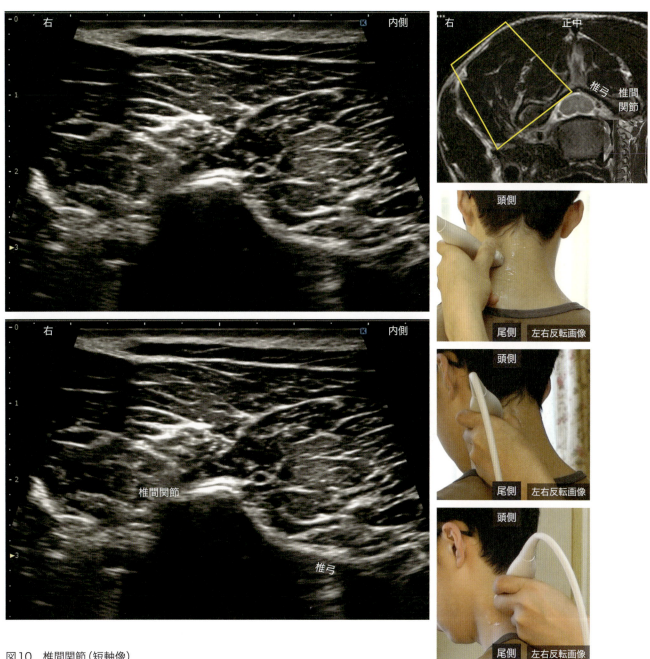

図10 椎間関節(短軸像)

1 頚肩腕部痛に関連する超音波解剖 — SONOANATOMY —

前・後結節

横突起の先端は前結節と後結節に分かれ，エコー下に頸椎神経根・脊髄神経へのインターベンションを行う際に重要な目印となる。また，C6の前結節は大きく総頸動脈の後方にあるため頸動脈結節とも呼ばれ，星状神経節ブロックなどの際に体表からのメルクマールとなる（**図11**，**12-1**，**12-2**）。

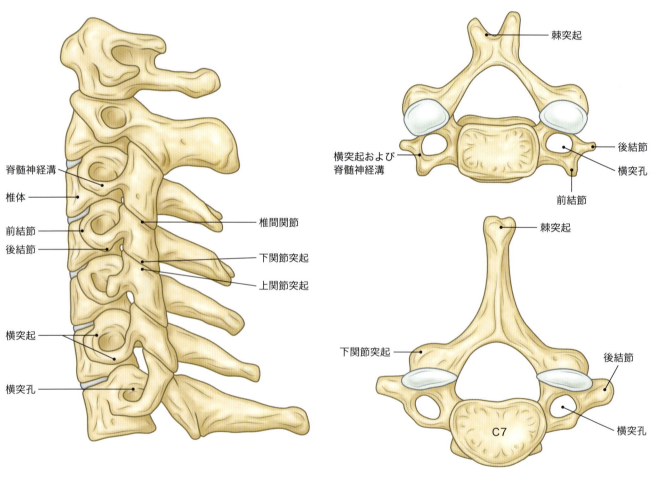

図11　前・後結節
〔プロメテウス解剖学アトラス 解剖学総論/運動器系．第3版．坂井建雄，他監訳．医学書院，2017, p110, 図1.5（左），p111（右）より改変〕

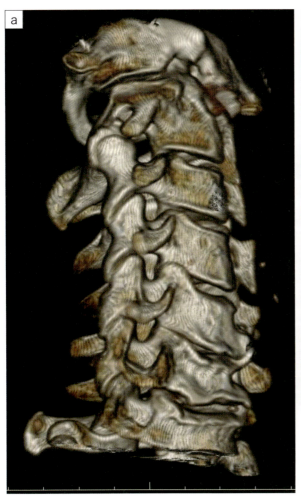
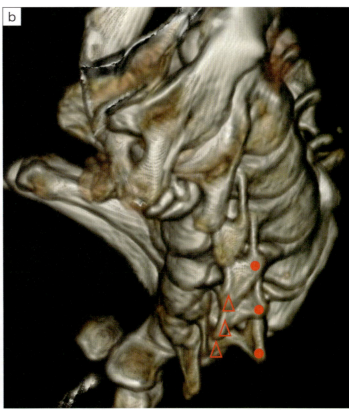

図12-1　前・後結節
a：右斜め前より，b：右頭側より
●：前結節，△：後結節

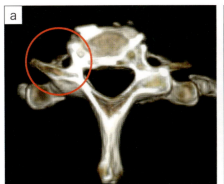
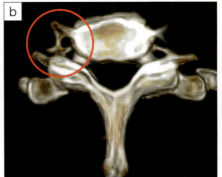
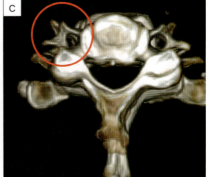

図12-2　前・後結節
a：C7，b：C6，c：C5

1　頸肩腕部痛に関連する超音波解剖 — SONOANATOMY — 　41

▶ **超音波像（短軸像）**

　C3-C6は前結節と後結節が存在し，これが画像上低エコーのいわゆるカニ爪様に描出され，その中に神経根・脊髄神経が存在する。C7は前結節が存在せず，椎骨動脈が並走するという解剖学的特徴からC7を中心に高位の判断を行う（**図13-1**）。C6は前結節が大きく，C6から頭側にC4（C3）にかけて結節間距離が狭くなる（**図13-2矢印**）。

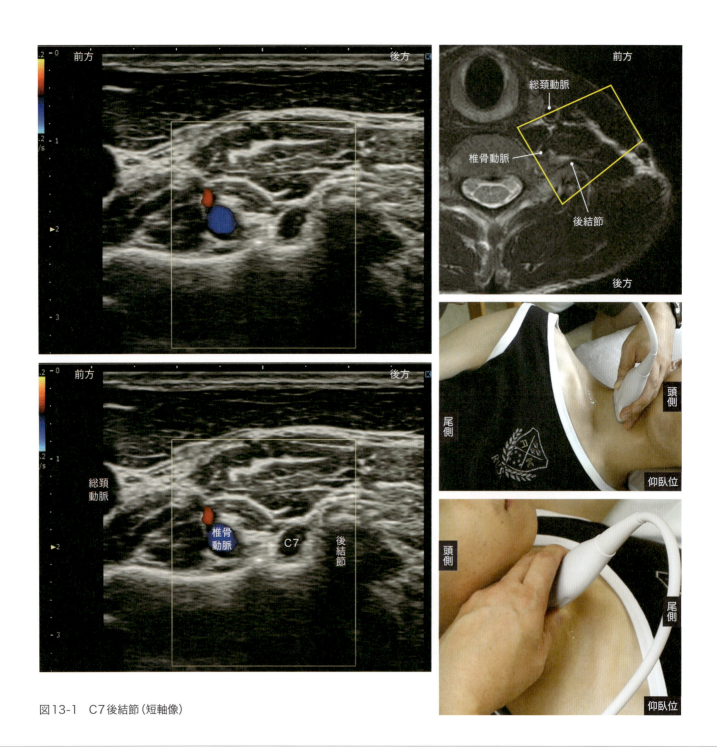

図13-1　C7後結節（短軸像）

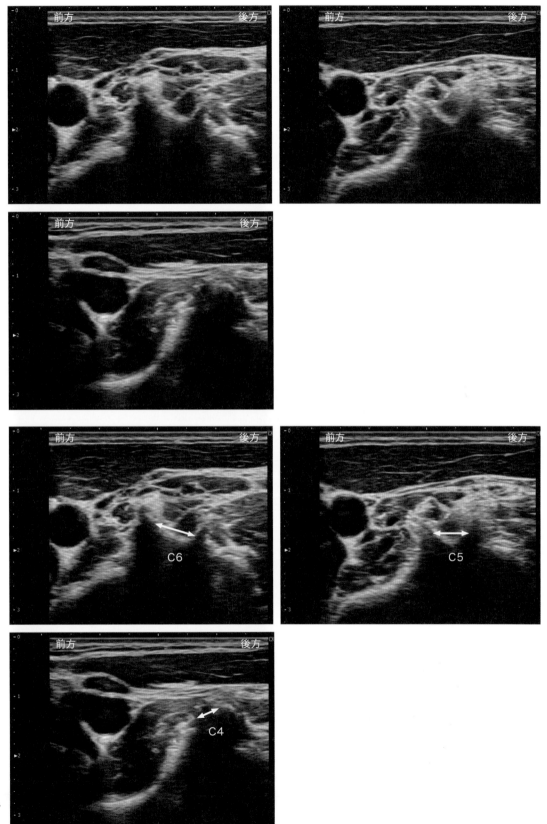

図13-2 C4-C6前・後結節（短軸像）

外側塊（lateral mass）・関節柱（articular pillar）（図1-1，1-2）

　解剖学書において外側塊という呼称は環椎における骨構造のみに使用されている。C2以下においてはarticular pillarという名称が使用されているようである。しかしなが ら我々脊椎外科医は，C2以外においても頸椎後方固定の際にこの部分に挿入するスクリューを外側塊スクリューと呼称している。『脊椎脊髄病用語辞典』によれば[2]，外側塊の名称は環椎以外の頸椎にも使用されており，この場合背側から観察した椎弓から椎間関節への移行陥凹部を内側縁とし，頭尾側を上下の椎間関節面に挟まれた外側縁に至

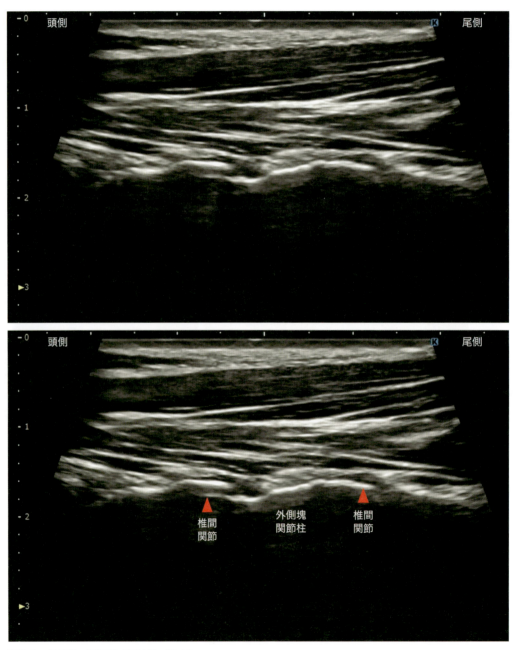

図14　外側塊・関節柱（長軸像・側方）

る塊を外側塊と呼ぶと記載されている．そのため，本書では外側塊と関節柱を同義として記述する．

▶ **超音波像（長軸像，後方・側方）**

正中棘突起上で体幹に対して長軸に当てたプローブを体軸に平行に1〜2cm外側へSweep (Sliding) させると，腰椎より平坦に並ぶ線状高エコー像が観察できる．平坦に続く線状高エコーが途切れる部分があり，これが椎間関節である（**図9**）．椎間関節から頭尾側の椎間関節までがいわゆる外側塊となる．頚椎側方から描出した際には，外側塊の谷の部分に脊髄神経後枝内側枝が存在する（**図14**）．

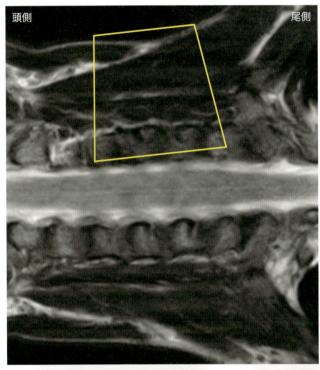

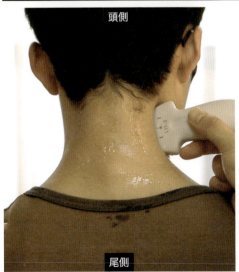 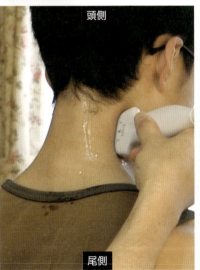 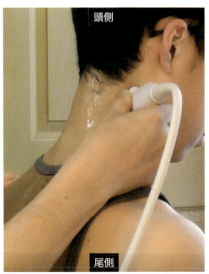

図14　つづき

▶ **超音波像（短軸像）**

頸椎側方やや前方よりで頸部に対して短軸走査を行い，頸椎神経根，脊髄神経および後結節を描出する。頸部に沿って後方へプローブをSlide（Sliding）させた後にゆっくりと頭尾側にプローブを移動させると椎間関節と外側塊が観察できる（図15）。

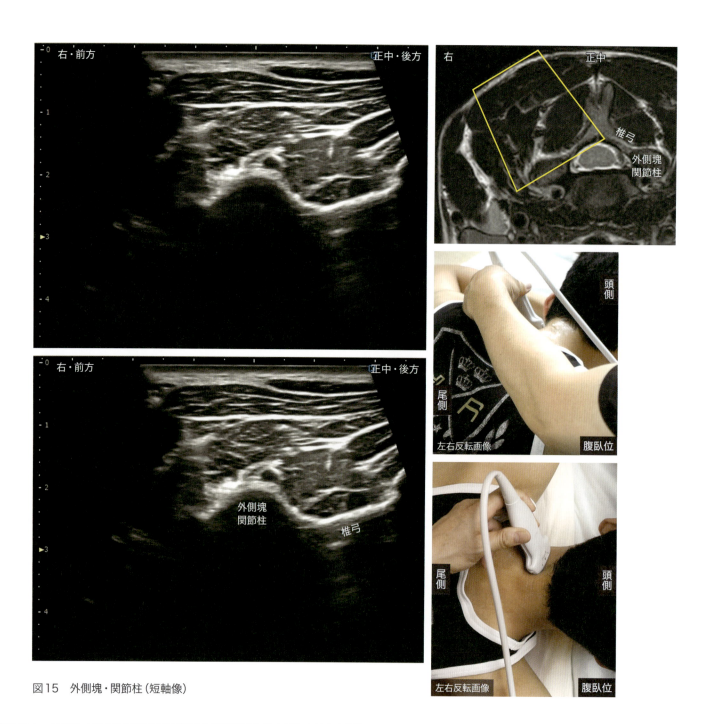

図15　外側塊・関節柱（短軸像）

椎体・後咽頭腔・気管後腔（図16-1，16-2）

頚部前方において甲状軟骨の喉頭隆起の触知は男性において容易であり，C5の高さの指標となる。その尾側には硬くてなめらかな輪状軟骨を触ることができ，C6高位の指標となる[3]。両軟骨の間が輪状甲状間膜穿刺を行う位置であり，エコーで同定可能である。

動画6
椎体，気管後腔

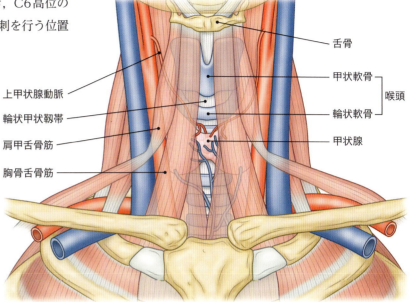

図16-1 甲状軟骨・輪状軟骨
（グレイ解剖学．原著第1版．Drake RL, et al，塩田浩平，訳．エルゼビア・ジャパン，2008，p758，図8.13より改変）

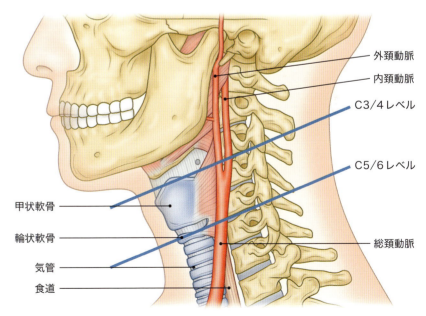

図16-2 甲状軟骨・輪状軟骨
（グレイ解剖学．原著第1版．Drake RL, et al，塩田浩平，訳．エルゼビア・ジャパン，2008，p757，図8.132より改変）

▶ **超音波像（短軸像）**

頸部前方で甲状軟骨・喉頭隆起・輪状軟骨を触知し，輪状軟骨直上に水平にプローブを当て短軸像で輪状軟骨前面を描出する（図17）。頭側に移動させると輪状甲状靭帯の頭側に三角形のおむすびの形をした甲状軟骨が観察できる。外側へプローブをSlide（Sliding）させると後方にある椎体前面が確認でき，椎体前面の後咽頭腔や気管後腔距離の指標とする（図18）。頭尾側にプローブをゆっくりSweep（Sliding）させながら後咽頭腔・気管後腔拡大の有無を観察する。

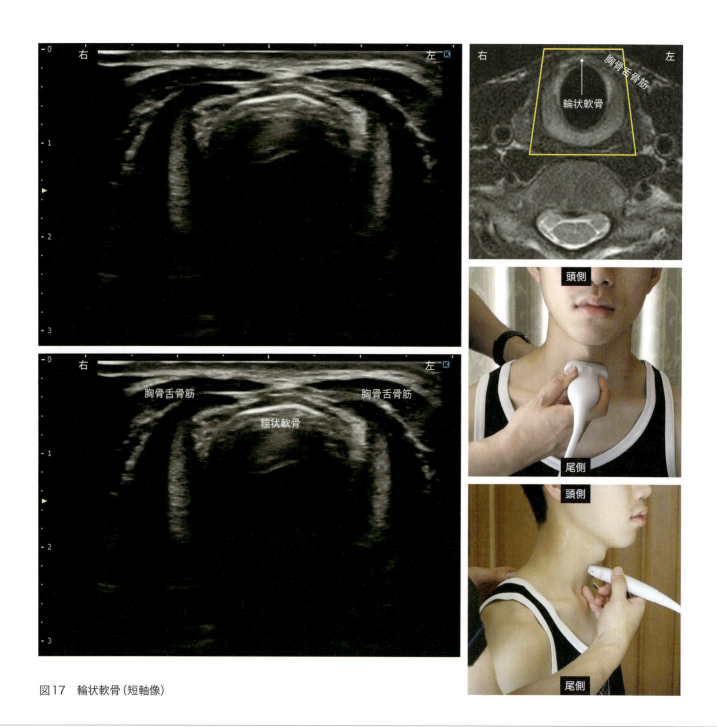

図17　輪状軟骨（短軸像）

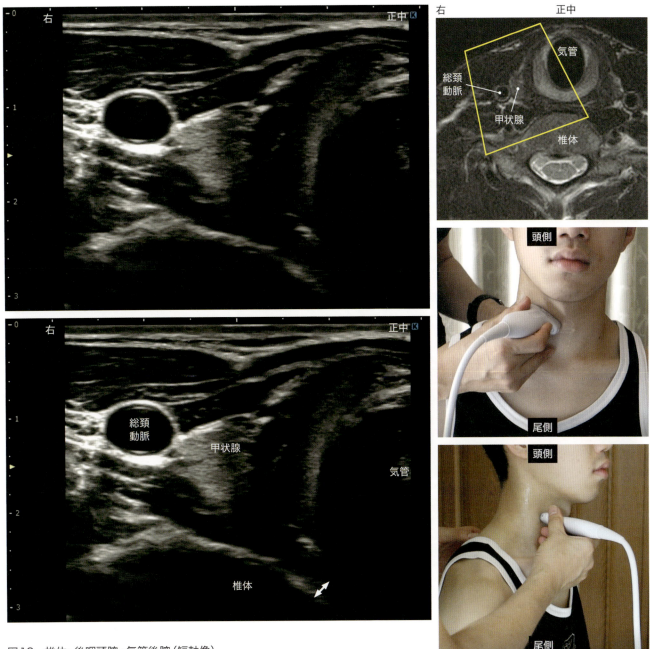

図18 椎体・後咽頭腔・気管後腔（短軸像）

1 頸肩腕部痛に関連する超音波解剖 ― SONOANATOMY ―

▶ **超音波像（長軸像）**

頚部前方で縦にプローブを当てると，後方に音響陰影様の低エコー部を伴いなだらかな斜面のような甲状軟骨および楕円形の輪状軟骨が描出され，尾側にSlide (Sliding)させると気管軟骨およびその後方には気道の表面が確認でき る（図19）。気管内の空気と気管前壁との境界が線状高エコーとして描出される。少し外側へSweep (Sliding)させ正中へ傾けることで後咽頭腔や気管後腔の観察が可能であるが（図20），同部の拡大を評価するには前述の短軸像描出が良いようである。

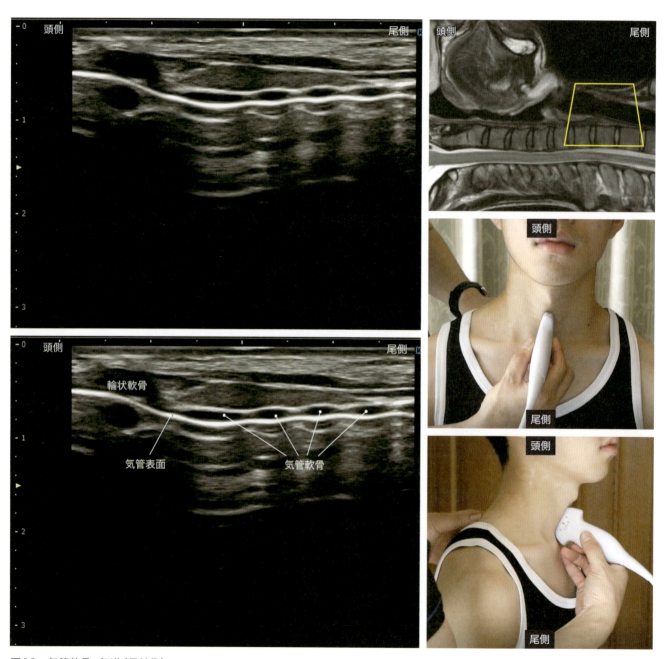

図19　気管軟骨・気道（長軸像）

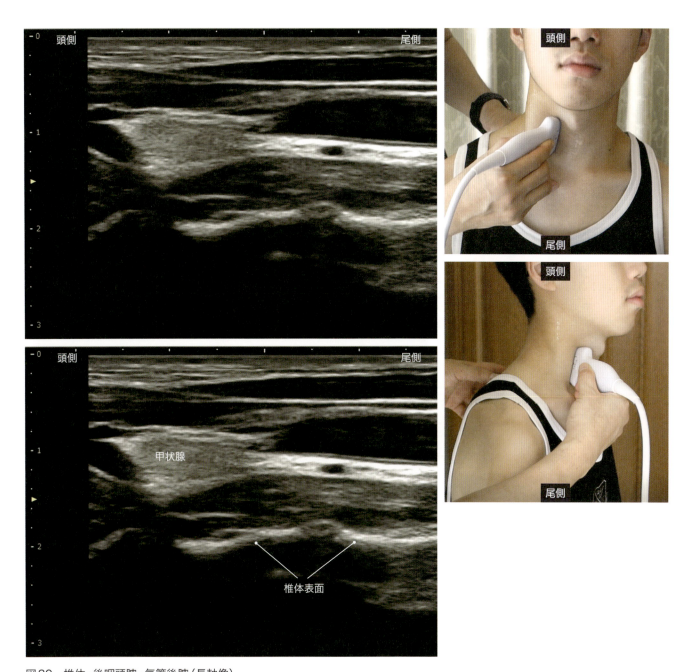

図20　椎体・後咽頭腔・気管後腔（長軸像）

1　頚肩腕部痛に関連する超音波解剖 ― SONOANATOMY ―

2 — 椎骨動脈・総頚動脈
（図21-1, 21-2）

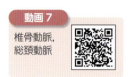

椎骨動脈は鎖骨下動脈より分岐し，C6から環椎までの横突孔を通って上行する。C7神経根の前方を走行するため，超音波ガイド下頚椎神経根ブロックを施行する際の高位判断の一助となる。

救急外来において，頚椎頚髄損傷疑いや頭部外傷など多発外傷で意識障害を伴っている際に確認すべき血管と考えている。

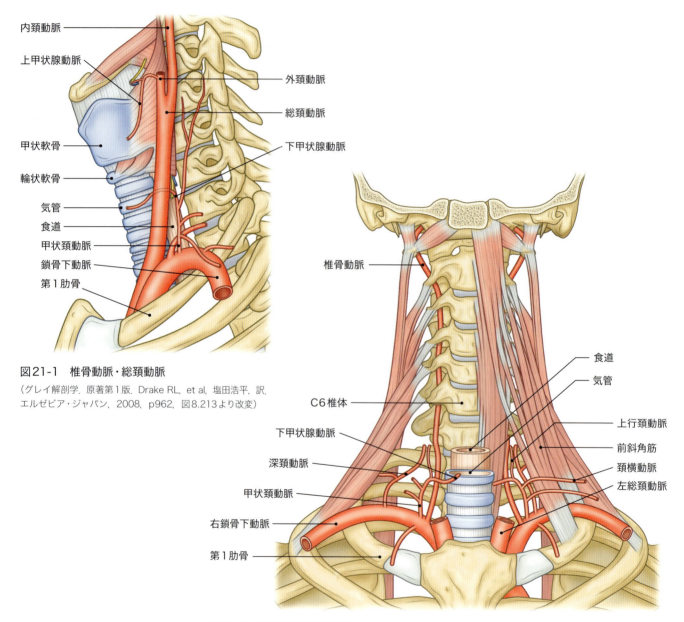

図21-1　椎骨動脈・総頚動脈
（グレイ解剖学．原著第1版．Drake RL, et al, 塩田浩平，訳．エルゼビア・ジャパン，2008, p962, 図8.213より改変）

図21-2　椎骨動脈・総頚動脈
（グレイ解剖学．原著第1版．Drake RL, et al, 塩田浩平，訳．エルゼビア・ジャパン，2008, p929, 図8.179より改変）

▶ 超音波像（短軸像）

　仰臥位あるいは坐位で，椎骨動脈観察のために頭部は正中位とする。輪状軟骨を触知し，その高位で頸部前方正中にプローブを短軸で当てると，音響陰影を伴う弧状の線状高エコーの両側に甲状腺が確認できる。外側へプローブをSlide（Sliding）させると甲状腺の外側に総頸動脈が描出される（図22-1）。頭側にSweep（Sliding）させながら観察すると，血管径が太くなる頸動脈洞およびその頭側の内頸動脈・外頸動脈分岐が確認可能である（図22-2）。分岐確認の際に下顎が邪魔になる場合にはプローブを外側に移動さ

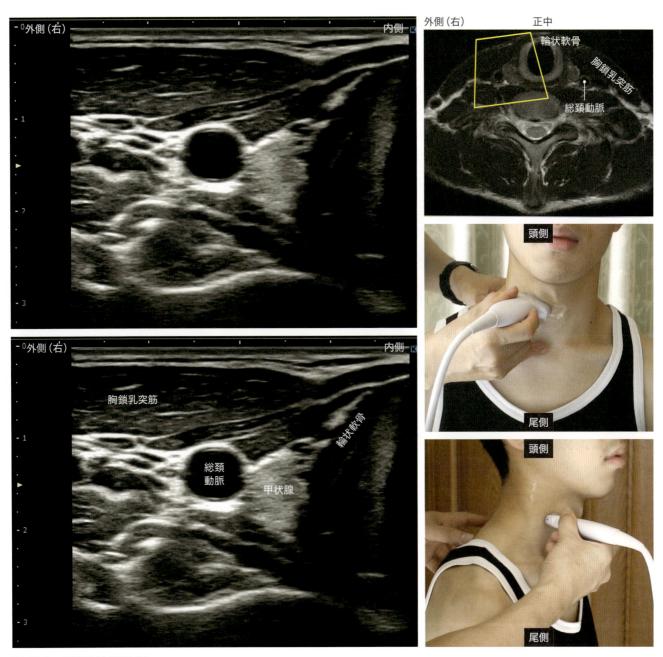

図22-1　総頸動脈（短軸像）

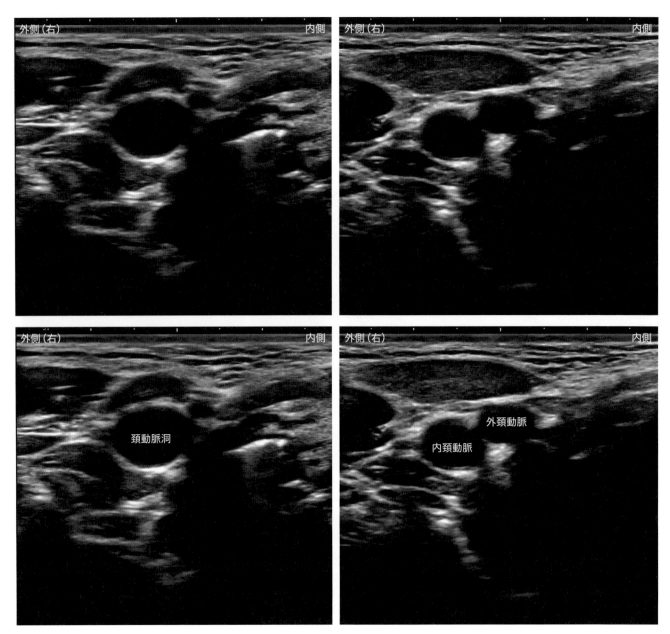

図22-2　頸動脈洞・内頸動脈・外頸動脈（短軸像）

せるとよい。椎骨動脈は総頸動脈の背外側に観察できるが（**図23**），通常C6より頭側における横突起レベルでは，横突孔内を走行するため観察できず，頭尾側の横突起（横突孔）間で描出する。頭頸部の位置による血流の変化はBow hunter症候群の診断に有用である。

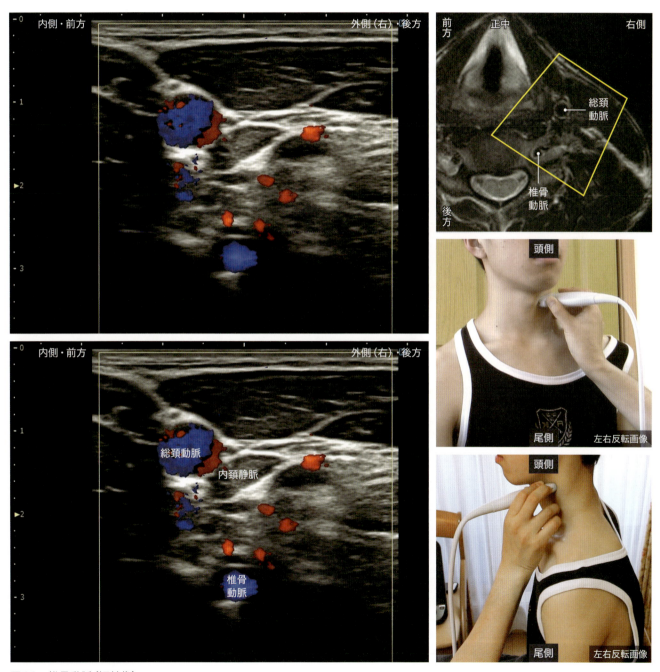

図23　椎骨動脈（短軸像）

▶ **超音波像（長軸像）**

まず短軸像で総頸動脈を描出した後，総頸動脈を画面の中央に移動させプローブを90°回転させ，長軸像で総頸動脈を描出する（**図24**）。プローブをSweep（Sliding）あるいはFan（Tilting）していくと椎骨動脈の長軸像が確認できる（**図25**）。線状高エコーの椎体および横突起をメルクマールとして観察するとC6横突孔の中に入る椎骨動脈の走行も確認可能である（**図26**）。

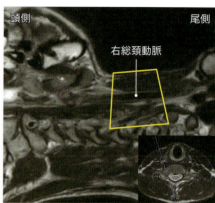

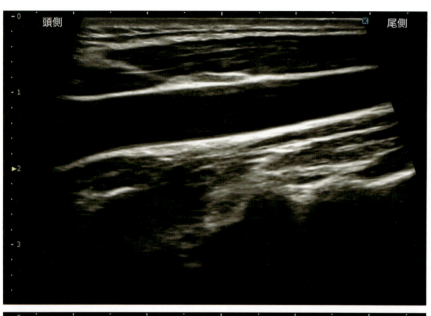

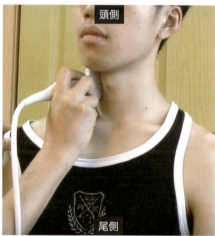

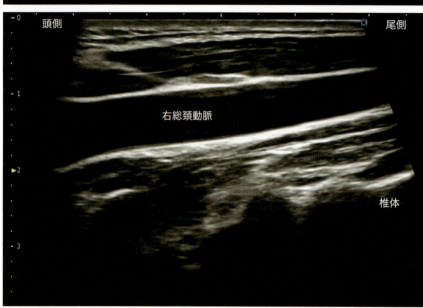

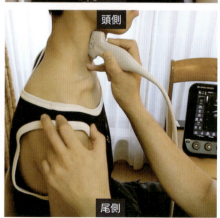

図24　総頸動脈（長軸像）

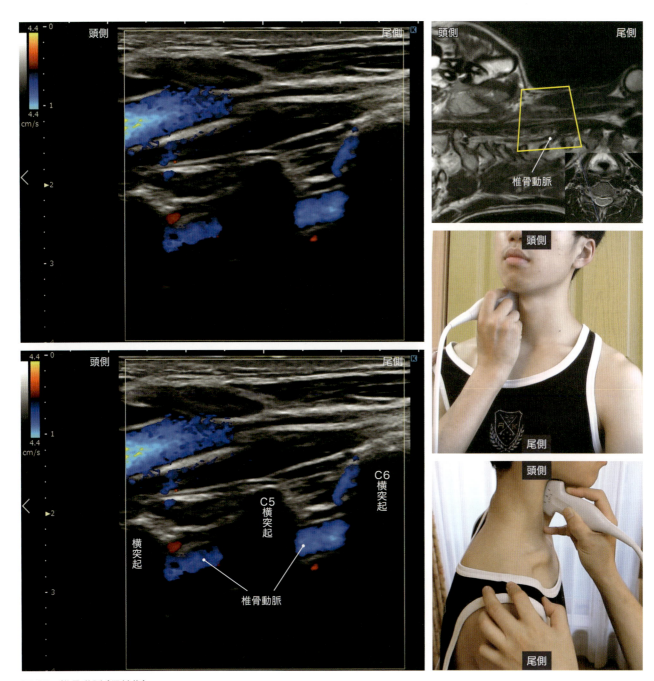

図25 椎骨動脈（長軸像）

1 頚肩腕部痛に関連する超音波解剖 — SONOANATOMY —

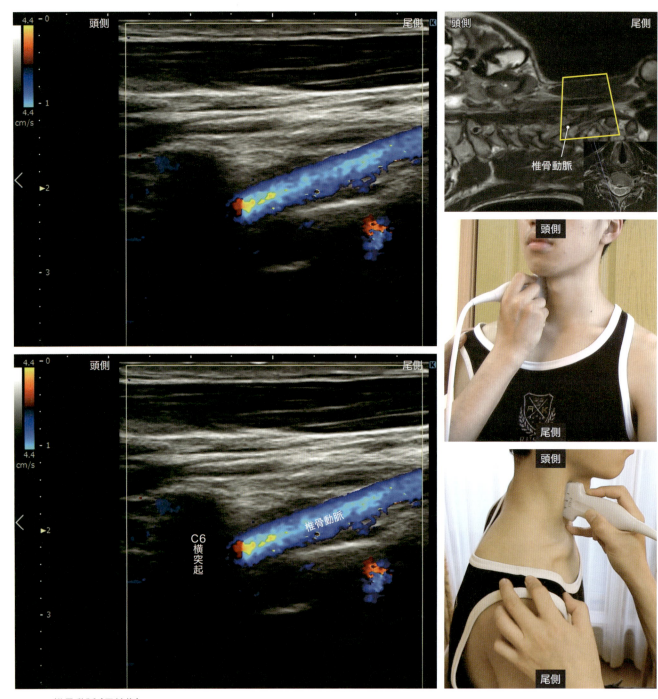

図26 椎骨動脈（長軸像）

3 — 肩関節（肩甲上腕関節），上腕二頭筋長頭腱，腱板・肩峰下滑液包

動画 8
上腕二頭筋長頭腱，腱板・肩峰下滑液包

動画 9
肩甲骨一周，肩上腕関節，肩甲上神経，腋窩神経

本書は『脊椎エコーのすべて』ではあるが，頚肩腕部痛の診断治療において肩関節疾患に対する治療が必要になることも多いことから，詳細は他の専門書に譲るとして，ごく基本の部分に関して記述する。

肩関節は，上腕骨頭と肩甲骨関節窩との間にできた球関節である。この肩関節の安定性を高める働きを持つ回旋筋腱板は，肩甲骨から起こって上腕骨に付着し，棘上筋・棘下筋・小円筋・肩甲下筋から構成される（図27）。上腕二頭筋は上腕前面にある筋で肘関節において前腕を屈曲回外する作用を持ち，筋皮神経の支配を受ける。2頭からなり，長頭は肩甲骨関節窩直上から起こり結節間溝を通って短頭と合する（図28）。

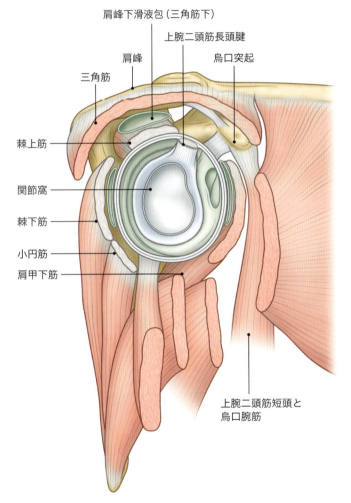

図27 肩関節・腱板・肩峰下滑液包・上腕二頭筋長頭腱
（グレイ解剖学．原著第1版．Drake RL, et al, 塩田浩平，訳．エルゼビア・ジャパン，2008, p630, 図7.28より改変）

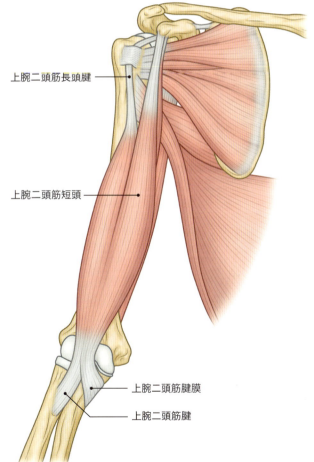

図28 肩関節・腱板・肩峰下滑液包・上腕二頭筋長頭腱
（グレイ解剖学．原著第1版．Drake RL, et al, 塩田浩平，訳．エルゼビア・ジャパン，2008, p651, 図7.47より改変）

▶肩関節超音波像（後方）

　坐位で，患者の検査側の手を同側の大腿にのせる肢位（肩関節軽度内旋位）で検査を行う。肩峰と肩甲棘の連結部である肩峰角を触知し，同部の尾側に肩後方からプローブを当てると上腕骨頭・後方関節唇・関節窩が観察できる（図29）。肩関節を内外旋することで，回転する弧状の線状高エコー像が確認でき，上腕骨頭の同定に役立つ。

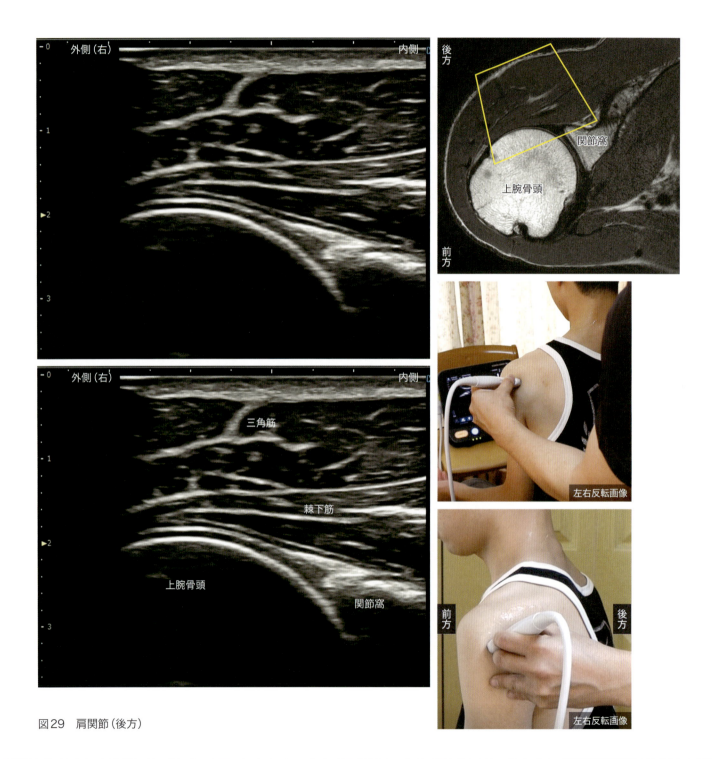

図29　肩関節（後方）

▶上腕二頭筋長頭腱超音波像（短軸像・長軸像）

　坐位で，患者の検査側の手を同側の大腿にのせる肢位をとることで長頭腱は真正面に位置する。肩前方正面からプローブを当てると，線状高エコーの大結節と小結節の間にある結節間溝内に卵円形の高エコー像（長頭腱短軸像）で描出される（図30）。画面中央に保持しながらプローブを90°回転させることで，線状高エコーが層状配列したfibrillar patternとして上腕二頭筋長頭腱の長軸像が確認できる（図31）。

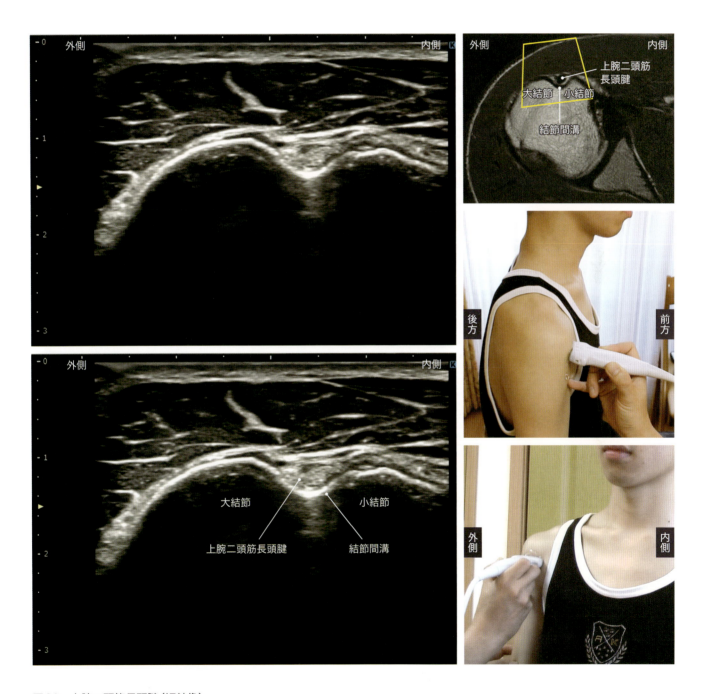

図30　上腕二頭筋長頭腱（短軸像）

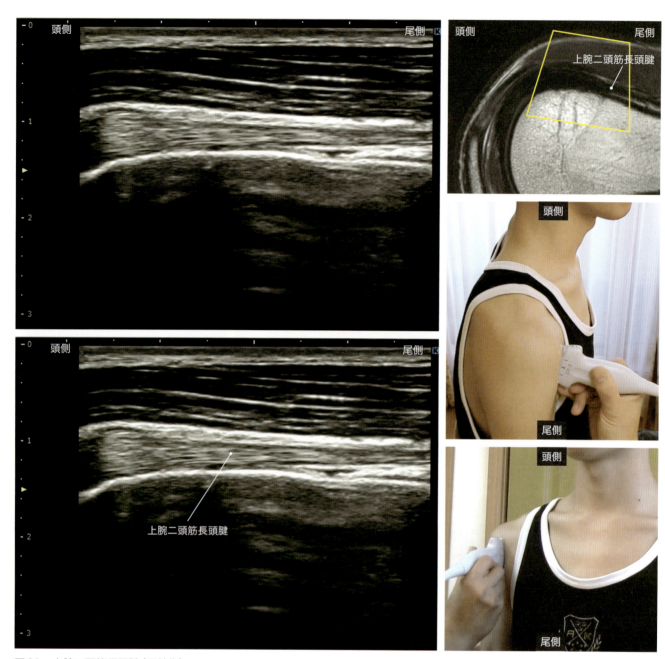

図31　上腕二頭筋長頭腱（長軸像）

▶ 腱板・肩峰下滑液包超音波像（長軸像）

　肩甲下筋腱は上腕二頭筋長頭腱の短軸像を描出した状態から（図32-1），肩関節を外旋位とすることで上腕骨頭の前方において観察しやすくなる（図32-2）。そのほかの腱板観察は外上方走査で行う。胸を張った状態で，検査側の手をポケットに入れるような姿勢をとってもらう（手を右大腿近位外側に当て肩関節軽度伸展位として，腱板を肩峰の前方に移動させた状態）。外上方からプローブを当てると腱板

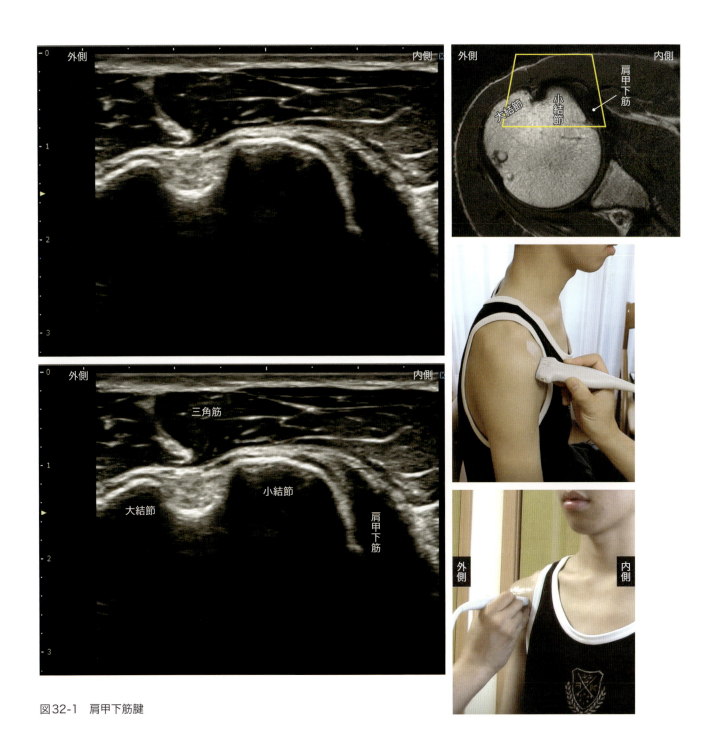

図32-1　肩甲下筋腱

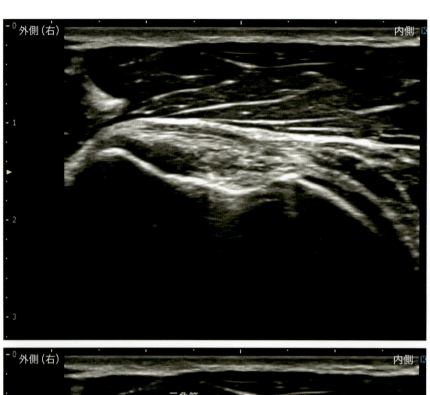
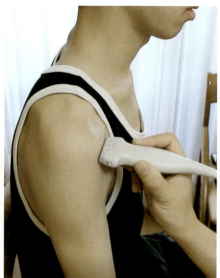
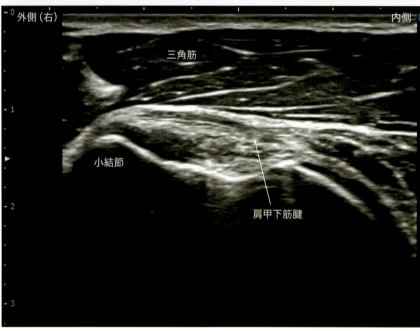
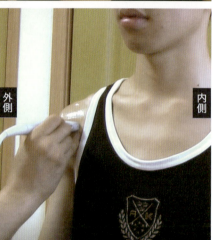

図32-2　肩甲下筋腱（外旋位）

64　第Ⅰ章　頚肩腕部痛

が描出される。fibrillar patternで描出される棘上筋腱および棘下筋腱の観察が可能であるが，それぞれの大結節付着面（facet）の形状で同定する。前方で山の大きいsuperior facetに付着しているのが棘上筋腱で（**図33**），後方へプローブを移動させ，山が小さくなったmiddle facetに付着しているのが棘下筋腱と識別できる（**図34-1**）。

三角筋の深層の腱板表面には線状高エコー像が確認でき，これは肩峰下滑液包の頭側にある脂肪層（peribursal fat）が描出されている[4]（**図34-2**）。

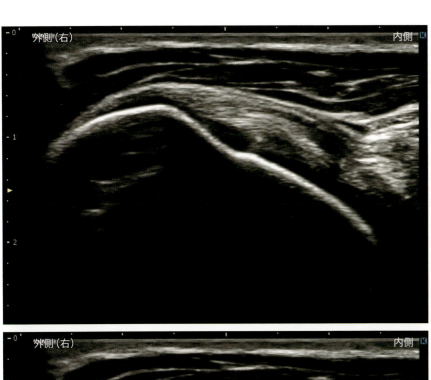

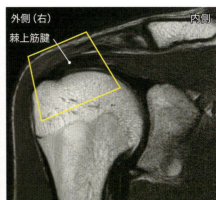

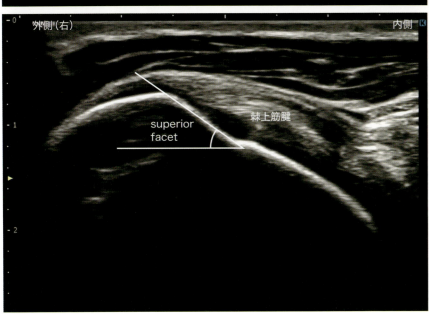

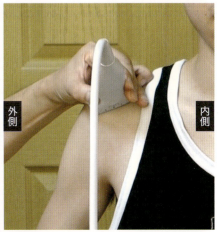

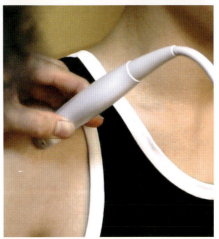

図33　棘上筋腱

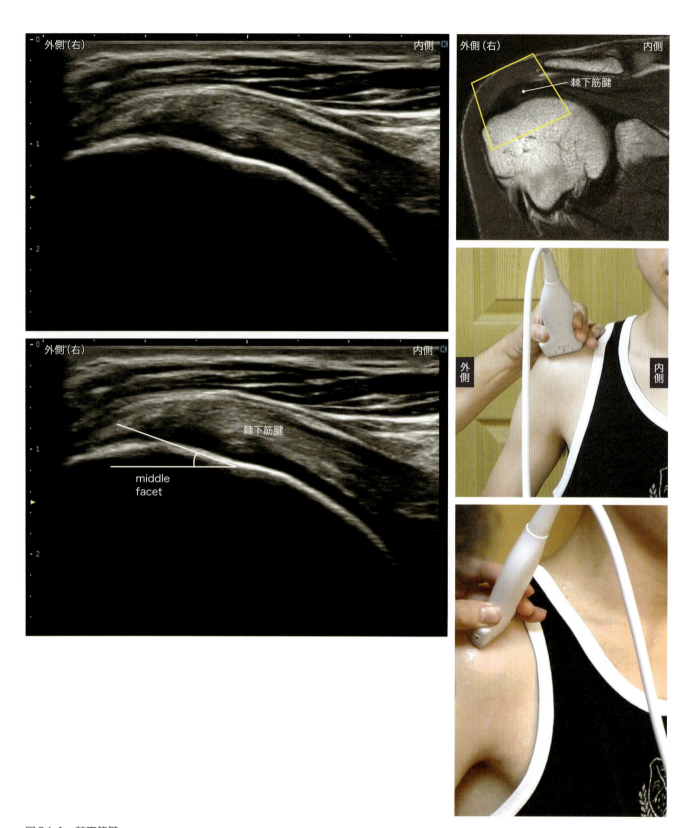

図34-1 棘下筋腱

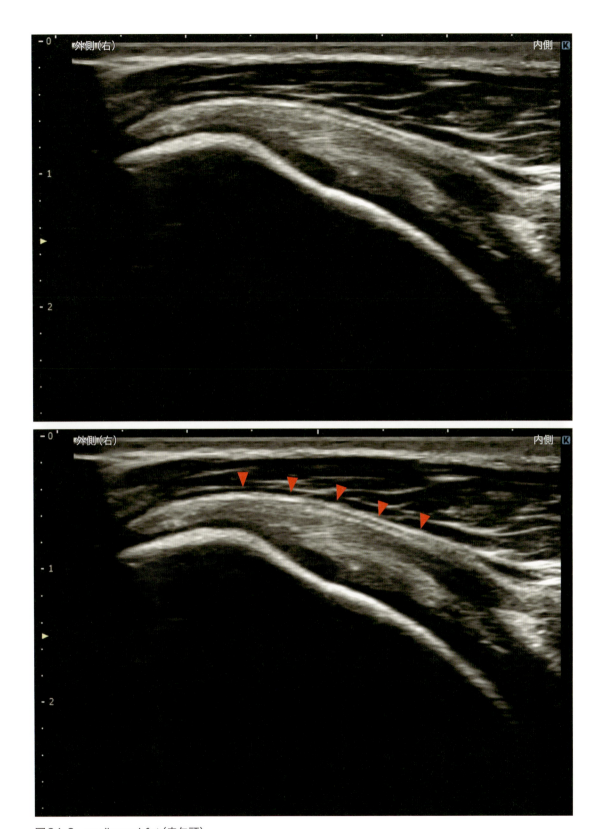

図34-2　peribursal fat（赤矢頭）

4 — 上肢帯背側の筋群（僧帽筋, 肩甲挙筋, 大・小菱形筋）(表1)

体幹から起こり上肢帯に至る筋のうち, 背側に位置する僧帽筋, 肩甲挙筋, 大・小菱形筋は肩甲骨の運動 (図35) に作用し, 外来診療におけるいわゆる肩こりの治療の際に重要な筋群である。

動画9 肩甲骨一周, 肩甲上腕関節, 肩甲上神経, 腋窩神経

動画10 僧帽筋, 肩甲挙筋, 胸鎖乳突筋, 副神経

動画11 僧帽筋, 菱形筋, 肩甲背神経

表1　頚肩腕部の筋

分類（部位）	筋
上肢帯背側の筋	僧帽筋
	肩甲挙筋
	大・小菱形筋
頚部固有背筋	頭・頚板状筋
	頭・頚最長筋
	頚腸肋筋・頚棘筋
	頭・頚半棘筋
	多裂筋・回旋筋
浅頚筋	胸鎖乳突筋
後頚筋	前・中・後斜角筋
	頭・頚長筋
後頭下筋	大・小後頭直筋
	上・下頭斜筋

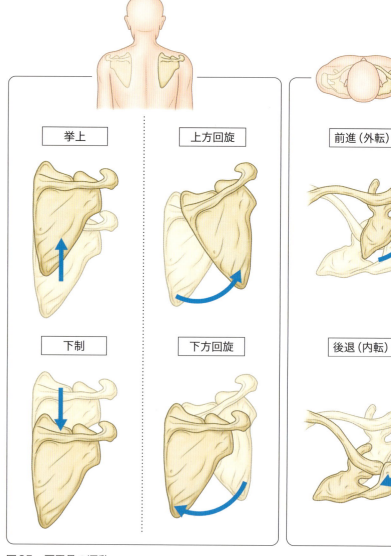

図35　肩甲骨の運動
(医療情報科学研究所, 編：病気がみえる vol.11 運動器・整形外科. 第1版. メディックメディア, 2017, p104より改変)

僧帽筋（図36）

僧帽筋は，外後頭隆起，項靱帯，C7～T12棘突起に至る正中線から起こり，鎖骨の外側1/3，肩峰，肩甲棘に停止する。

作用：肩甲骨内転（後退）・挙上・上方回旋
支配神経：副神経，C2-C4

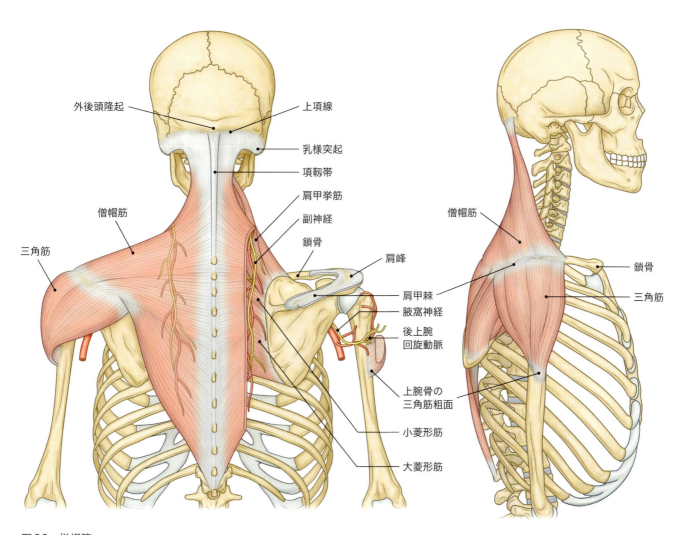

図36　僧帽筋
〔グレイ解剖学．原著第1版．Drake RL, et al, 塩田浩平, 訳．エルゼビア・ジャパン，2008，p635，図7.35（左），p633，図7.34（右）より改変〕

▶ 超音波像

　下位頚椎の中で最もはっきり触れるC7（隆椎）の棘突起および鎖骨遠位端を体表からのメルクマールとして，両者の中間あたりに頭側より前後方向にプローブを当て観察する。表層にある筋肉が僧帽筋であり，外側へプローブを平行移動させると僧帽筋の厚さは薄くなり肩峰が描出される（**図37-1，37-2**）。

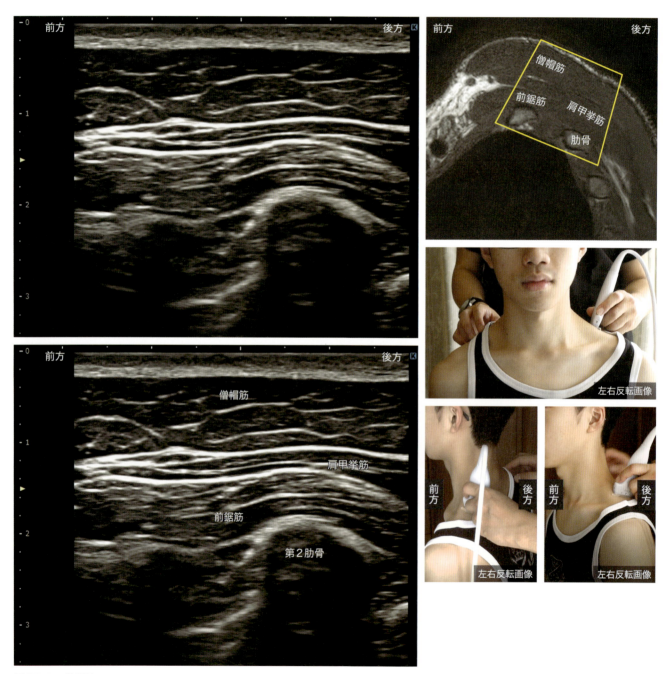

図37-1　僧帽筋

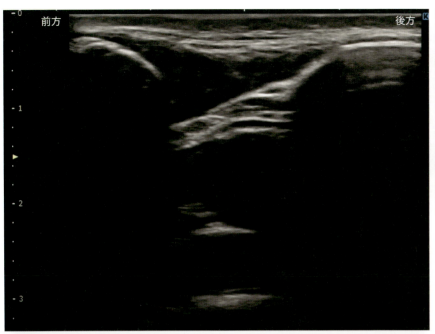
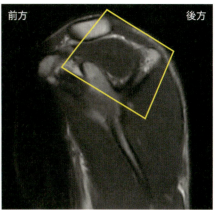
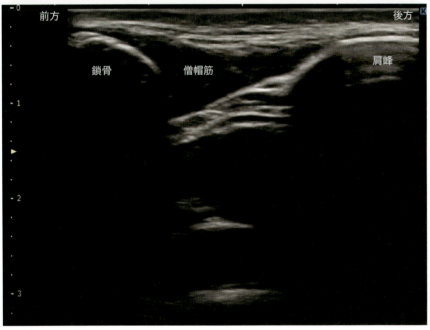

図37-2　僧帽筋

1　頚肩腕部痛に関連する超音波解剖 ― SONOANATOMY ―

肩甲挙筋（図38）

　肩甲挙筋は頚椎と肩甲骨をつなぐ筋であり，上位頚椎横突起から起こり，肩甲骨上角および肩甲骨内側縁に停止する。

作用：肩甲骨挙上
支配神経：肩甲背神経，C3・C4

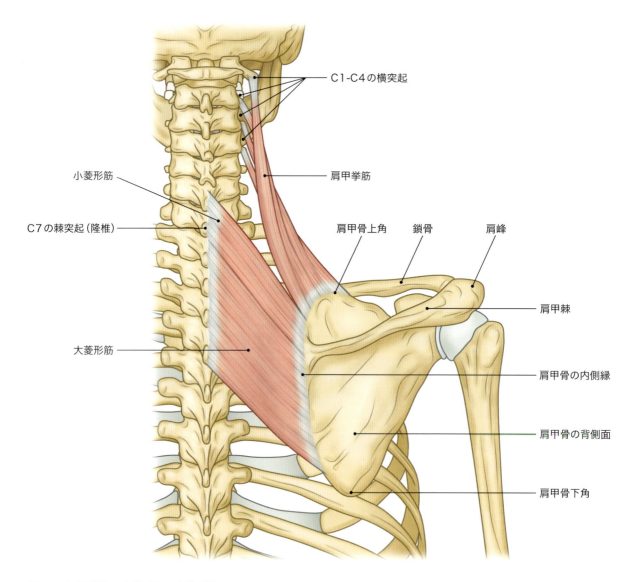

図38　肩甲挙筋，大菱形筋，小菱形筋

（プロメテウス解剖学アトラス 解剖学総論/運動器系．第3版．坂井建雄，他監訳．医学書院，2017, p167, Fより改変）

▶ 超音波像（短軸像）

　上記の方法で僧帽筋を描出しながらプローブを内側へ平行移動させると，深層にある肩甲骨の線状高エコー像が途切れ，肋骨が音響陰影を伴う短い線状高エコー像として描出されるようになる。この位置で僧帽筋の深層に観察できる筋が肩甲挙筋である（図39-1）。プローブを当てながらゆっくりと肩（首）をすくめると（図39-2矢印）筋腹が拡大するのが観察できる（図39-2）。肩甲挙筋を画面中央に保つ形で，頭側へプローブをSweep（Sliding）させ頸部中央の高さ（図40）で今度は前方にSlide（Sliding）させると胸鎖乳突筋とその深層の総頸動脈が確認できる。

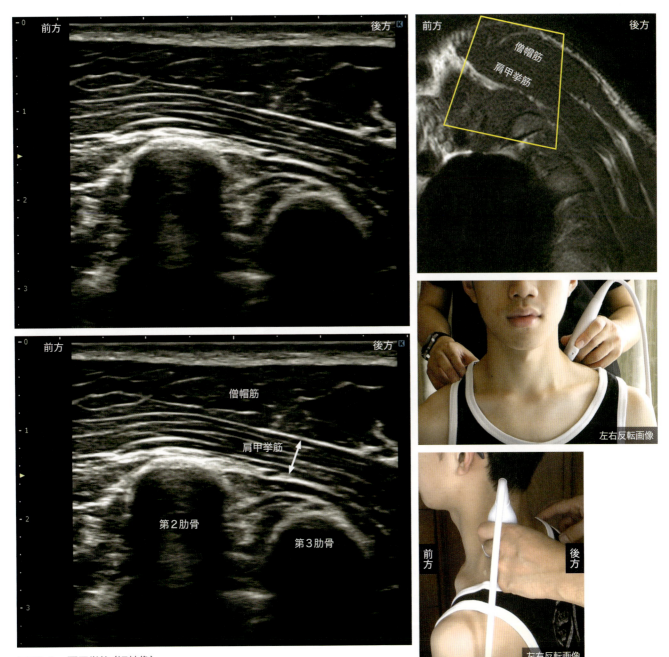

図39-1　肩甲挙筋（短軸像）

1　頸肩腕部痛に関連する超音波解剖 ─ SONOANATOMY ─　　73

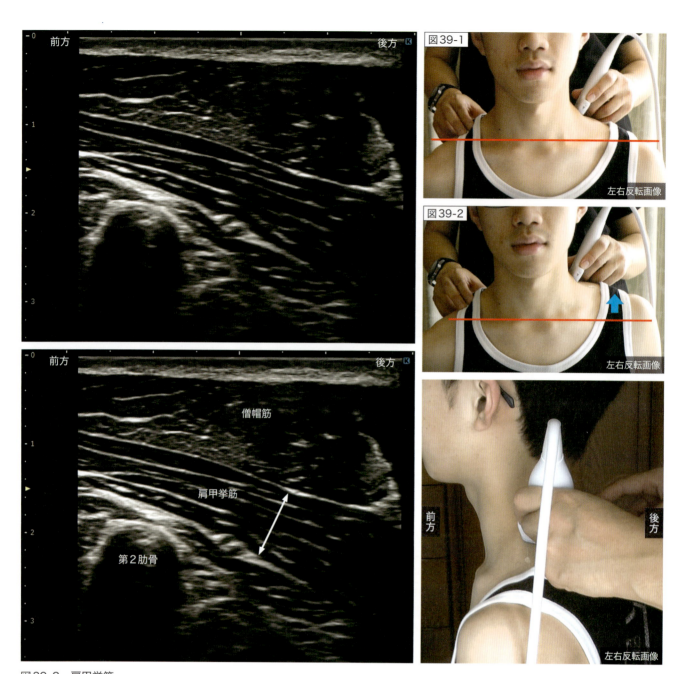

図39-2　肩甲挙筋

第Ⅰ章　頚肩腕部痛

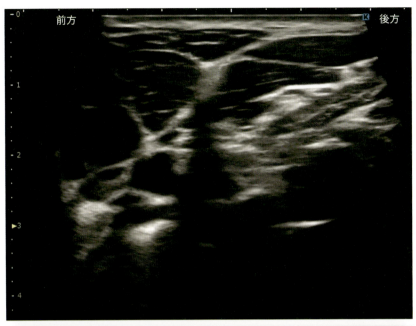

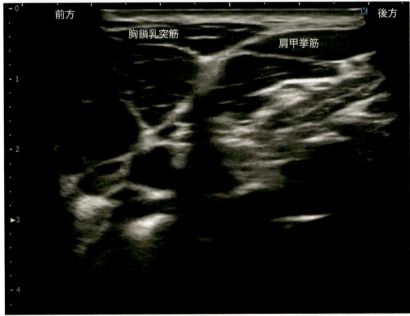

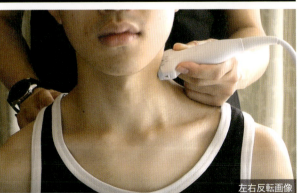
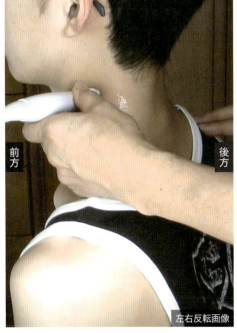

図40　肩甲挙筋

1　頚肩腕部痛に関連する超音波解剖 ― SONOANATOMY ―

大・小菱形筋（図38）

菱形筋は僧帽筋深部にあり，C6（C5）〜T4（T5）の棘突起から起こり，肩甲骨の内側縁に停止する。頸横動脈深枝を伴う結合組織により，頸椎から起始する頭側の小菱形筋と胸椎から起始する尾側の大菱形筋に分けられる。

作用：肩甲骨内転（後退）・挙上・下方回旋
支配神経：肩甲背神経

▶超音波像（長軸像・体幹短軸）

肩甲棘，肩甲骨内側縁，肩甲骨下角を触知しメルクマールとする（図41）。下角と肩甲棘との間の高位で，胸椎棘突起と肩甲骨内側縁の間にプローブを体軸に垂直に当てると，僧帽筋の深層に大菱形筋が観察できる（図42）。肩甲棘内縁より頭側では僧帽筋の深層に小菱形筋が確認でき（図43），頭側にプローブをSweep（Sliding）させると小菱形筋の外側（肩甲骨側）に肩甲挙筋が出現し，その深層に前鋸筋も観察可能である。

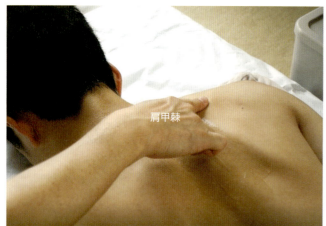
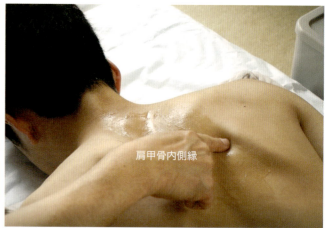
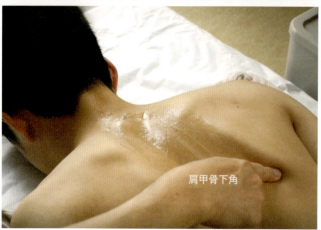

図41　肩甲棘，肩甲骨内側縁，肩甲骨下角

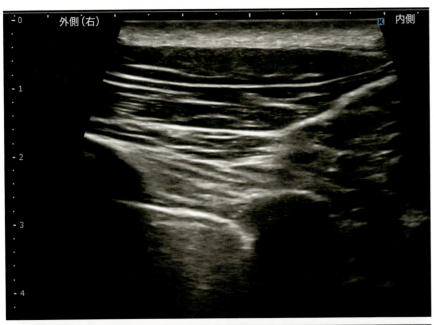

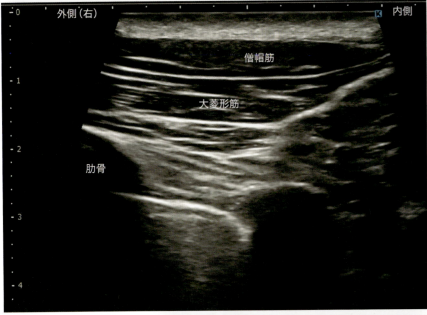

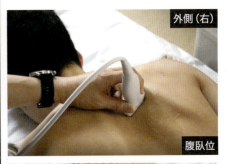

図42 大菱形筋
（長軸像・体幹短軸）

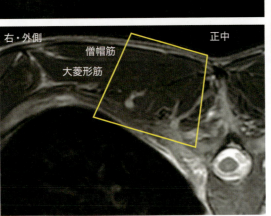

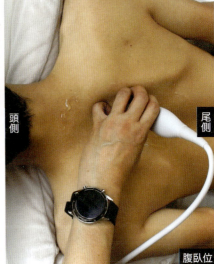

1 頚肩腕部痛に関連する超音波解剖 —SONOANATOMY—

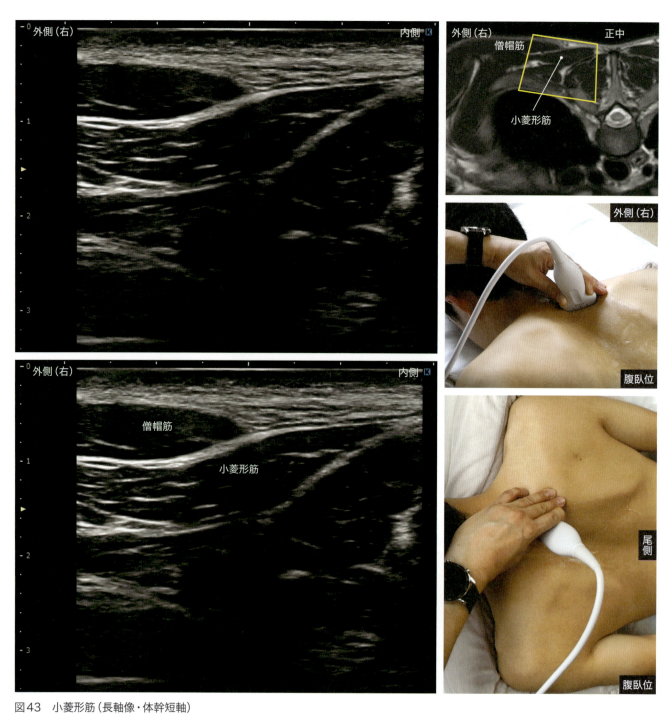

図43　小菱形筋（長軸像・体幹短軸）

第Ⅰ章　頚肩腕部痛

5 — 胸鎖乳突筋（表1，図44）

動画12 胸鎖乳突筋，頚長筋，頚神経叢

動画13 胸鎖乳突筋と肩甲舌骨筋の関係

　胸鎖乳突筋の胸骨頭は胸骨柄上縁，鎖骨頭は鎖骨の内側1/3から起こり，乳様突起から後頭骨上項線外側部に停止する。

作用：頚部の同側への側屈と反対側への回旋，頚部の屈曲，呼吸の補助

支配神経：副神経，C2・C3

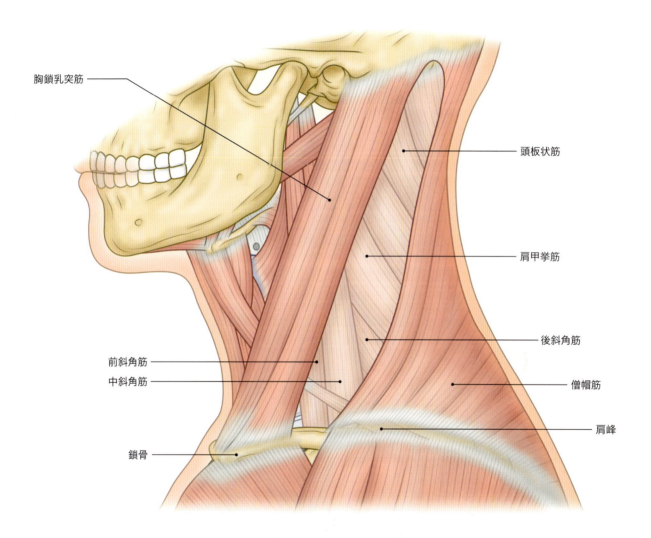

図44　胸鎖乳突筋
（グレイ解剖学．原著第1版．Drake RL, et al．塩田浩平，訳．エルゼビア・ジャパン，2008，p922，図8.172より改変）

1　頚肩腕部痛に関連する超音波解剖 ─ SONOANATOMY ─

▶ **超音波像（短軸像）**

　頚部中央の高さで前側方より水平（前後方向）にプローブを当て，拍動する総頚動脈を描出させると，その表層にある筋が胸鎖乳突筋である（**図45-1**）。また，顔を反対側に向けることで体表での確認が容易となるため触知確認（**図45-2**）したのち，顔を正面に向けプローブを当てる方法で胸鎖乳突筋を観察してもよい。

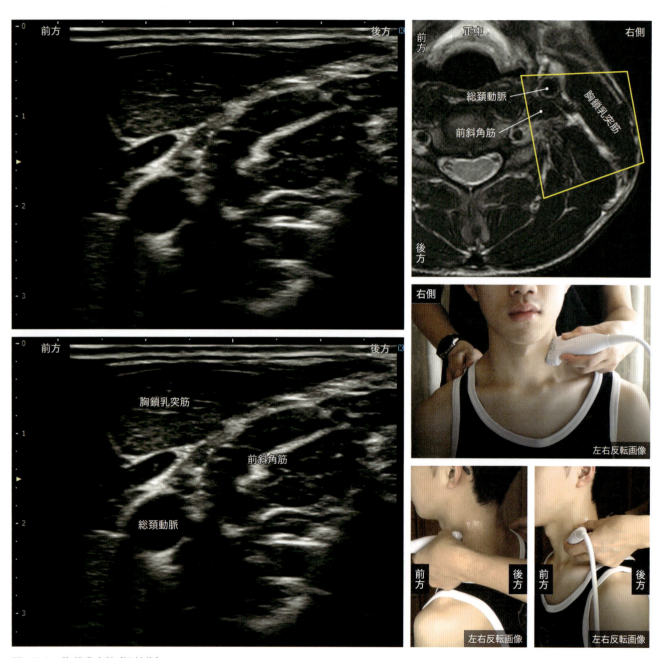

図45-1　胸鎖乳突筋（短軸像）

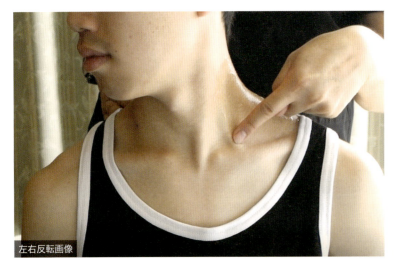

左右反転画像　　　　　　　　　　　図45-2　胸鎖乳突筋

6 — 頚部固有背筋（表1）

動画14　頚部固有背筋，脊髄神経後枝1

動画15　頚部固有背筋，脊髄神経後枝2

頭・頚板状筋（図46）

　頭板状筋は，C4〜T3棘突起から起こり，後頭骨上項線の外側部および乳様突起に停止し，頚板状筋はT3-T6胸椎棘突起から起こり，上位頚椎横突起に停止する。
作用：頭頚部の伸展，頭頚部の同側への側屈と回旋
支配神経：C1-C6の後枝

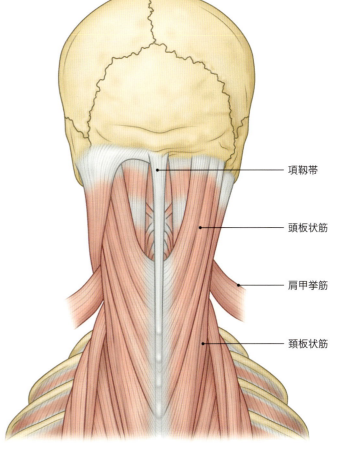

図46　頭・頚板状筋
（グレイ解剖学．原著第1版．Drake RL, et al．塩田浩平，訳．エルゼビア・ジャパン，2008，p56，図2.47より改変）

▶ **超音波像（頭板状筋）**

頚部中央の高さで胸乳乳突筋を描出し，その付着部である乳様突起に向かい頭側やや後方にプローブを移動させると，胸鎖乳突筋の深層に頭板状筋が確認できる（**図47**）。もう1つの方法として，まず中位頚椎高位で後方から短軸像で棘突起を描出する。プローブを外側にSlide（Sliding）させると5層の筋肉が確認でき，薄く描出される僧帽筋の深層が頭板状筋である（**図48**）。ここからさらに外側頭側に，乳様突起の方向へプローブを移動させると頭板状筋の表層に胸鎖乳突筋が現れる（**図49**）。

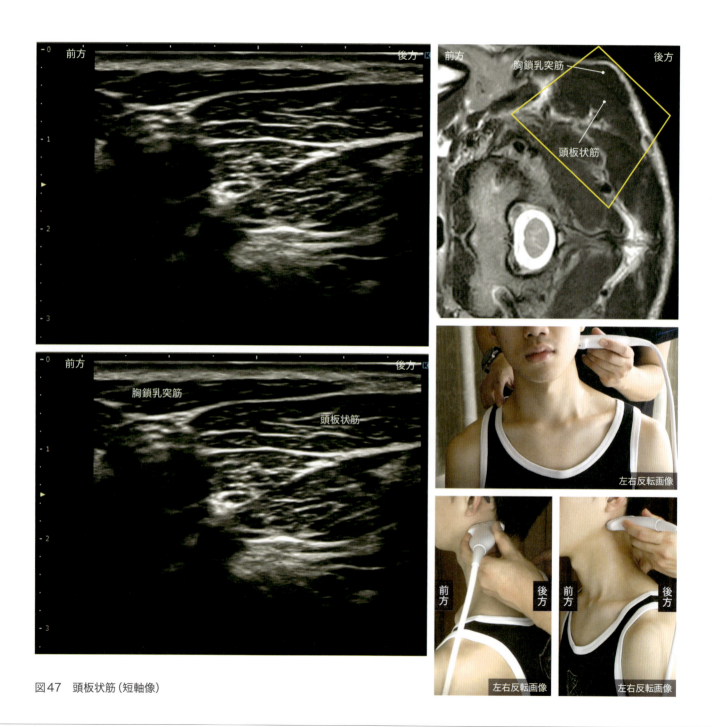

図47　頭板状筋（短軸像）

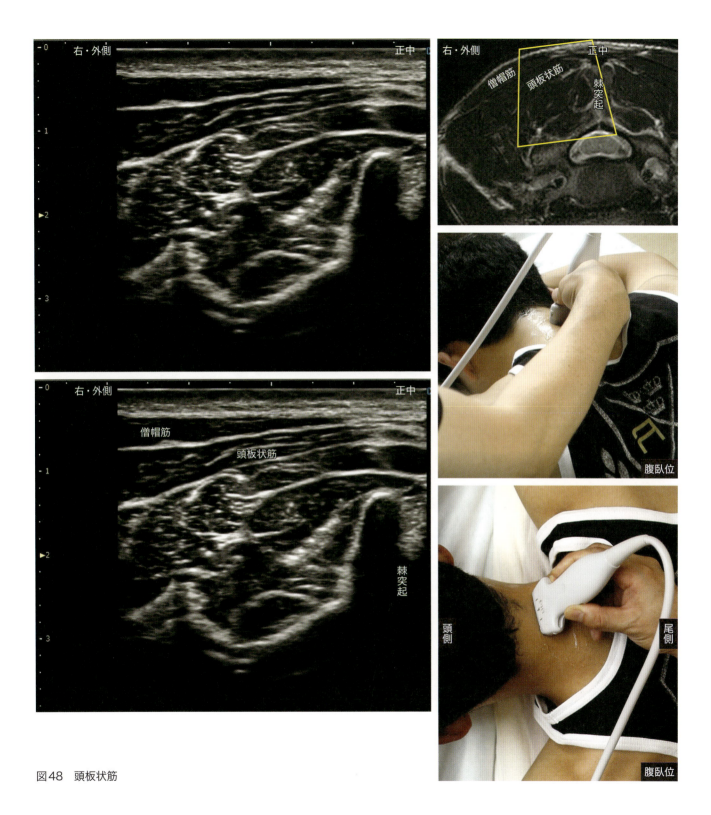

図48 頭板状筋

1 頚肩腕部痛に関連する超音波解剖 —SONOANATOMY—

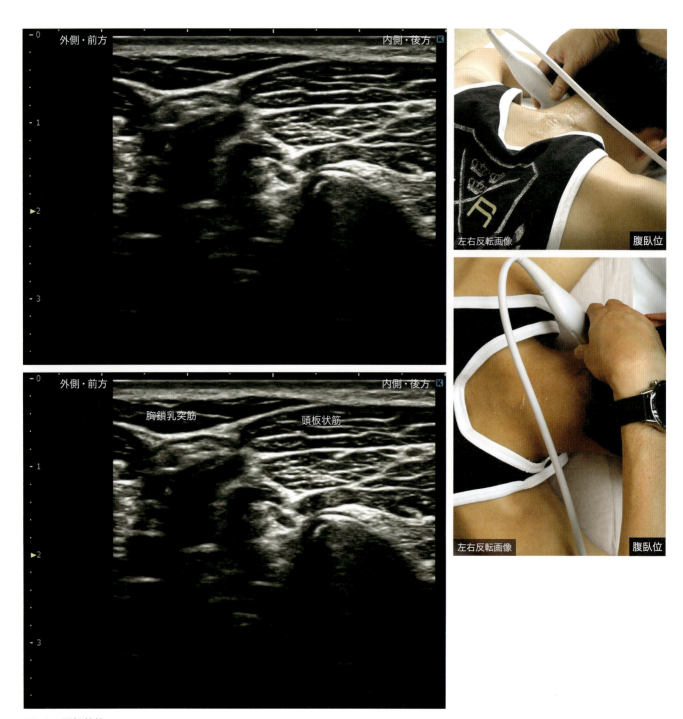

図49　頭板状筋

頭・頚半棘筋，多裂筋，回旋筋（図50）

半棘筋・多裂筋・回旋筋はいずれも横突起から起こって斜めに上行し，棘突起に付き横突棘筋と言われる。長いものから順に，半棘筋，多裂筋，回旋筋である。

頭半棘筋は，C4～T6横突起から起こり，後頭骨上項線と下項線の間に停止する。頚半棘筋は，T1-T6横突起から起こり，C2-C6棘突起に付着する。多裂筋は半棘筋より短く横突起から起こり2～3個頭側の棘突起に付き，回旋筋は多裂筋のさらに深側にあり短く，横突起から起こり1～2個頭側の棘突起基部に付く。

作用：半棘筋は頭部・頚椎の伸展，頭部・頚椎の同側への側屈と対側への回旋。多裂筋は伸展とわずかの回旋。回旋筋は脊柱の伸展と回旋

支配神経：脊髄神経後枝

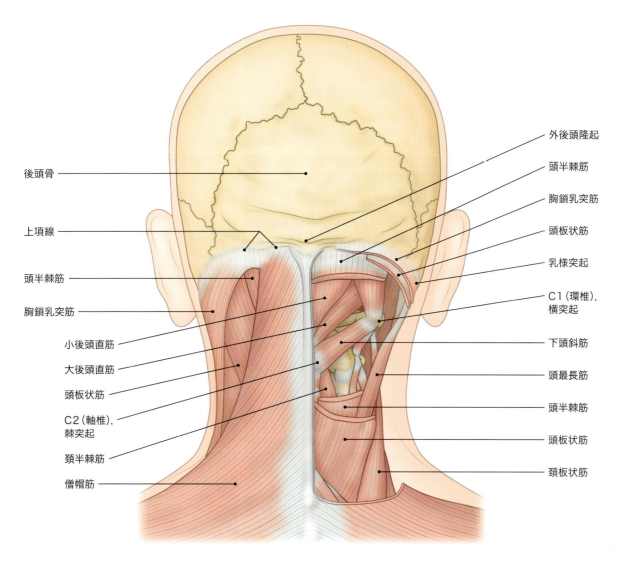

図50　頭・頚半棘筋

（坂井建雄，監訳：プロメテウス解剖学 コア アトラス．医学書院，2010, p24, 図2.3より改変）

▶ **超音波像（短軸像）**

中位頸椎高位で後方から短軸像で棘突起を描出する。プローブを外側にSlide（Sliding）させると5層の筋肉が確認でき，表層から順に僧帽筋，頭板状筋，頭半棘筋，頚半棘筋，多裂筋（および回旋筋）が観察できる（**図51**）。

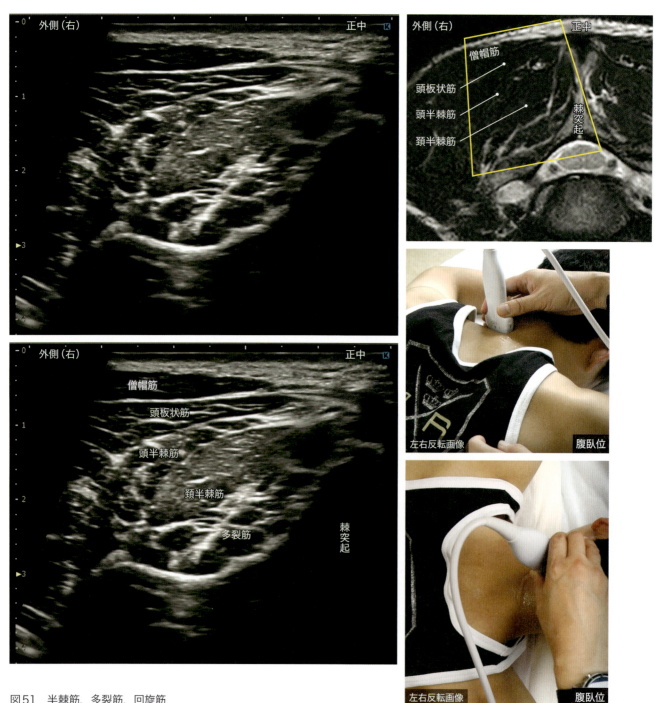

図51 半棘筋，多裂筋，回旋筋

脊柱起立筋（頸腸肋筋，頭・頸最長筋，頸棘筋）（図52，53）

脊柱起立筋は外側から腸肋筋，最長筋，棘筋からなる。

頸腸肋筋は，第3～第6肋骨上縁から起こり，C4-C6横突起に停止する。頸最長筋は，T1-T5横突起から起こりC2-C6横突起（後結節）に付き，頭最長筋はC3-C7とT1-T3横突起から起こり，側頭骨乳様突起後縁に付着する。
作用：3筋は共同して働き，頭部や脊柱を伸展して脊柱を起立させる。同側に頭頸部を側屈と回旋させる。
支配神経：脊髄神経後枝

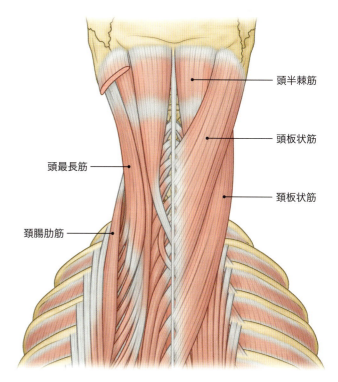

図52　最長筋・腸肋筋
（プロメテウス解剖学アトラス 解剖学総論/運動器系，第3版，坂井建雄，他監訳，医学書院，2017，p171より改変）

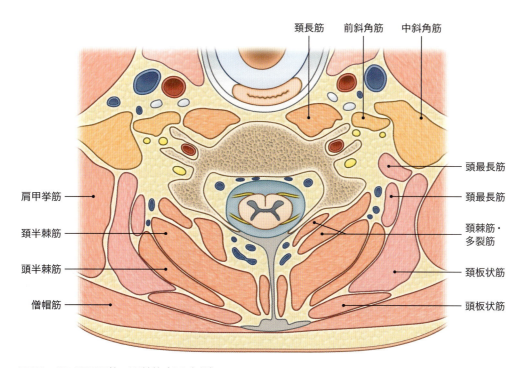

図53　頭・頸最長筋，頸棘筋（C6高位）
（町田　徹，監訳：CT・MRI画像解剖ポケットアトラス，第4版，1巻 頭部・頸部，メディカル・サイエンス・インターナショナル，2015，p287より改変）

▶ 超音波像（短軸像）

　中位頚椎高位で後方から短軸像で棘突起を描出する。5層の筋肉を確認したのち，ゆっくりとプローブを外側前方へSlide（Sliding）させると頭板状筋の位置に肩甲挙筋が出現し，半棘筋が椎間関節・横突起に近づく。肩甲挙筋と半棘筋の間に最長筋が確認できる（**図54**）。

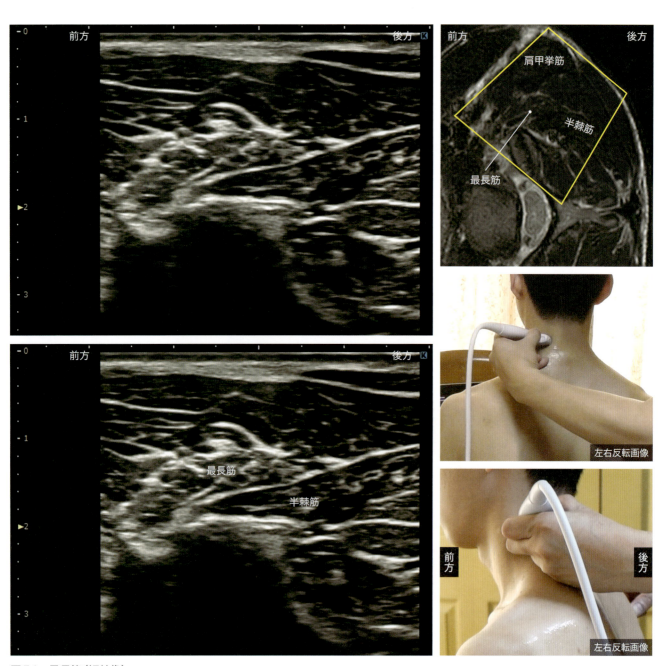

図54　最長筋（短軸像）

7 — 後頸筋（斜角筋，椎前筋）(表1)

動画 12
胸鎖乳突筋，
頸長筋，
頸神経叢

動画 16
斜角筋，
頸椎神経根・
脊髄神経

動画 17
頸長筋，頭長筋

後頸筋は頸椎前面の椎前筋群と側面にある斜角筋群がある。

前・中・後斜角筋（図55）

斜角筋は，頸椎横突起から起こり，上位の肋骨に停止する。それぞれの起始・停止は，前斜角筋がC3-C6横突起前結節から第1肋骨，中斜角筋がC2-C7横突起後結節から第1肋骨，後斜角筋はC4-C6横突起後結節から第2肋骨である。

作用：頸部前屈や側屈，呼吸の補助
支配神経：C3-C7の前枝

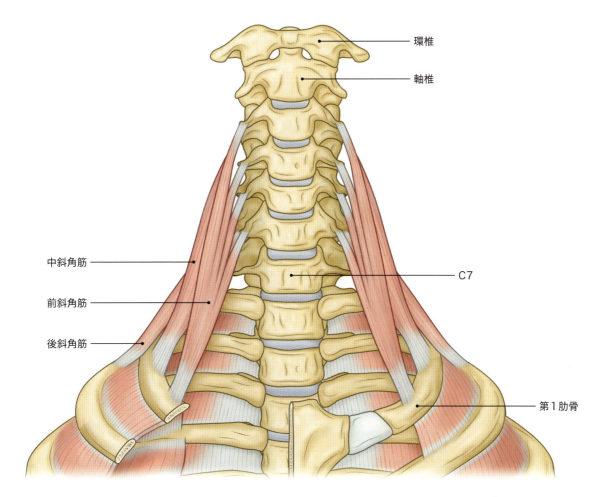

図55　前・中・後斜角筋

（プロメテウス解剖学アトラス 解剖学総論/運動器系．第3版．坂井建雄，他監訳．医学書院，2017，p161より改変）

1　頸肩腕部痛に関連する超音波解剖 — SONOANATOMY — | 89

▶超音波像（短軸像）

　中位頚椎より尾側において頚部前側方からプローブを当てる。まず総頚動脈と胸鎖乳突筋を描出し，ゆっくりと後方へプローブをSlide（Sliding）させると胸鎖乳突筋の深層の前斜角筋が確認できる。その後方（胸鎖乳突筋後縁の深層）に中斜角筋が現れ，前斜角筋と中斜角筋の間には，円形低エコーの脊髄神経（腕神経叢，**図56赤丸内**）が並んで存在することが確認できる（**図56**）。後述の神経根・脊髄神経の描出に慣れてくれば，その円形低エコーで描出される神経の前後がそれぞれ前斜角筋と中斜角筋である。

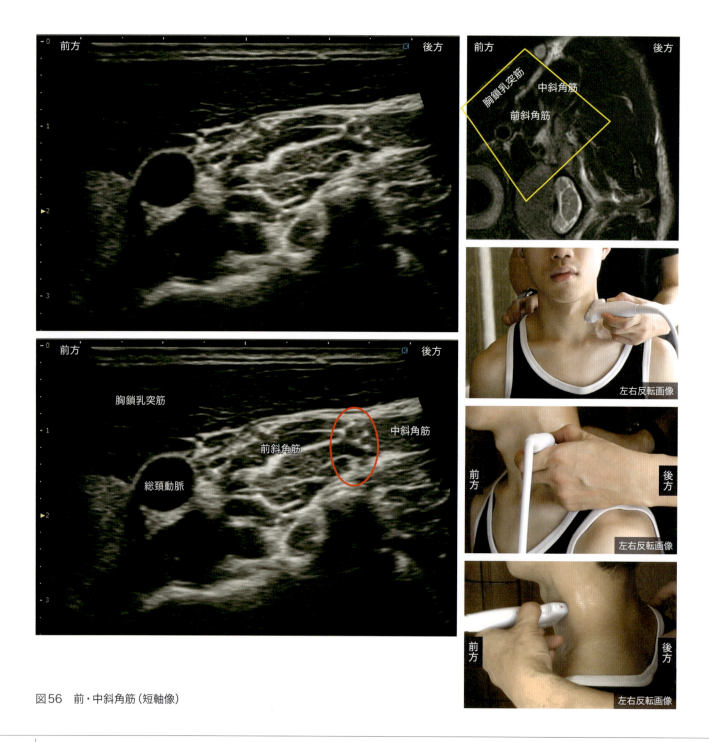

図56　前・中斜角筋（短軸像）

頭・頚長筋 (図57)

　頭長筋は，C3-C6横突起から起こり，後頭骨底部下面に停止する．頚長筋は3部に分かれ，その起始は上斜部においてC3-C5の横突起，垂直部においてC5-C7とT1-T3の椎体，下斜部においてT1-T3の椎体である．頚長筋の停止は，上斜部において環椎前結節，垂直部においてC2-C4の椎体，下斜部においてC6-C7横突起である．

作用：頭長筋は頭部の前屈，頚長筋は頚部の前屈，同側への側屈と反対側への回旋

支配神経：頭長筋（C1-C3の前枝），頚長筋（C2-C6の前枝）

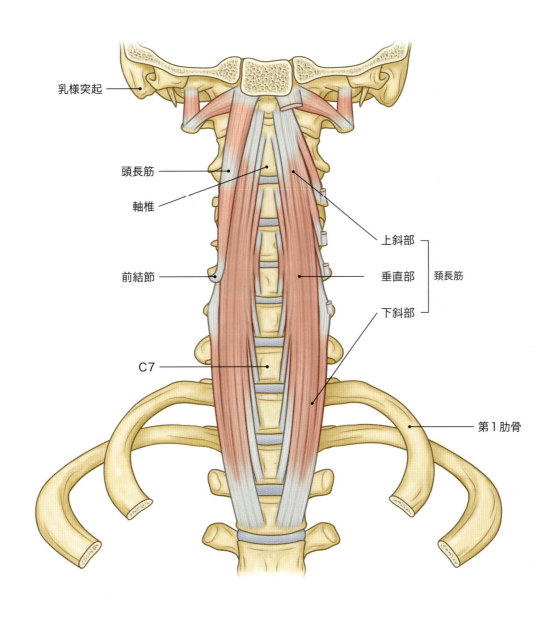

図57　頭・頚長筋
（プロメテウス解剖学アトラス 解剖学総論/運動器系，第3版．坂井建雄, 他監訳．医学書院, 2017, p153より改変）

▶ 超音波像（短軸像）

「1 頚椎」の項「前・後結節」（p.40）に記載した方法でC6後結節および前結節を確認する。前結節前方，線状高エコーで描出される椎体側壁の表層，総頚動脈の深層に描出されるのが頚長筋である（図58）。

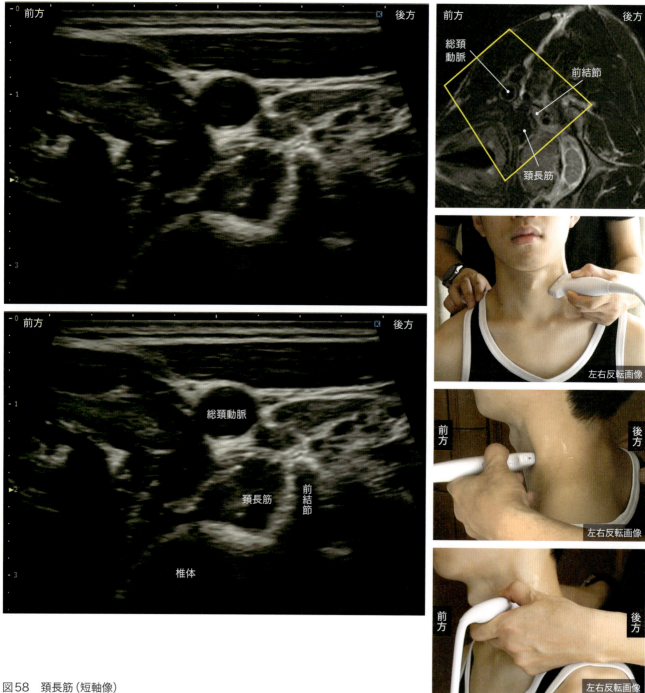

図58　頚長筋（短軸像）

8 — 後頭下筋群（大・小後頭直筋, 上・下頭斜筋）(表1)

動画18
頭半棘筋,
下頭斜筋,
大後頭神経1

動画19
頭半棘筋,
下頭斜筋,
大後頭神経2

動画20
頭半棘筋,
下頭斜筋,
大後頭神経3

後頭下筋は，C1（環椎），C2（軸椎）から起こり，後頭骨に至り大・小後頭直筋，上下頭斜筋の4筋からなる。

大後頭直筋は，軸椎の棘突起から起こり，後頭骨下項線中央に停止し，小後頭直筋は環椎の後結節から起こり，後頭骨下項線の内側1/3に付く。上頭斜筋は，環椎の横突起から起こり，後頭骨上項線と下項線の間に付着し，下頭斜筋は，軸椎の棘突起から起こり，環椎の横突起に付着する。軸椎に付着する大後頭直筋，下頭斜筋，先述の頚半棘筋の走行や位置関係の理解は，上位頚椎手術の際に必要となる（図59）。

作用：頭の後屈（伸展），頭の側屈・回旋

支配神経：後頭下神経（C1）の後枝

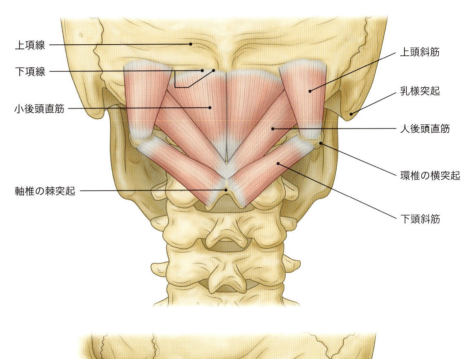

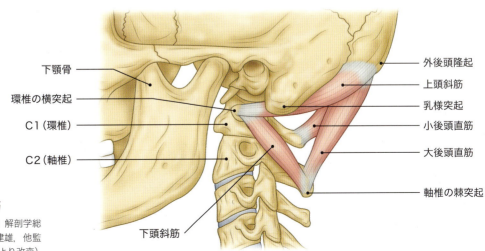

図59　C2（軸椎）付着筋
（プロメテウス解剖学アトラス 解剖学総論/運動器系．第3版．坂井建雄，他監訳．医学書院，2017，p153より改変）

▶ 下頭斜筋の超音波像

　後頸部正中でC2棘突起を同定し，外側へプローブを移動させC2棘突起を画面端に描出する。端に描出される棘突起を支点として，乳様突起をメルクマールとしてプローブ外側を頭側にRotation（Rotating）させると下頭斜筋の長軸像が確認でき（図60），その表層には頭半棘筋とその内側頭と外側頭をわける隔壁も観察することができる（図70参照）。

> **ひとりごと**
> もう1つの方法として，下位の頸椎椎間関節から頭側へプローブを移動させる方法を教わったので，改訂版で動画を追加させていただいた。

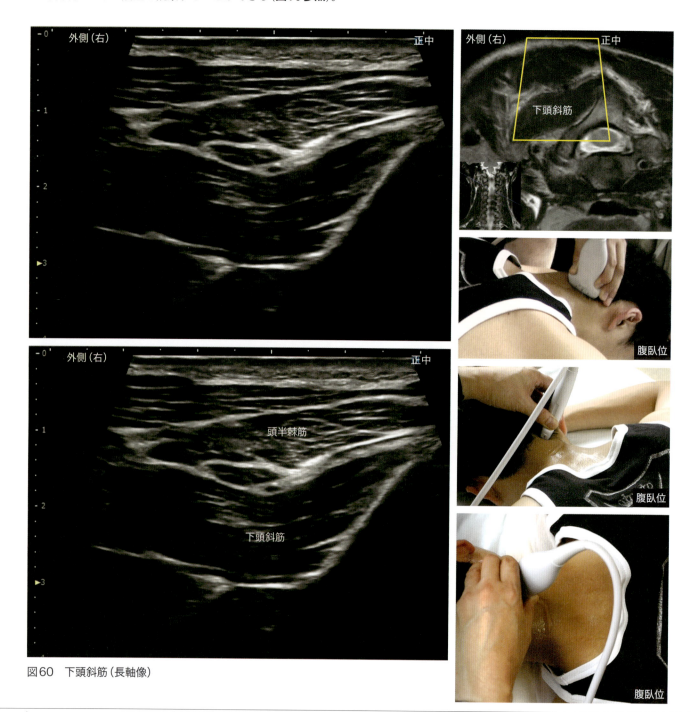

図60　下頭斜筋（長軸像）

9 — 神経根・脊髄神経(腕神経叢)

動画16
斜角筋,
頚椎神経根・
脊髄神経

動画21
頚椎神経根・脊髄神経「ゼロイチ(0-1)サイン」法

神経根とは中枢神経系と末梢神経系をつなぐ神経組織であり，前根と後根に区別される。解剖学的には神経外膜を欠き，神経根鞘に覆われている硬膜内の部位を指すが，臨床的には硬膜分岐部から後根神経節の末梢までの部位を神経根と呼ぶことが多い。前根と後根は後根神経節を越えたところで合流し脊髄神経となり，椎間孔から出る[5]。椎間孔を出ると前枝と後枝とに分かれる(図61)。

第1～第4頚神経前枝は頚神経叢を作り，頭頚部に分布し，第5頚神経以下の前枝は腕神経叢となり上肢に分布する。後枝はさらに筋枝と皮枝に分岐し，それぞれ固有背筋と背部の皮膚に分布する。

必見

この度改訂版において更なるボリュームアップを行いました。
「Target 110:神経根・脊髄神経」の項「頚椎神経根・脊髄神経に対する超音波ガイド下注射のすべて」(p.144)を是非ご覧ください。

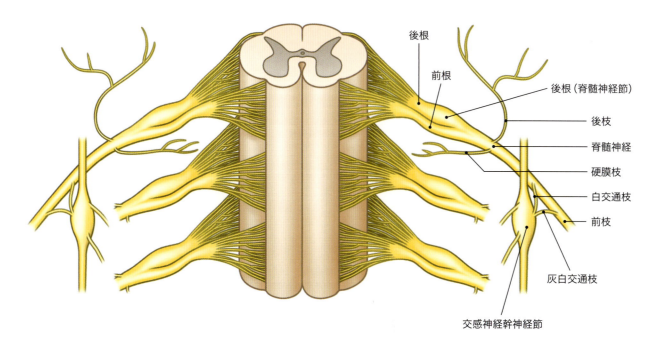

図61　神経根・脊髄神経
(プロメテウス解剖学アトラス 解剖学総論/運動器系，第3版，坂井建雄，他監訳，医学書院，2017，p83より改変)

▶超音波像（短軸像）

　中位頸椎より尾側において頸部前側方からプローブを当てる。まず総頸動脈と胸鎖乳突筋を描出する。プローブを後方へ移動させ、総頸動脈を画面の端へ移動させると、頸椎横突起が観察できる。神経根および脊髄神経は、この横突起の前結節と後結節からなる脊髄神経溝を走行する。C7は前結節が存在せず椎骨動脈が伴走するという解剖学的特徴から高位判断が可能となる（図62）。C7神経を確認

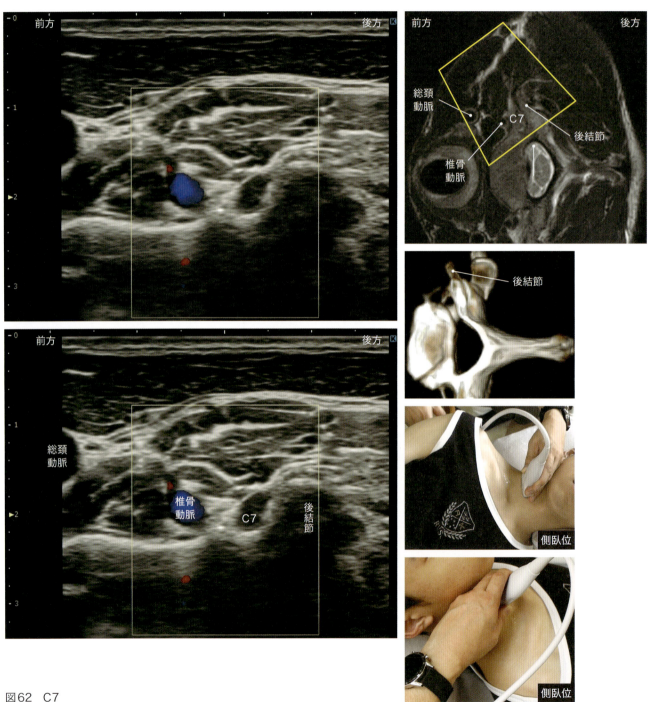

図62　C7

した後，プローブをゆっくりと頭側へSweep (Sliding) させると最初に前結節と後結節がいわゆるカニ爪様に低エコー像で描出される。そのカニ爪の間に存在する円形低エコーがC6神経である（**図63**）。この手順で頭側へプローブをSweep (Sliding) させることでC5およびC4が確認できる（**図64, 65**）。

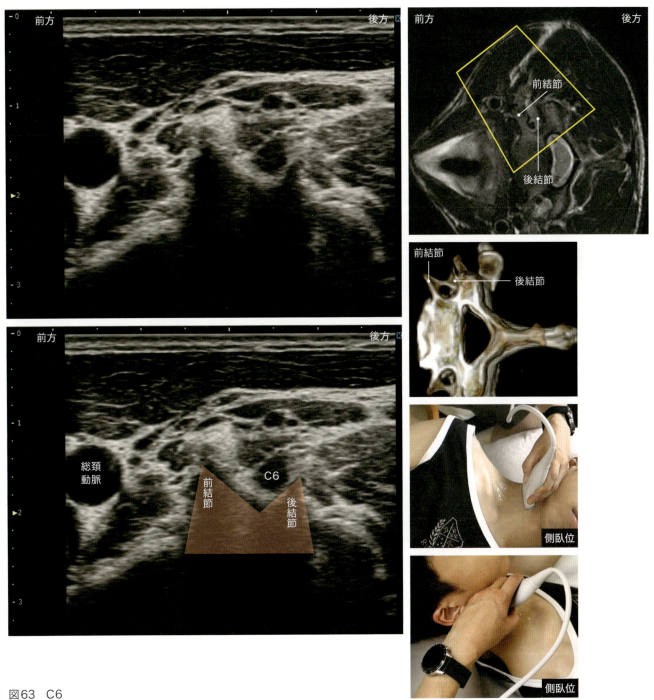

図63 C6

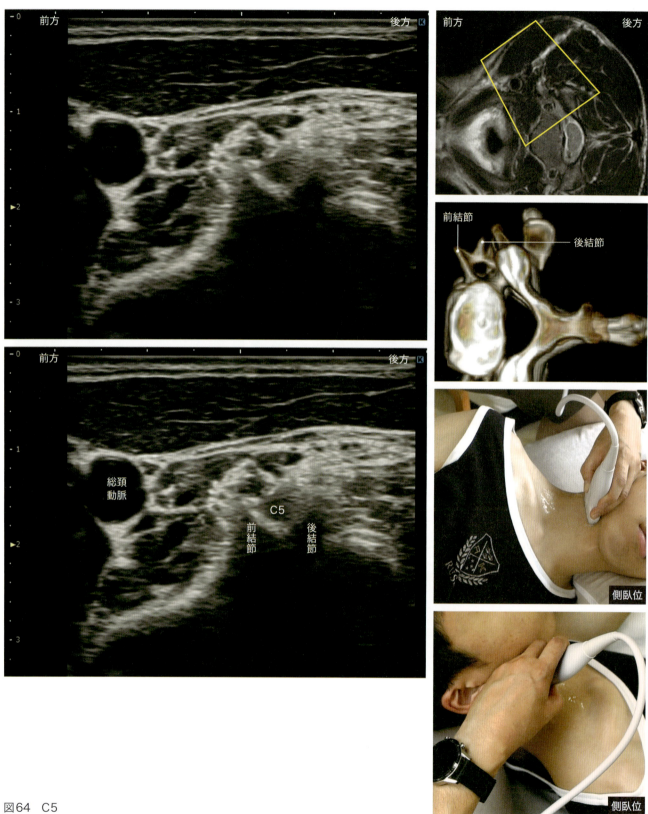

図64　C5

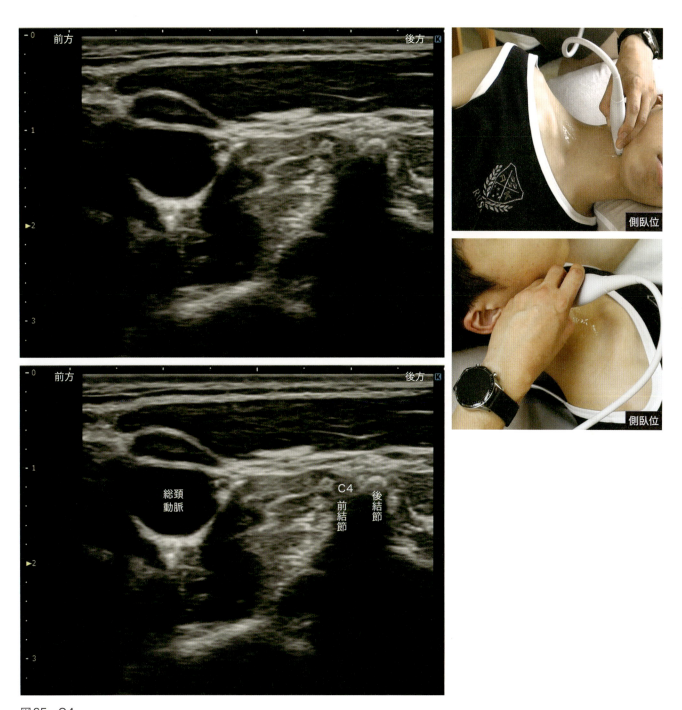

図65 C4

▶ **超音波像（長軸像）**

短軸像で神経根を画面中央に描出し（**図66-1**），これを画面中央に保ちながらゆっくりとプローブをRotation（Rotating）させていくと，頸椎から末梢に走行する神経根・脊髄神経の長軸が観察できる（**図66-2**）。

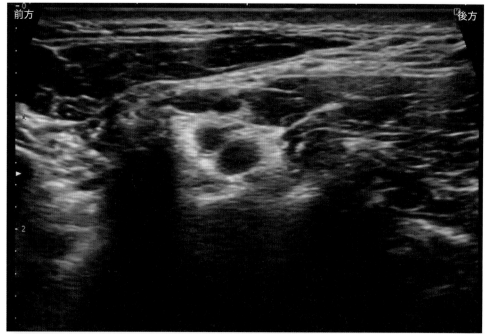

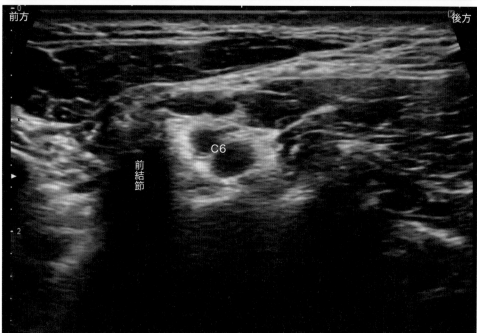

図66-1　C6脊髄神経（短軸像）

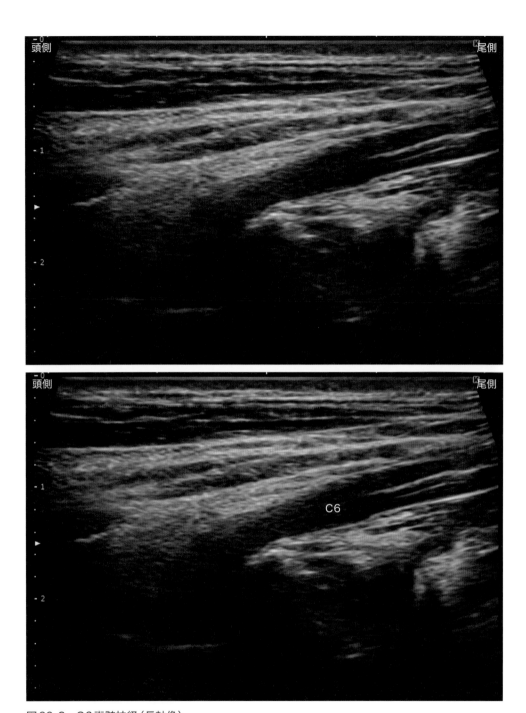

図66-2　C6脊髄神経（長軸像）

1　頚肩腕部痛に関連する超音波解剖 ― SONOANATOMY ―

10 ― 頚神経叢

動画10
僧帽筋, 肩甲挙筋,
胸鎖乳突筋, 副神
経

動画12
胸鎖乳突筋,
頚長筋,
頚神経叢

頚神経叢はC1-C4の前枝によって構成され, 脊柱と頚椎周囲の筋を包む椎前葉と呼ばれる頚筋膜に包まれ, 筋枝である深枝と皮枝である浅枝を出す。頚神経叢の皮枝(浅枝)は, 胸鎖乳突筋後縁で後頚三角の浅層に現れ, 小後頭神経・大耳介神経・頚横神経・鎖骨上神経に分岐し耳介後方から側頚部の感覚を司る(図67-1, 67-2)。

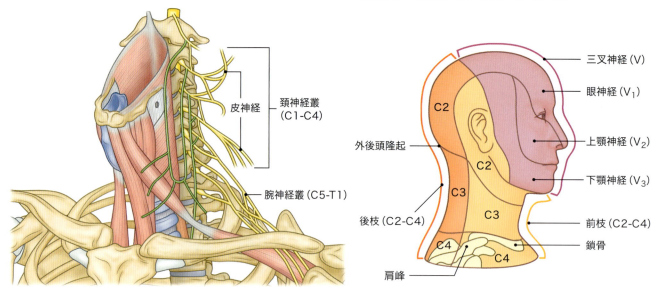

図67-1　頚神経叢

(グレイ解剖学. 原著第1版. Drake RL, et al, 塩田浩平, 訳. エルゼビア・ジャパン, 2008, p760, 図8.15より改変)

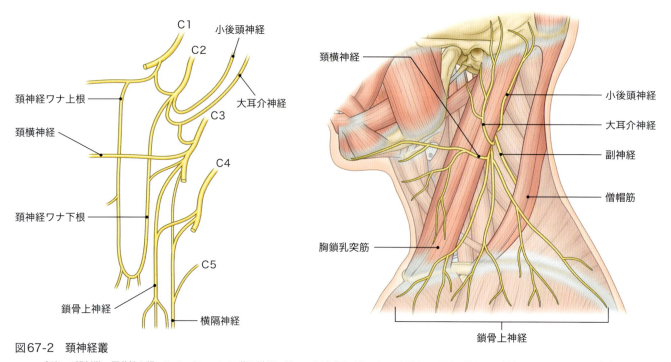

図67-2　頚神経叢

〔グレイ解剖学. 原著第1版. Drake RL, et al, 塩田浩平, 訳. エルゼビア・ジャパン, 2008, p926, 図8.176(左), p925, 図8.175(右)より改変〕

▶超音波像

「9 神経根・脊髄神経（腕神経叢）」の項（p.95）で記述した方法でC4横突起短軸像を描出する。頚神経叢は，C4横突起前方深層にある椎前筋（頭長筋・頚長筋）と横突起表層にある斜角筋の間を通り，斜角筋とさらに浅層にある胸鎖乳突筋の間（図68赤丸）を通り，胸鎖乳突筋後縁から表層に現れる。頚神経叢そのものの描出は困難であり，走行位置を理解しておくことがインターベンションを行う際に必要になる。

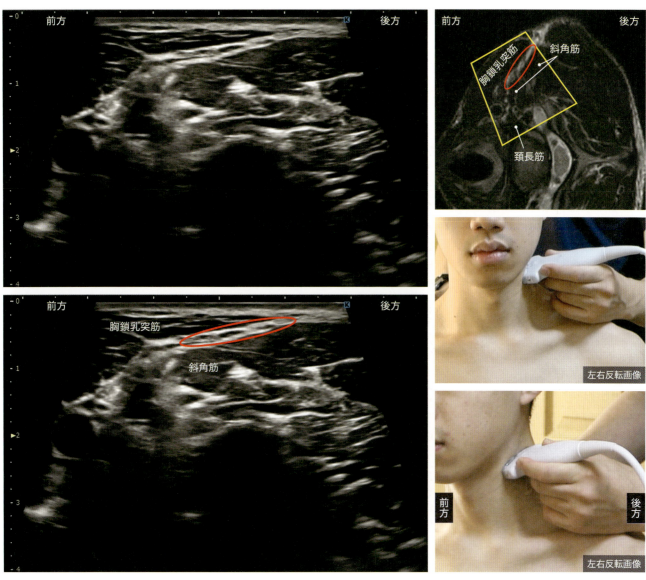

図68 頚神経叢

11 — 大後頭神経

動画18
頭半棘筋，
下頭斜筋，
大後頭神経1

動画19
頭半棘筋，
下頭斜筋，
大後頭神経2

動画20
頭半棘筋，
下頭斜筋，
大後頭神経3

第1〜第3頚神経の後枝は発達がよく，C1が後頭下神経，C2が大後頭神経，C3が第3後頭神経に分岐する。大後頭神経は，下頭斜筋の尾側から出て下頭斜筋と頭半棘筋の間を頭側やや内側に走り，頭半棘筋と僧帽筋を貫いて後頭動脈の内側を走行し後頭部に分布する（**図69**）。

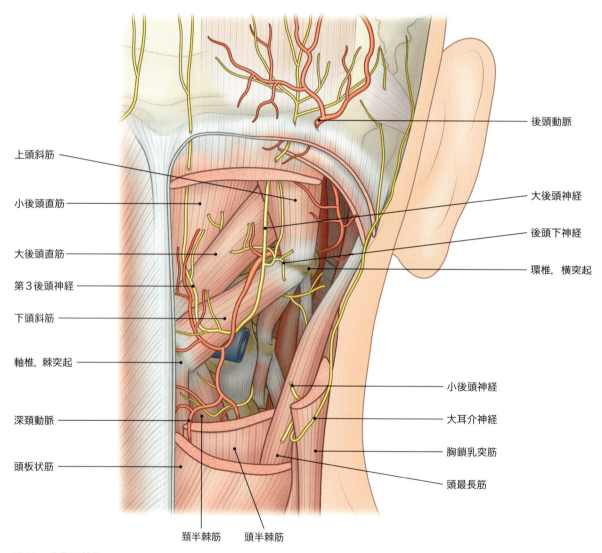

図69 大後頭神経

（坂井建雄，監訳：プロメテウス解剖学 コア アトラス．医学書院，2010, p38, 図3.6より改変）

▶ **超音波像（短軸像）**

頚部後方正中でC2棘突起を同定し，外側へプローブを移動させ，画面端にC2棘突起を描出させる。プローブの内側端を固定したまま外側を頭側にRotation（Rotating）させ（乳様突起が目印），下頭斜筋の長軸像を観察する。正中から25mm，体表から20mm程度の深さの下頭斜筋背側に位置する（**図70**）。

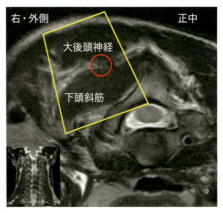

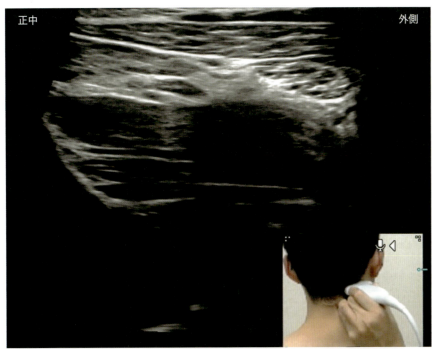

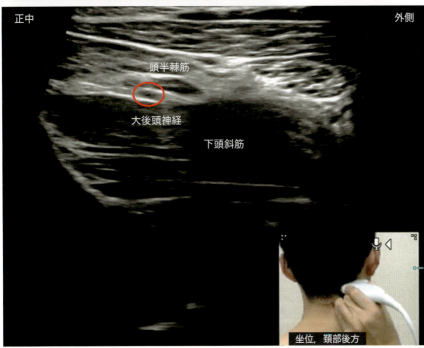

図70　大後頭神経

12 ─ 脊髄神経後枝（図71）

動画 5
頚椎（横突起，椎間関節など）

動画 14
頚部固有背筋，脊髄神経後枝1

動画 15
頚部固有背筋，脊髄神経後枝2

脊髄神経は椎間孔出口で前枝と後枝に分かれ，後枝はさらに外側枝と内側枝に分岐し，内側枝は関節柱中央付近を通って後方へまわり，頭尾側へ椎間関節枝を出した後，筋枝と皮枝となる。

▶超音波像

「9 神経根・脊髄神経（腕神経叢）」の項（p.95）で記述した方法で，いわゆるカニ爪と脊髄神経を描出する。プロー

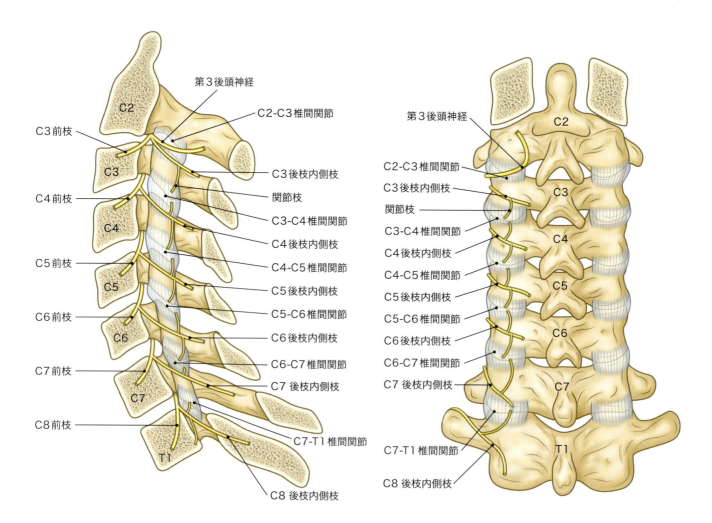

図71　椎間関節神経支配

（Atlas of image-guided spinal procedures. 2nd ed. Furman M, et al, eds. Elsevir, 2017, p506より改変）

ブを後方へ移動させ，椎間関節・外側塊（関節柱）を観察し，少し頭側に上がって外側塊の高さが少しへこんだ部分に脊髄神経後枝が存在する（図72）。あるいは脊柱に対して長軸方向にプローブを当てて椎間関節および外側塊が線状高エコー像で描出させると，外側塊中央の線状高エコーの谷になった部分（図73赤矢頭）に同じく脊髄神経後枝が存在するはずである。

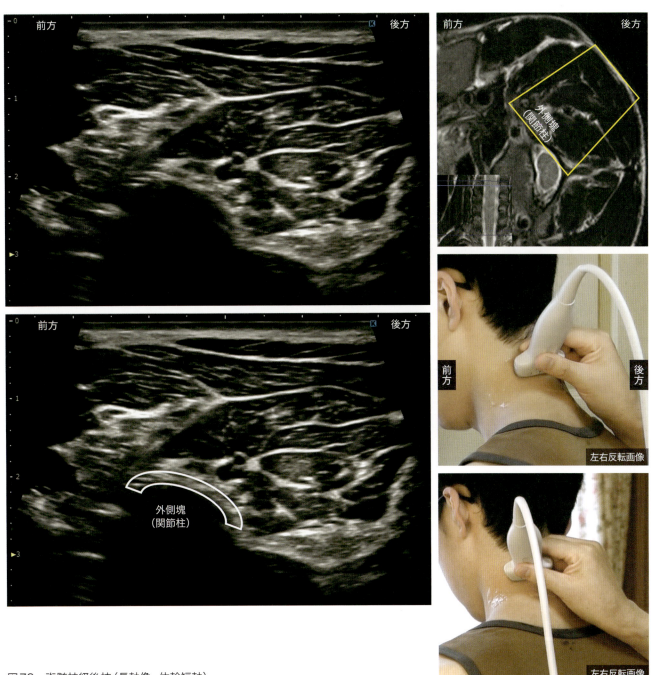

図72　脊髄神経後枝（長軸像・体幹短軸）

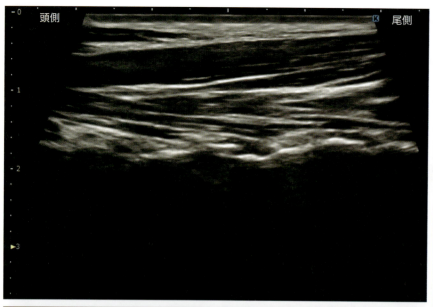
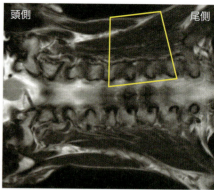
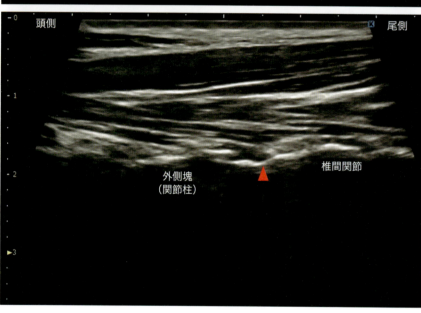
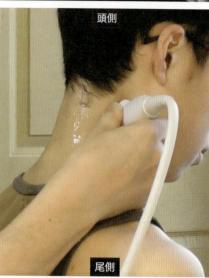
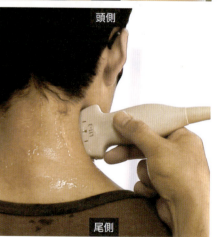

図73 脊髄神経後枝（短軸像・体幹長軸）

13 ― 副神経

動画10 僧帽筋,肩甲挙筋,胸鎖乳突筋,副神経

延髄根と脊髄根から構成され,脊髄根は頸髄〔C1-C5（C6）〕の外側面から出て脊柱管内を上行し,1本となって大後頭孔から頭蓋内へ入り延髄根と合流する。脊髄根に由来する外枝は尾側かつ後方に向かって進み,胸鎖乳突筋の内面に達する。この筋を貫き（あるいはその内側面に沿って）,胸鎖乳突筋後縁に現れた後は外側頸部（肩甲挙筋の浅層）を通って僧帽筋の前縁に達し,この筋の内面を走行し,これに運動性の枝を与えている。脊髄根に由来する外枝は胸鎖乳突筋・僧帽筋に分布している（**図74**）。

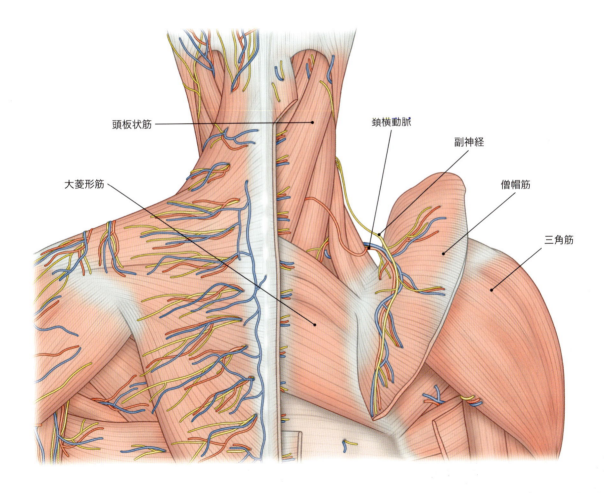

図74 副神経

(坂井建雄,監訳：プロメテウス解剖学 コア アトラス. 医学書院, 2010, p39, 図3.7より改変)

▶ **超音波像**

　下顎骨下のレベルで内頚動静脈と胸鎖乳突筋の間を描出した後，プローブをゆっくりと後方尾側へ移動させながら胸鎖乳突筋深層を確認すると，小さい円形低エコーが確認できることがあり，さらに後方尾側へゆっくり移動させると胸鎖乳突筋後縁を出て僧帽筋－肩甲挙筋間を後方へ円形低エコーが移動することがわかる（図75，76）。

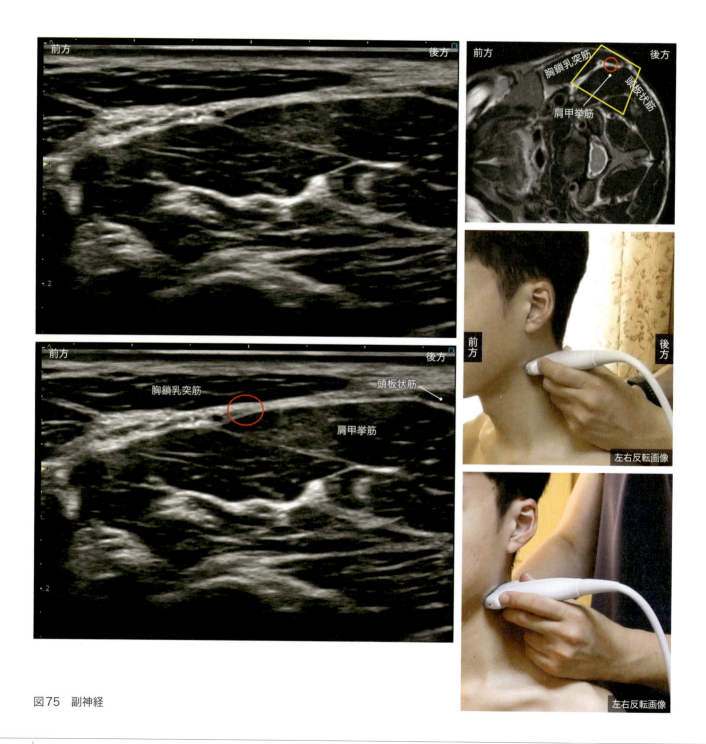

図75　副神経

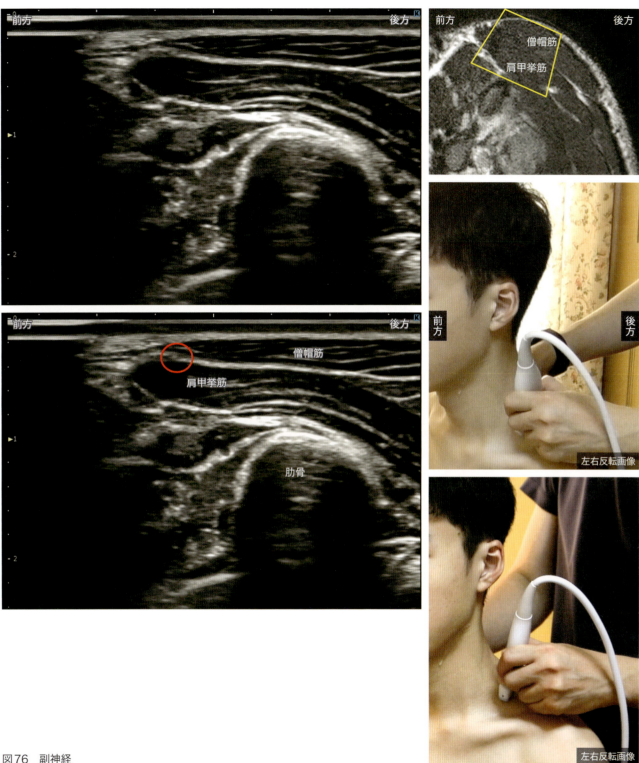

図76　副神経

14 — 肩甲背神経

動画 11
僧帽筋，菱形筋，肩甲背神経

動画 22
肩甲骨上角・内側の痛み

C4・C5神経根から起こり腕神経叢の上神経幹を経由し，大・小菱形筋や肩甲挙筋を支配している。腕神経叢から分岐した肩甲背神経は斜角筋を貫いた後，肩甲挙筋と菱形筋の腹側を走行する（**図77**）。

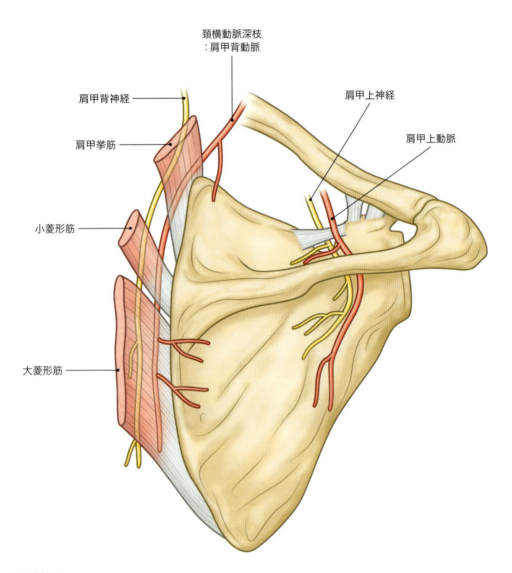

図77 肩甲背神経
（Warth RJ, et al：Scapnlothoracic bursitis and snapping scapula syndorome. Acritical review of current evidence. Am J Sports Med. 2014, Figure 2より改変）

▶ **超音波像（短軸像）**

肩甲骨上角の内側においてプローブを体幹に短軸走査を行うと肩甲骨に付着する肩甲挙筋が描出される。肩甲挙筋下の肩甲背動脈をドップラーで確認するとその内側に肩甲背神経が存在する。Choらによれば，肩甲骨上角の高位において，肩甲背神経は全例肩甲背動脈の内側を走行し，両者の距離は平均7.4 mmである[6]。さらに尾側にプローブをSweep（Sliding）させると小菱形筋や大菱形筋の深層を肩甲背神経が走行する（図78）。肩甲骨上角で確認した肩甲背神経を近位に追いかけると，肩甲挙筋の深層に線状高エコーで描出される肋骨の浅層を通って斜角筋へ向かう（図79）。

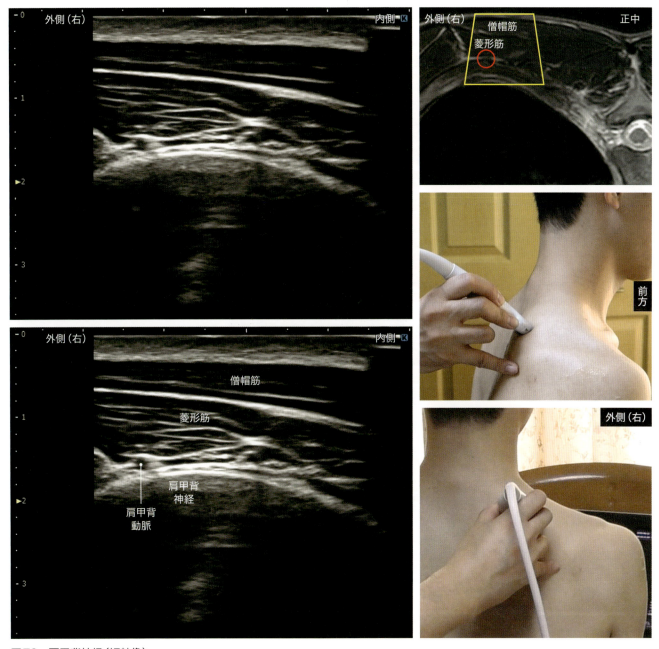

図78　肩甲背神経（短軸像）

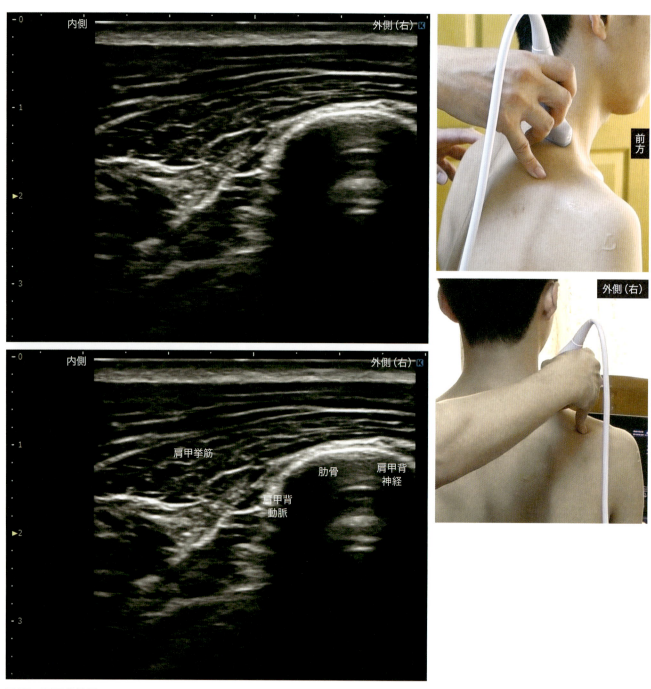

図79 肩甲背神経

15 — 肩甲上神経

動画 9
肩甲骨一周, 肩甲上腕関節, 肩甲上神経, 腋窩神経

動画 23
肩甲上神経

C5・C6神経根に由来し, 腕神経叢の上神経幹から起こり, 肩甲骨上縁の肩甲切痕を通って肩甲骨後面の棘上筋への枝を出す。その後, 棘下切痕を通過し最終的には棘下筋に至る。そのほか, 肩鎖関節・肩関節・肩関節包や肩後面の皮膚へ感覚枝が分布している(**図80**)。

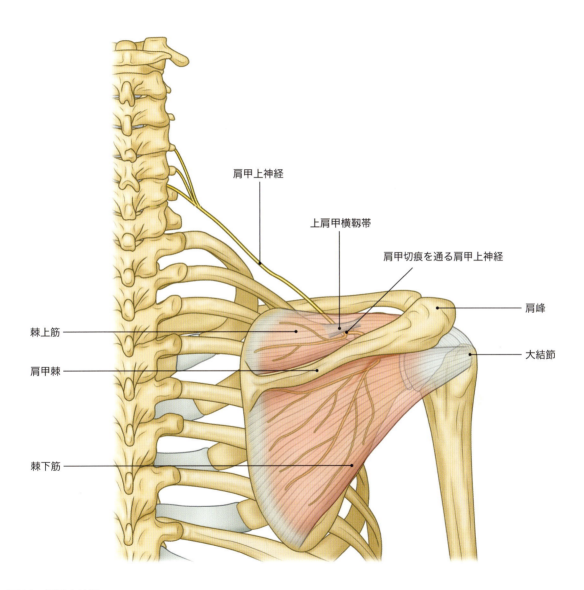

図80 肩甲上神経
(プロメテウス解剖学アトラス 解剖学総論/運動器系, 第3版. 坂井建雄, 他監訳. 医学書院, 2017, p364より改変)

▶ **超音波像（短軸像）**

「9 神経根・脊髄神経（腕神経叢）」の項（p.95）で記述した方法で，いわゆるカニ爪とC5・C6神経を描出する．末梢にプローブをSweep（Sliding）させると両神経が合流して上神経幹となる．さらに末梢へ移動し，鎖骨上でプローブをゆっくり立てながら観察すると，鎖骨下動脈の外側に位置する腕神経叢から外側へ離れていく肩甲上神経が確認できる（**図81**）．

背部から肩甲棘に平行にプローブを当てると，棘上窩の床の部分が線状高エコー像として描出され，その背側に僧帽筋と棘上筋が存在する．内側から外側へプローブを移動させると，線状高エコーが途切れたり段差を呈したりする

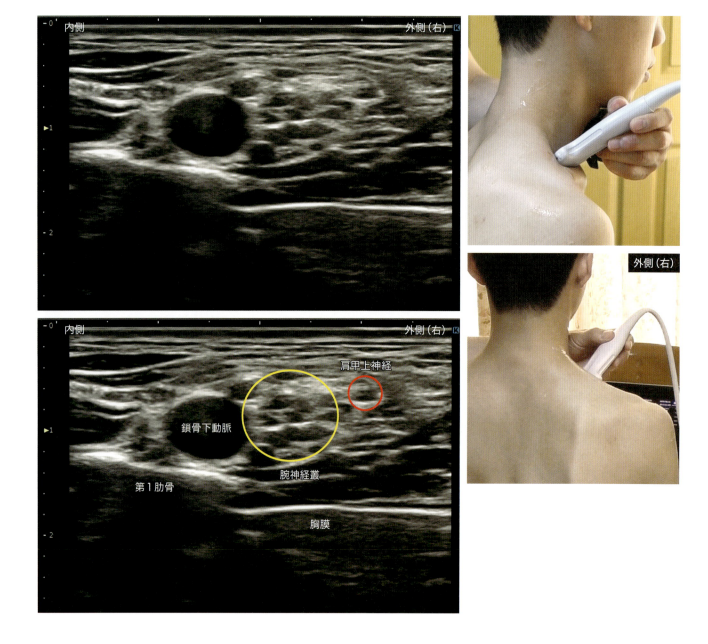

図81　肩甲上神経（短軸像）

部位が確認できる。この肩甲切痕と上肩甲横靱帯との間に肩甲上動脈と肩甲上神経が存在する(図82)。

さらに末梢では，肩甲棘の尾側でプローブを頭側へ向けて傾けると棘下筋の深層に棘下切痕が描出可能で，同部を肩甲上神経が走行する(図83)。さらにその尾側への走行を追いかけることが可能である(図84)。

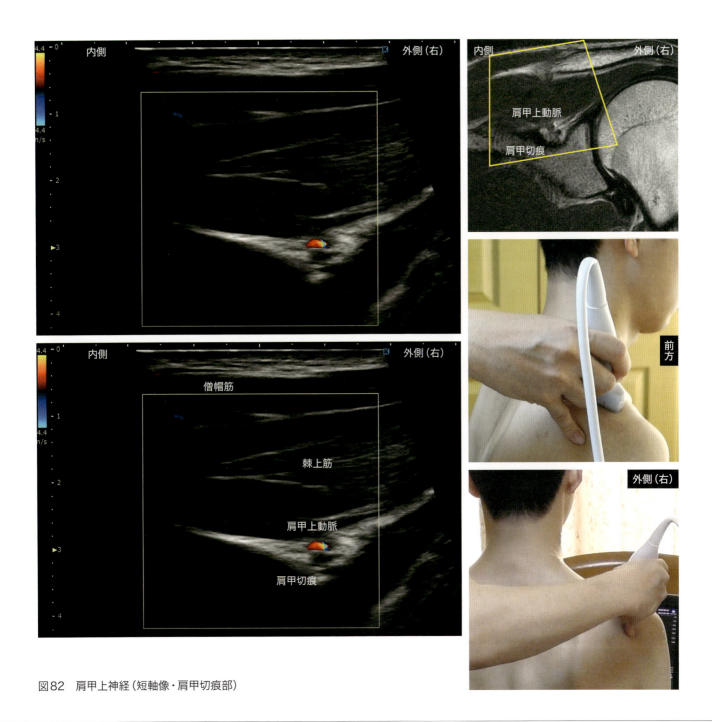

図82　肩甲上神経(短軸像・肩甲切痕部)

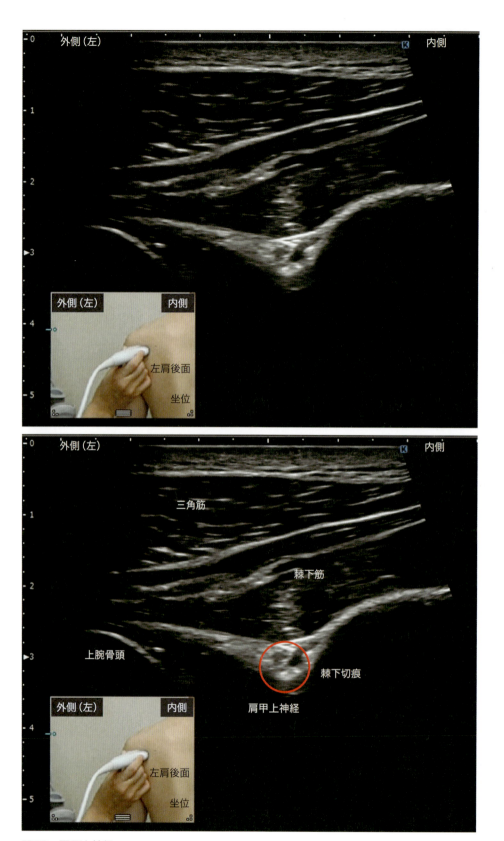

図83 肩甲上神経

118　第Ⅰ章　頚肩腕部痛

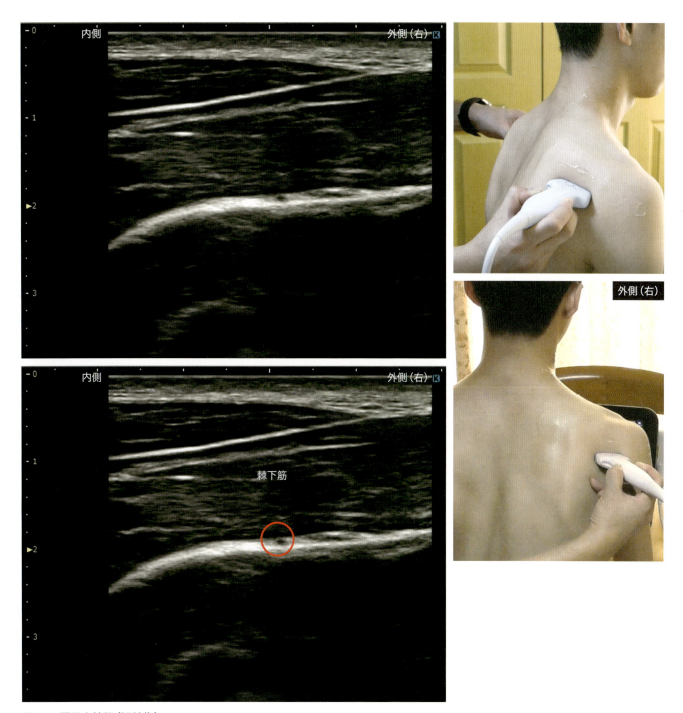

図84 肩甲上神経（短軸像）

16 — 腋窩神経

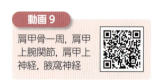

動画9
肩甲骨一周，肩甲上腕関節，肩甲上神経，腋窩神経

　腕神経叢の後神経束から起こり，腋窩後壁で大円筋・小円筋・上腕三頭筋長頭・上腕骨で形成される間隙〔quadrilateral space；QLS（四辺形間隙，外側腋窩隙）〕を後上腕回旋動脈とともに抜けて，上腕骨後面から外側へ向かい筋枝は小円筋と三角筋を支配する．皮枝は三角筋後縁から上外側上腕皮神経として上腕外側の感覚を支配している（**図85**）．

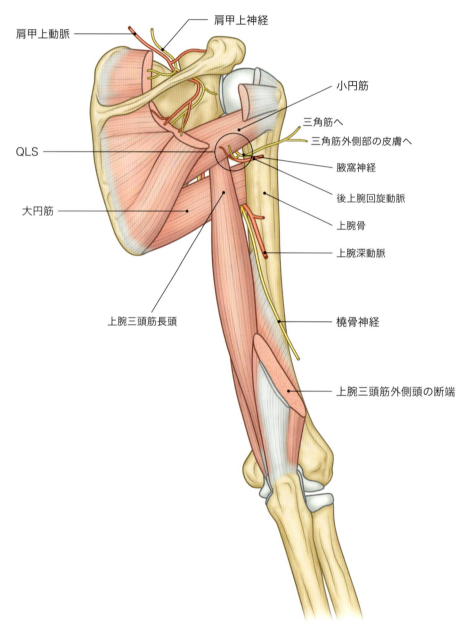

図85　腋窩神経

（グレイ解剖学．原著第1版．Drake RL, et al，塩田浩平，訳，エルゼビア・ジャパン，2008, p638, 図7.37より改変）

▶超音波像（短軸像）

　側臥位で可能な範囲で上肢挙上位（肩関節外転）とする．腋窩部に前方からプローブを当てると，血管とその後方に大円筋そしてその深層に上腕骨が描出される（図86-1）．この位置から後方へプローブをSlide（Sliding）させると大円筋の後方に上腕三頭筋長頭が現れ，さらにその後方に深層で上腕三頭筋側にとがった形の小円筋が描出される（図86-2）．この位置で頭尾側に少しプローブをSweep（Sliding）させ骨頭をきれいに描出させると，骨頭の弧状の高エコー像浅層に，前方から大円筋・上腕三頭筋・小円筋が観察できる．上腕骨頭と上腕三頭筋の間に腋窩神経が存在し（図86-3），プローブを頭尾側に移動させると確認しやすい[7)8)]．

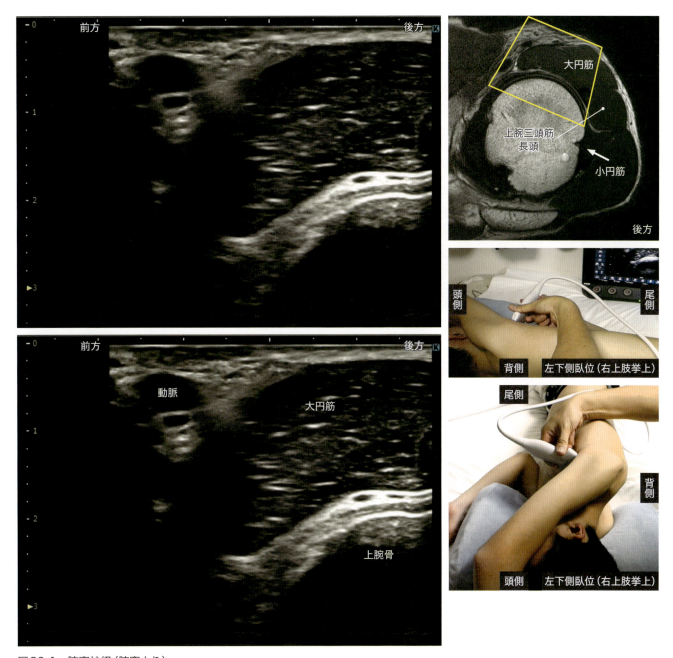

図86-1　腋窩神経（腋窩より）

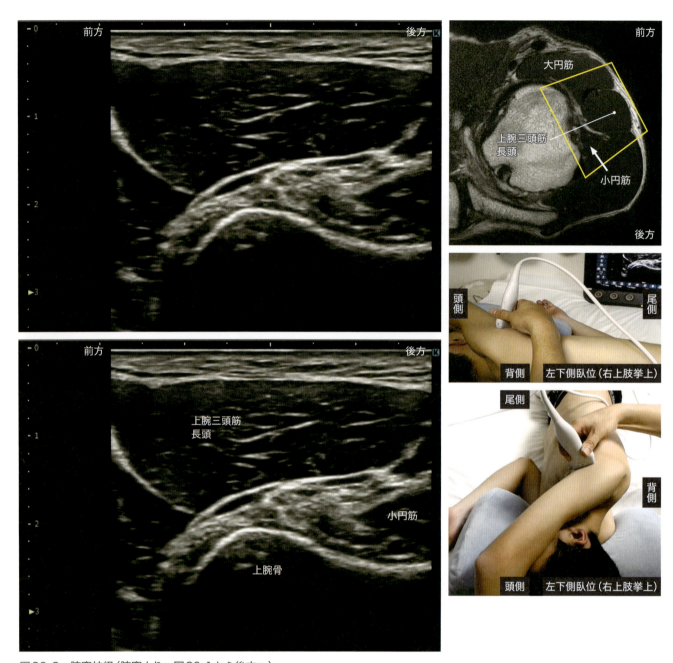

図86-2　腋窩神経（腋窩より，図86-1から後方へ）

122　第Ⅰ章　頚肩腕部痛

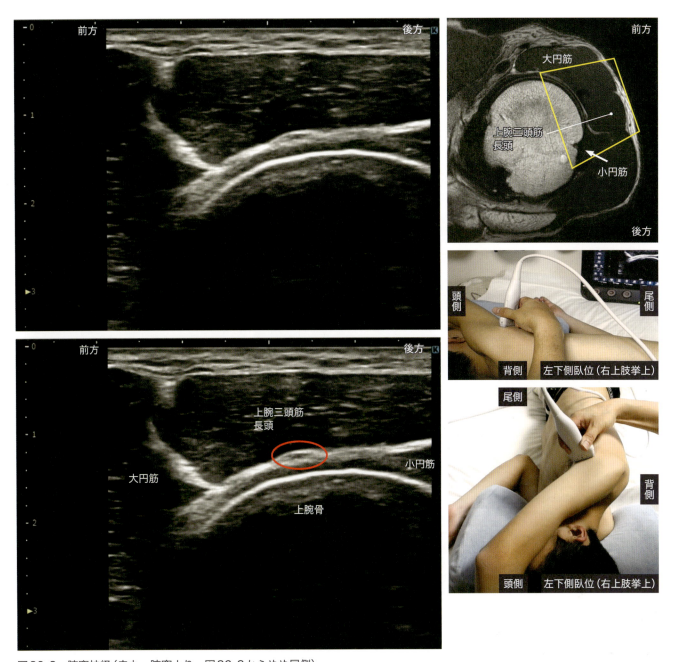

図86-3　腋窩神経（赤丸，腋窩より，図86-2からやや尾側）

1　頚肩腕部痛に関連する超音波解剖 ― SONOANATOMY ―　123

このほかに，上肢を下垂位で後方より観察する方法もあり，側臥位・腹臥位や坐位でも施行しやすいと思われる。上肢は体幹に沿わせ，可能な範囲で肩関節内旋前腕回内させると観察しやすい。後方からプローブを当て上腕骨頭を描出した後，尾側へSlide（Sliding）させ三角筋とその深層頭側に小円筋，尾側に上腕三頭筋が確認できる。この部位で拍動する後上腕回旋動脈の近傍に上外側上腕皮神経が走行している（図87-1）が，QLSにおける腋窩神経よりやや

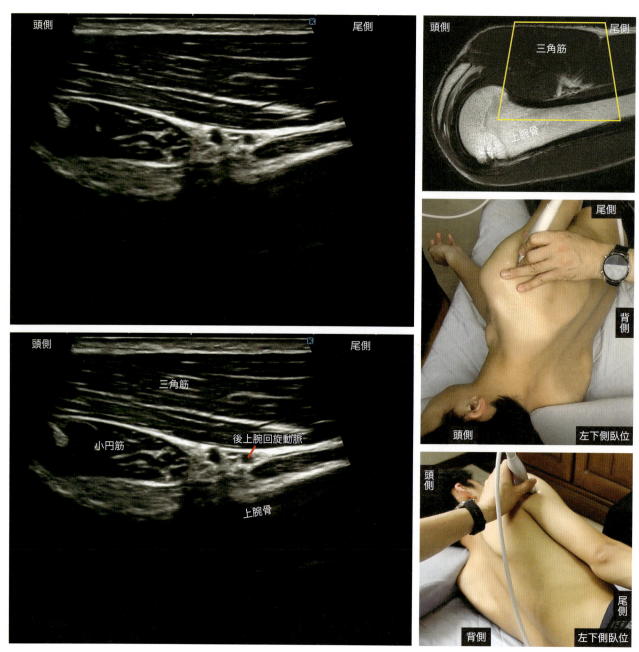

図87-1　腋窩神経（後方より）

遠位であるため[8]，そのままゆっくりと内側へプローブをSweep（Sliding）させ，上腕骨頭が肩甲上腕関節に移行するプローブ位置で腋窩神経（**図87-2赤丸内**）を確認する。

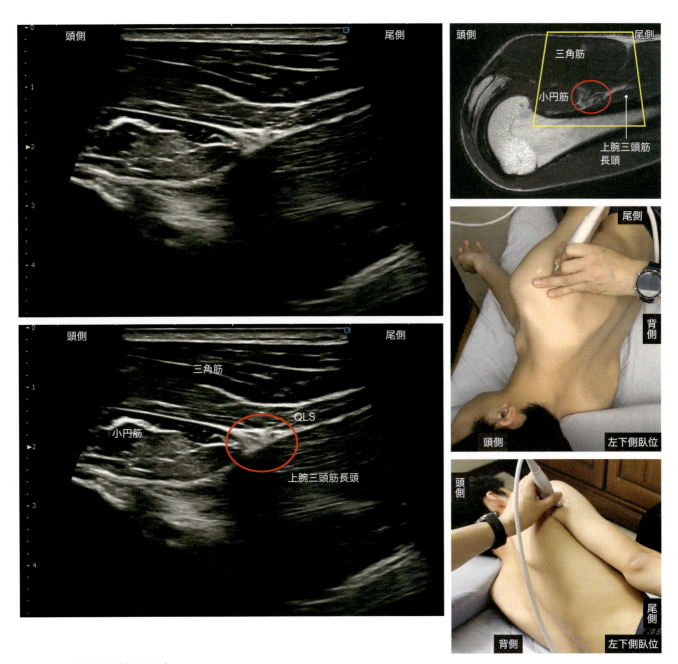

図87-2　腋窩神経（後方より）

文献

1) 宮本雅史, 他:1章 構造と機能. 最新整形外科学大系 第11巻 頚椎・胸椎. 越智隆弘, 総編集. 戸山芳昭, 専門編集. 中山書店, 2007, p2-13.

2) 日本脊椎脊髄病学会, 編:脊椎脊髄病用語辞典. 改訂第6版. 南江堂, 2020, p29.

3) 岡田隆平:ポケットチューター 体表からわかる人体解剖学. 大川 淳, 他監訳. 南江堂, 2014, p253-4.

4) 皆川洋至:超音波でわかる運動器疾患―診断のテクニック. メジカルビュー社, 2010, p165-70.

5) 日本脊椎脊髄病学会, 編:脊椎脊髄病用語辞典. 改訂第6版. 南江堂, 2020, p30-1.

6) Cho H, et al:New insights into pathways of the dorsal scapular nerve and artery for selective dorsal scapular nerve blockade. Korean J Pain. 2019;32(4):307-12.

7) 岩本 航:肩関節・上腕における末梢神経のエコー解剖. 臨整外. 2020;55(5):571-80.

8) 宮武和馬, 他:超音波ガイド下インターベンションと理学療法の融合. 理療ジャーナル. 2020;54(9):1002-9.

第Ⅰ章 頚肩腕部痛

2 頚肩腕部痛に対する超音波ガイド下注射
―TARGET and INTERVENTION―

Target 101：椎間関節

動画5
頚椎（横突起，椎間関節など）

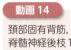
動画14
頚部固有背筋，脊髄神経後枝1

動画24
注射：頚椎椎間関節

本書最初のターゲットに関して疑問形で始まることは大変心苦しいが，頚椎椎間関節の痛みは存在するのか？ そしてその確定診断は？ 神経根や脊髄神経後枝との関係は？ と多くの疑問が浮かんでいる。

報告されている椎間関節由来の疼痛部位[1]と神経根由来の疼痛部位[2]が似ている（**図1**）ことが筆者の中で疑問であった。田中[3]が述べているように，椎間関節内に注入された薬液が関節外へ漏出して，椎間関節とは異なる発痛源に作用した可能性は否定できない。

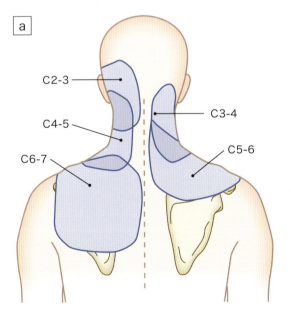
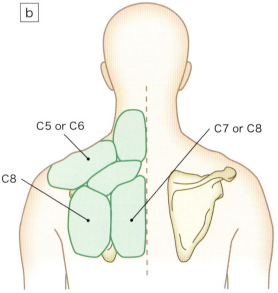

図1 報告されている疼痛部位
a：椎間関節由来，b：神経根由来
（図a：Dwyer A, et al：Cervical zygapophyseal joint pain patterns. I：A study in normal volunteers. Spine（Phila Pa 1976）. 1990；15（6）：453-7をもとに作成. 図b：Tanaka y, et al：Cervical roots as origin of pain in the neck or scapular regions. Spine（Phila Pa 1976）. 2006；31（17）：E568-73，図5をもとに作成）

両者とも，脊髄神経後枝あるいは神経根における後枝と連続する神経線維由来と考えると腑に落ちる。そのため現時点では，上肢放散痛を伴わない頚部痛で椎間関節の関連を疑う際には，椎間関節および後述の脊髄神経後枝内側枝〔**「Target 113：脊髄神経後枝内側枝」**の項（p.184）〕を意識して注射を行い，効果が乏しい場合には神経根（脊髄神経）に対してインターベンションを行うことにしている。

こんなときに狙う！

上肢放散痛を伴わない頚部の痛みで，頚椎伸展や回旋時に増強し，後頚部やや外側の椎間関節部に圧痛を伴う場合や同部を中心とした限局的な痛みの場合に狙っている。

ひとりごと

超音波ガイド下治療を始めた頃，頚肩腕部痛あるいは頚椎症性神経根症の上肢放散痛が改善した後の頚部や肩甲帯の痛みのターゲットと考え治療を行っていた。しかし，執筆中の2021年現在では，これらの痛みの治療として，後述の頚椎神経根（脊髄神経）〔**「Target 110：神経根・脊髄神経」**の項（p.144）〕，脊髄神経後枝などをターゲットと考えてインターベンションを行うことが増えている。そして2024年12月現在では，超音波ガイド下に圧痛を認める（sonopalpation）場合で関節症性変化やドプラで血流増加を認める場合に椎間関節を意識して針を刺入している。

準備

・ポジション：患側上の側臥位・坐位
・プローブ：リニア
・シリンジ：5mL
・注射針：25Gカテラン針

⓪ プレスキャン

〔**「Ⅰ-1　頚肩腕部痛に関連する超音波解剖－SONO-ANATOMY－」**，**「椎間関節」**の項（p.37）参照〕

正中棘突起上で長軸に当てたプローブを外側へSweep（Sliding）させると，平坦に並ぶ線状高エコー像が観察できる。その線状高エコーが途切れる部分が椎間関節である。またさらに外側前方へプローブをSweep（Sliding）させ，側方から当てると椎間関節および外側塊が線状高エコーで描出される。前田は，水腫，周囲の血流増加，圧痛の存在（sonopalpation）により総合的に責任関節を決定する方法を記載している[4]。インターベンションを行う際には，**「Target 110：神経根・脊髄神経」**の項（p.144）に記載している方法で，頚椎側方やや前方で高位確認および頚椎神経根および後結節を描出した後，プローブを後方へSlide（Sliding）させて椎間関節を描出する。

ひとりごと

その形状から，椎間関節の長軸・短軸は判断が難しいところもあるが，本書では頚部体軸に直交する体幹短軸のプローブ位置を椎間関節長軸像と表現する。

① 長軸像・体幹短軸（平行法）

プレスキャンを参考に，圧痛や血流などから目標とする椎間関節を描出後，画面中央に移動させる。ゆっくりとプローブを頭尾側へSweep（Sliding）させるとややへこんだ外側塊（関節柱）の部分と，突出した椎間関節の部分の違いがわかる（**図2**）。プローブの後方の皮膚を消毒し，針を刺入し（**図3**），椎間関節へ進める（**図4**）。薬液を注入すると関節包が膨らむ様子が観察できる（**図5**）こともある。

ひとりごと

頚椎椎間関節へのインターベンション直後に一時的に頚部の重だるい感じが出て，そのあとに効果を感じる場合があることを患者に説明している。

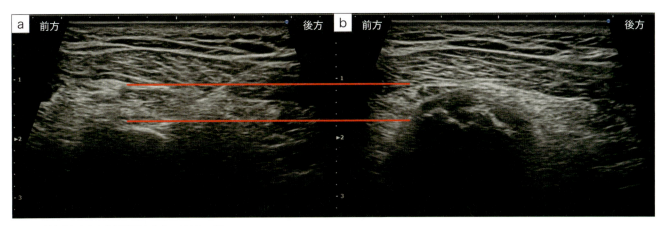

図2　外側塊(a)と椎間関節(b)の高さの違い

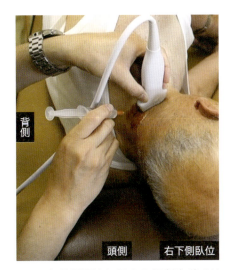

図3　左椎間関節に対する超音波ガイド下注射の穿刺(長軸像・体幹短軸・平行法)

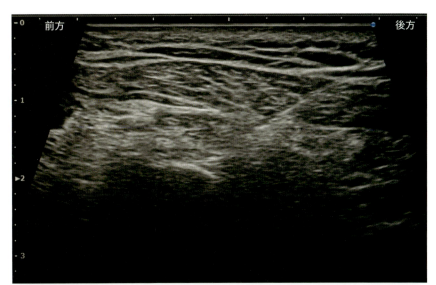

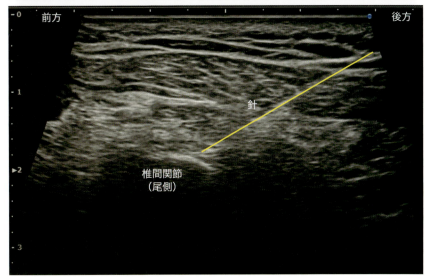

図4　椎間関節に対する超音波ガイド下注射(長軸像・体幹短軸・平行法)

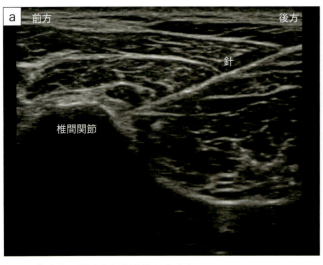 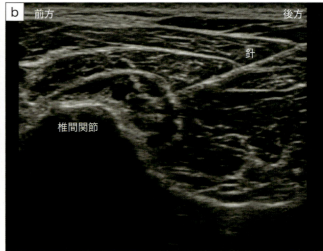

図5 薬液注入前（a）と薬液注入後（b）

Target 102：上腕二頭筋長頭腱

 動画8
上腕二頭筋長頭腱，肩関節，腱板・肩峰下滑液包

 動画25
注射：上腕二頭筋長頭腱

　肩から上腕の痛みを訴える場合に，脊椎外科医として頚部神経根症を真っ先に考えてしまいがちであるが，結節間溝あたりを強く痛がる際には上腕二頭筋長頭腱の障害を疑い，プローブを結節間溝に当ててみるとよい。

こんなときに狙う！

　肩の動作に伴う肩前方の痛みが主で，結節間溝のあたりを強く痛がり，超音波像で腱周囲の低エコー像，腱の肥大，亜脱臼や結節間溝周囲の血流増加（図6）が確認できた場合に注射を行っている。

準備

- ポジション：坐位・臥位
- プローブ：リニア
- シリンジ：5mL
- 注射針：25G

　坐位で，長頭腱を確認しやすくするために患者の検査側の手を同側の大腿にのせる肢位をとってもらう。

ポイント

上記の肢位をとることで15°程度内旋位となるため，結節間溝が体の正面を向き観察しやすくなる。

⓪ プレスキャン

〔「Ⅰ-1　頚肩腕部痛に関連する超音波解剖－SONO-ANATOMY－」，「3　肩関節（肩甲上腕関節），上腕二頭筋長頭腱，腱板・肩峰下滑液包」の項（p.59）参照〕

　肩前方正面からプローブを当てると，線状高エコーの大結節と小結節の間にある結節間溝内に，長頭腱が卵円形の高エコー像で描出される。異方性〔☞「Zero」，「3 超音波基本知識」の項（p.15）参照〕に注意して，長頭腱周囲の低エコーの存在や腱の肥大や動作による亜脱臼などを確認する。

① 短軸像（交差法）

　長頭腱を画面中央に移動させたのち，プローブの頭側を消毒し交差法で針を刺入して（図7-1），腱内に刺入しないように注意しながら腱周囲や結節間溝に薬液を注入する（図7-2）。注射後の疼痛改善が診断となる。

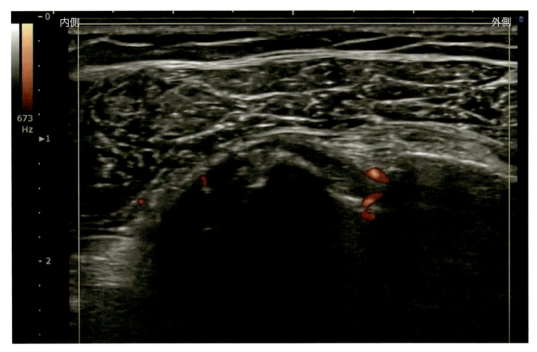

図6 結節間溝周囲の血流増加

ポイント

上腕二頭筋長頭腱断裂は，問診および視診での特徴的な筋腹の垂れ下がりによる上腕前方の膨隆（Popeye sign）から診断は難しくないかもしれないが，超音波で遠位から近位へ確認することで断裂および結節間溝内に長頭腱が存在しないことが確認できる。

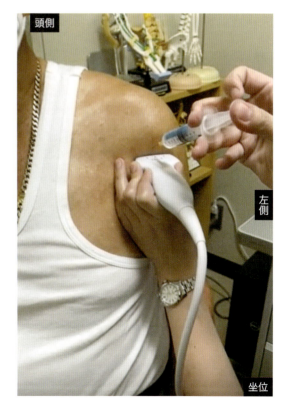

図7-1 上腕二頭筋長頭腱に対する超音波ガイド下注射の穿刺（短軸像・交差法）

2 頚肩腕部痛に対する超音波ガイド下注射 ― TARGET and INTERVENTION ―

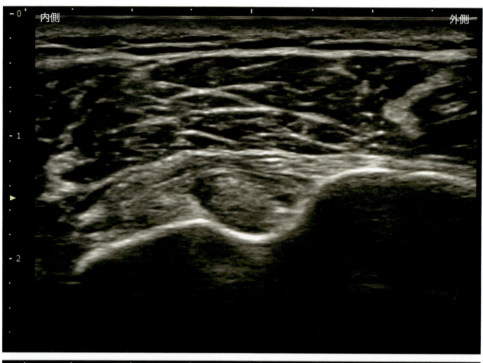

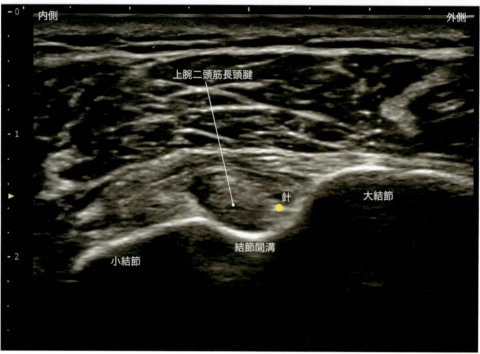

図7-2 上腕二頭筋長頭腱に対する超音波ガイド下注射(短軸像・交差法)

Target 103：腱板・肩峰下滑液包・肩甲上腕関節腔内

動画 8	動画 9
上腕二頭筋長頭腱，肩関節，腱板・肩峰下滑液包	肩甲骨一周，肩甲上腕関節，肩甲上神経，腋窩神経
動画 26	動画 27
注射：腱板・肩峰下滑液包	注射：肩甲上腕関節

本書は「脊椎エコーのすべて」というタイトルであるが，頸肩腕部の疼痛に対する診療を行う上で，肩関節疾患は避けて通ることはできない。「肩関節は専門じゃないですから」と言って鑑別診断や痛みに対する処置を行わない，というわけにはいかない。

また，超音波ガイドなしで行う肩峰下滑液包への注射の精度は，アプローチによるが，62.5%[5]とするものや87%[6]とするものなど様々であり，高い精度で注入するには超音波ガイドは必須と考えている。

こんなときに狙う！

肩関節の運動時痛，可動域制限，夜間痛などの条件がそろえば診断は可能であるが，筋力低下および肩関節周囲の疼痛の場合には，頸椎症性筋萎縮症や神経痛性筋萎縮症（neuralgic amyotrophy；NA）との鑑別が必要となり，本ターゲットへの注射効果の有無が診断の助けになることもある。

準備

- ポジション：坐位
- プローブ：リニア
- シリンジ：5mL
- 注射針：23G・25G

坐位で行っており，患者の横で患側に術者，反対側にモニターの配置で行っている。もちろんすべてのターゲットにおいて言えることだが診察室の大きさや配置，あるいは手技上達度によってはその限りではない。

0 プレスキャン

〔☞「Ⅰ-1 頸肩腕部痛に関連する超音波解剖－SONO-ANATOMY－」，「3 肩関節（肩甲上腕関節），上腕二頭筋長頭腱，腱板・肩峰下滑液包」の項（p.59）参照〕

棘上・棘下筋の観察は，胸をはった状態で，検査側の手をポケットに入れるような姿勢をとってもらい（手を大腿近位外側に当て肩関節軽度伸展位として，腱板を肩峰の前方に移動させた状態），外上方からプローブを当てることで描出される。プローブをゆっくりと前後へSweep（Sliding）とFan（Tilting）を組み合わせた形で移動させ，付着面（facet）の形状を確認して腱板の同定を行う。この際，骨頭の球状の形態を意識する必要がある。三角筋の深層の腱板表面には線状高エコー像が確認でき，これは肩峰下滑液包の頭側にある脂肪層（peribursal fat）が描出されている。

皆川は，肩峰下滑液包内の低エコー像，peribursal fatの陥凹や平坦化，腱板内の低エコー像（断裂像），石灰の存在を疑う腱板内高エコー像，fibrillar patternの不整像や層構造の不鮮明化，腱板付着面（facet）の骨表面不整像などを異常所見として挙げている[7]。

ひとりごと

棘上・棘下筋をうまく描出できなかった頃，肩甲骨面を意識して外側を30°程度前方へ出す形でプローブを当てることと，骨頭の球状な形態を意識してプローブを移動させることを教わり，描出しやすくなった経験がある。

1-1　長軸像（平行法）

棘上筋腱の長軸像を描出して線状高エコーのperibursal fatを確認する。プローブ外側を消毒し（図8-1），平行法でperibursal fatへ針先を進め薬液を注入する（図8-2）。注射後の疼痛改善や可動域制限の改善などが診断の一助となる。

> **ひとりごと**
>
> 後方から肩甲上腕関節腔内へ投与する方法（図9-1, 9-2）を和歌山県立医科大学・深澤真弓先生から教えてもらい，これまでの肩峰下滑液包への注射という通り一辺倒であった筆者の肩関節に対する治療に幅が生まれた。注射の際に肩を少し内転してもらうとよいことも教わり，実践している。

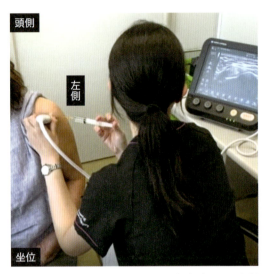

図8-1　肩峰下滑液包に対する超音波ガイド下注射の穿刺（長軸像・平行法）
慣れてくれば患側にモニターを配置して行っても問題ないと考えている

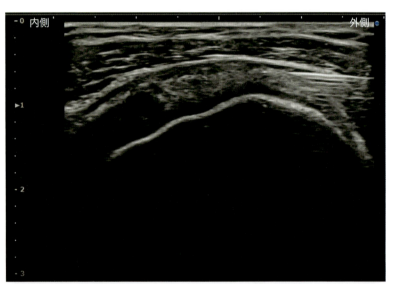

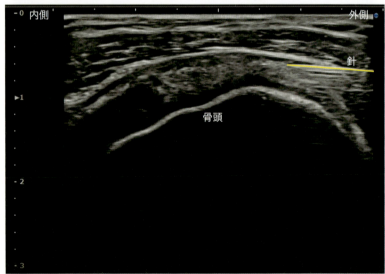

図8-2　肩峰下滑液包に対する超音波ガイド下注射（長軸像・平行法）

1-2 肩甲上腕関節への注射

▶ **短軸像（交差法）**

本書初版執筆の頃は、恥ずかしながら同部への注射はほとんど行っていなかったが、2024年の現在は、よく行う手技となっている。

後方から肩甲棘に平行で1横指下にプローブをあてる。弧状の高エコーとして描出される上腕骨頭とその内側の肩甲骨を描出する。この際、肩関節を軽度屈曲位にすると良いと教わった。

プローブの外側から刺入する平行法も可能であるが、プローブの頭側から、関節唇の外側で関節腔内を狙っている。

> **ひとりごと**
> 当初、肩甲骨と骨頭の間に針先を刺入し、薬液注入を断念したことがあるが、関節唇の存在は失念していたからかもしれない。

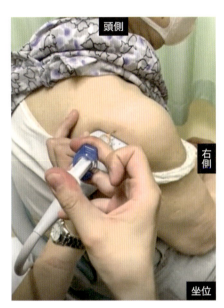

図9-1 肩甲上腕関節腔に対する超音波ガイド下注射の穿刺（短軸像・交差法）

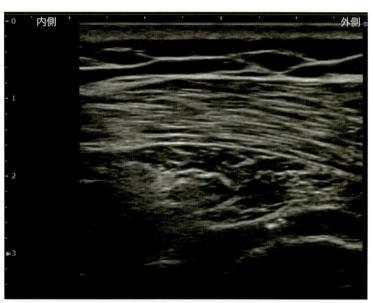

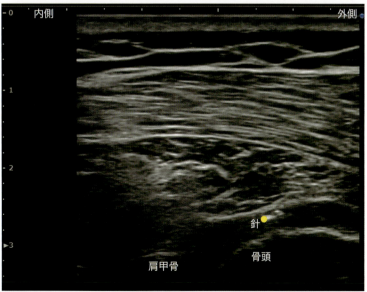

図9-2 肩甲上腕関節腔に対する超音波ガイド下注射（短軸像・交差法）

Target 104：僧帽筋・肩甲挙筋

動画 9
肩甲骨一周，肩甲上腕関節，肩甲上神経，腋窩神経

動画 10
僧帽筋，肩甲挙筋，胸鎖乳突筋，副神経

動画 28
注射：僧帽筋，肩甲挙筋，副神経

動画 29
注射：肩甲挙筋，肩甲背神経

筆者が最初に行った超音波ガイド下注射は僧帽筋－肩甲挙筋間への注入であったと記憶している。田尻は，いわゆる肩こりの原因を不良姿勢や筋力低下などで肩甲骨周囲筋が疲労する筋原性と，筋原性以外の他疾患に随伴する症候性に分類し，「ハイドロリリースの有効性」を検討している[8]。この中で，その発生機序として僧帽筋と肩甲挙筋の関与が記載されている。

こんなときに狙う！

デスクワークなど頚椎前屈位の姿勢であることが多く，頚椎前屈や上肢下垂の継続で症状が増強し，肩甲骨上角周囲に圧痛や硬結を触れる場合などにターゲットとしている。
上肢下垂位から上肢挙上位に変えることで症状の改善を認める所見もターゲット判定の一助としている。

ひとりごと

僧帽筋－肩甲挙筋間や肩甲挙筋深層などへの薬液注入のインターベンションが，筋や筋膜そのものに影響を及ぼすのか，その場所を走行する副神経や肩甲背神経などに影響を及ぼすのか，それらの神経の神経（nervi nervorum）や神経の脈管（vasa nervorum），はたまた筋肉への血流などに影響を及ぼすのかについて，現時点ではその回答を持ち合わせていない。2024年12月現在，その問題を解明するために後輩が研究を始めてくれている。

準備

- ポジション：坐位
- プローブ：リニア
- シリンジ：5mL，10mL
- 注射針：25G・25Gカテラン針

坐位で行い，後方に術者が立ち，モニターは患者の前方に配置して行っている。

[0] プレスキャン

〔☞「Ⅰ-1 頚肩腕部痛に関連する超音波解剖－SONO-ANATOMY－」，「4 上肢帯背側の筋群（僧帽筋，肩甲挙筋，大・小菱形筋）」の項（p.68）参照〕

C7棘突起および鎖骨遠位端を体表から触知し，両者の中間あたりに上方より前後方向にプローブを当てると表層に僧帽筋が描出される。プローブを内側へSweep（Sliding）させると，深層にある肩甲骨の線状高エコー像が途切れ，肋骨が音響陰影を伴う短い線状高エコー像として描出されるようになる。この位置で僧帽筋の深層にある肩甲挙筋を観察する。

[1] 短軸像（平行法）

疼痛部位や圧痛を参考に薬液を注入する部位を描出したのち，プローブ後方の皮膚を消毒，平行法で針を刺入し（図10），僧帽筋－肩甲挙筋間（図11，12）や肩甲挙筋下（図13）に薬液を注入する。針先のベベルの方向を意識しながら穿刺・注入を行うことで，筋間に薬液の低エコー像が広がる様子が観察できる。

ポイント

肩甲骨内縁と棘突起間の肩甲間部の疼痛を訴える際に，大・小菱形筋をターゲットと考え，僧帽筋－菱形筋間や肩甲背神経へのインターベンションを行うことも多いが，同部はC7やC8の頚椎神経症として片側の疼痛を引き起こすことも忘れてはいけない。

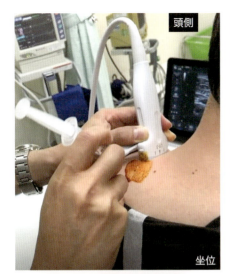
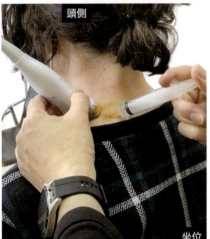

図10 肩甲挙筋に対する超音波ガイド下注射の穿刺（短軸像・平行法）

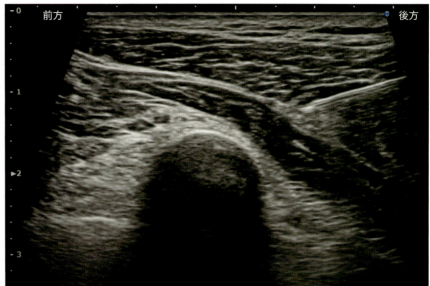
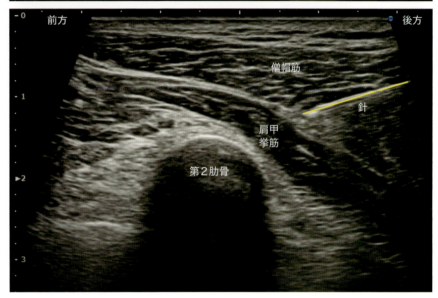

図11 肩甲挙筋に対する超音波ガイド下注射①（短軸像・平行法）

2 頸肩腕部痛に対する超音波ガイド下注射 — TARGET and INTERVENTION — 137

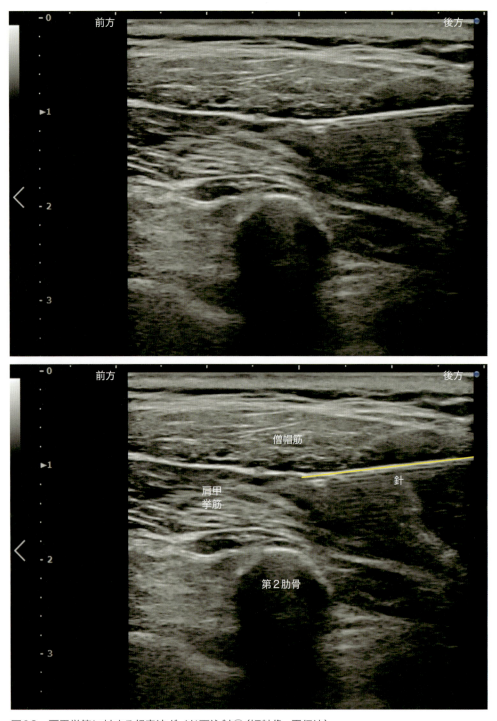

図12　肩甲挙筋に対する超音波ガイド下注射②（短軸像・平行法）

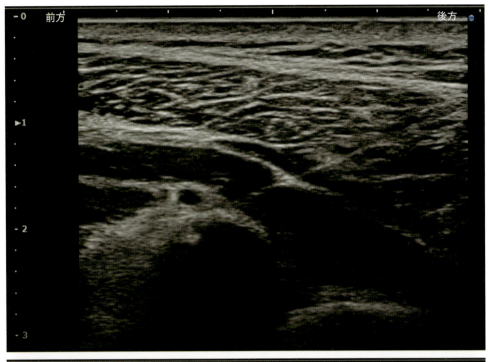

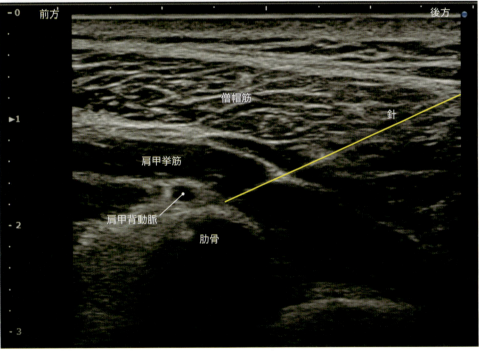

図13 肩甲挙筋に対する超音波ガイド下注射③（短軸像・平行法）
肩甲挙筋の深層を担う場合には，肺の誤穿刺を回避するために，常に針先の位置を意識する必要がある

Target 105：胸鎖乳突筋

動画 12
胸鎖乳突筋，頸長筋，頚神経叢

動画 13
胸鎖乳突筋と肩甲舌骨筋の関係

動画 30
注射：頚神経叢

　超音波解剖を理解する際に，体表からの確認が容易である胸鎖乳突筋は目印となる．頭背側へプローブを移動させるとその深層に頭板状筋，後方へSlide (Sliding) させると斜角筋群，前方へ動かすと甲状腺や甲状・輪状軟骨や気管が確認できる．

　また超音波ガイド下治療においては，頚神経叢や副神経へのインターベンションを行うための目印となるため，後述する．

Target 106：頭板状筋，頭・頚半棘筋，多裂筋

動画 14
頚部固有背筋，脊髄神経後枝1

動画 15
頚部固有背筋，脊髄神経後枝2

動画 31
注射：頚部固有背筋，脊髄神経後枝

　浅層に分類される頭・頚板状筋，深層に分類される半棘筋や多裂筋などの頚部固有背筋は，脊髄神経後枝の支配であり，脊髄神経後枝をターゲットとした場合のインターベンションの際の目印となる［「Target 113：脊髄神経後枝内側枝」の項 (p.184)］．

こんなときに狙う！

　頚椎前屈時の後頚部のつっぱるような疼痛だけでなく，頚部後屈時に増強する後頚部・肩甲部痛に対してもターゲットのひとつとしている．

準備

- ポジション：腹臥位（坐位）
- プローブ：リニア
- シリンジ：5mL（10mL）
- 注射針：25G

　基本的には腹臥位で行っているが，複数回施行した患者では坐位で行うこともある．腹臥位の場合には前胸部にクッションやバスタオルを入れて頚椎が伸展位とならないように配慮している．外側から針を刺入するため術者が患側で，モニターを対側とする配置で行っている．

⓪ プレスキャン

［☞「Ⅰ-1 頚肩腕部痛に関連する超音波解剖－SONO-ANATOMY－」，「6 頚部固有背筋」の項 (p.81) 参照］

　中位頚椎高位で後方から短軸で棘突起を描出する．プローブを外側にSlide (Sliding) させると5層の筋肉が確認でき，表層から順に僧帽筋，頭板状筋，頭半棘筋，頚半棘筋，多裂筋（および回旋筋）が観察できる．

① 短軸像（平行法）

　2017年[9]，2018年[10] にOhgoshiによって報告された頚多裂筋面ブロック (multifidus cervicis plane block；MCP block) と半棘筋間ブロック (inter-semispinal plane block；ISP block) を，鈴木は脊髄神経後枝をターゲットにした新しい神経ブロックとしてわかりやすく報告している[11]．中位頚椎レベルで後方から体軸に対して短軸にプローブを当て，プレスキャンのごとく5層の筋を描出し，多裂筋－頚半棘筋間と頚半棘筋－頭半棘筋間を確認する．疼痛や圧痛部位を参考に頭尾側にプローブをSweep (Sliding) させた後，プローブ外側を消毒し針先を多裂筋－頚半

棘筋間（MCP block）あるいは頚半棘筋－頭半棘筋間（ISP block）に進めて薬液を注入する（**図14, 15**）。

ひとりごと1
頚肩腕痛に対する治療対象となる主な筋は，僧帽筋，板状筋，肩甲挙筋，菱形筋，棘上筋などであると記載されている[12]。これらの筋あるいはその周囲を走行する神経や血流への影響，神経の神経（nervi nervorum）や脈管（vasa nervorum）またはほかの理由かもしれない。今後，鎮痛の機序を明らかにしていきたいと考えている。

ひとりごと2
超音波ガイド下注射をはじめた頃は，なるべく平行法で針刺入を行っていたが，少し手技に慣れてきた2024年現在は，交差法も行うようになってきており，本Targetもプローブの頭側あるいは尾側から針を刺入する交差法で行うこともある。

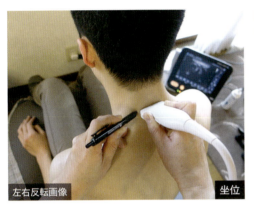

図14 頚部固有背筋に対する超音波ガイド下注射の穿刺イメージ（短軸像・平行法）

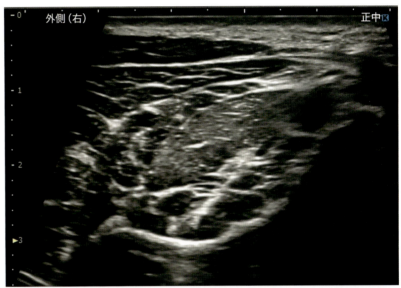

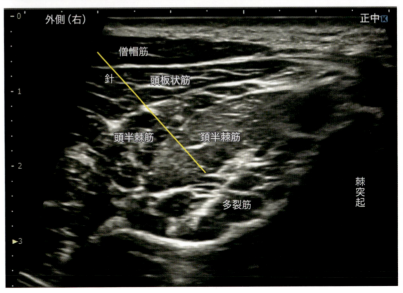

図15 頚部固有背筋に対する超音波ガイド下注射のイメージ（短軸像・平行法）

Target 107：前・中・後斜角筋

動画16
斜角筋，
頚椎神経根・
脊髄神経

　頚肩腕部痛の超音波ガイド下治療を行う上で，斜角筋を鮮明に描出することができ，その位置関係を把握できていることや近くを走行する神経との位置関係を理解していることが必須である．椎間孔から出た後に脊髄神経・腕神経叢は前斜角筋と中斜角筋の間を走る（図16）．肩甲背神経と長胸神経は腕神経叢から分岐した後に斜角筋を貫く形で走行している．

　胸郭出口症候群，特に斜角筋症候群が疑われる場合や，肩関節の手術や凍結肩に対するサイレントマニピュレーションを行うためのブロックの場合に，斜角筋間で脊髄神経・腕神経叢を狙う．頚椎椎間板ヘルニアや頚椎症性神経根症の治療の場合には，のちの「**Target 110：神経根・脊髄神経**」の項（p.144）にも記載している通り，なるべく中枢の脊柱に近い部分での注射を意識している．しかし，斜角筋症候群の治療や肩関節に対する手術やマニピュレーションを行う場合のブロックはこれより少し末梢で，前斜角筋と中斜角筋間にC5・C6・C7脊髄神経が団子のように並んでいる部分（**図17赤丸**）で薬液を注入する．

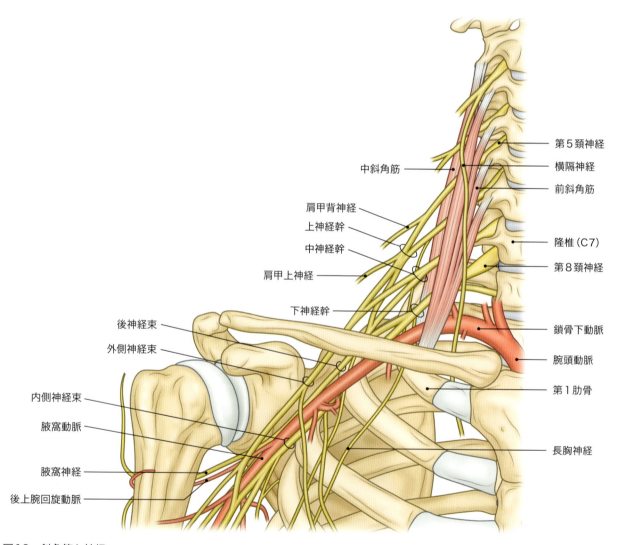

図16　斜角筋と神経

（坂井建雄，監：プロメテウス解剖学コア アトラス．医学書院，2010，図22.11をもとに作成）

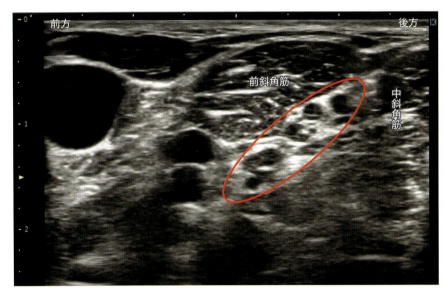

図17 斜角筋間の脊髄神経

Target 108：頭長筋・頚長筋

動画12
胸鎖乳突筋，頚長筋，頚神経叢

動画17
頚長筋，頭長筋

動画30
注射：頚神経叢

　頚長筋は頚椎椎体前外側面を走行し，頭頚部を安定させると考えられている。脊椎手術においては前方アプローチの際に，椎間板切除や骨性除圧に取り掛かる前に椎体前面より剥離する筋肉であるため脊椎外科医にとって馴染みのある筋である。一方，筆者にとって頭長筋は，超音波ガイド下に浅・深頚神経叢をターゲットとしてインターベンションを行うことになって意識するようになった筋である。浅・深頚神経叢へのインターベンションは後述するため [「Target 111：頚神経叢」の項 (p.175)]，ここではプレスキャンのために必要な超音波解剖に関して記述する。

0 プレスキャン

〔☞「Ⅰ-1 頚肩腕部痛に関連する超音波解剖－SONO-ANATOMY－」，「7 後頚筋（斜角筋，椎前筋）」の項 (p.89) 参照〕

　「Target 110：神経根・脊髄神経」の項 (p.144) に記載した方法でまずC7後結節を確認した後，頭側へプローブを Sweep（Sliding）させ，C4の後結節および前結節を描出する。前結節におおいかぶさるように頭長筋を確認することができる。頭長筋の前深層に目を向けると，前結節前方の線状高エコーで描出される椎体壁の表層，総頚動脈の深層に頚長筋が観察できる。

> **ひとりごと1**
> 恥ずかしながら本書初版執筆中には，椎前筋である頭長筋や頚長筋をTargetにあげる必要はないのではと思っていた。2024年の現在はTargetに加えておいて良かったと胸をなでおろしている。

> **ひとりごと2**
> エコーの先輩，エコーの仲間から頭長筋，頚長筋の重要性や頚部痛改善のためにTargetに含めるべき筋肉であることを教わった。エコーでつながったご縁を大事にしたいと思っている。

Target 109：下頭斜筋

動画18
頭半棘筋,
下頭斜筋,
大後頭神経1

動画19
頭半棘筋,
下頭斜筋,
大後頭神経2

動画20
頭半棘筋,
下頭斜筋,
大後頭神経3

動画32
注射：頭半棘
筋・下頭斜筋,
大後頭神経

　大後頭神経をターゲットとする超音波ガイド下インターベンションを行う際の大事な目印であるため，ここではプレスキャンとしての描出方法を記載することとし，大後頭神経に対する注射の詳細は，「Target 112：大後頭神経」の項（p.180）で記載する。

⓪ プレスキャン

〔☞「Ⅰ-1　頚肩腕部痛に関連する超音波解剖－SONO-ANATOMY－」，「8　後頭下筋群（大・小後頭直筋，上・下頭斜筋）」の項（p.93）参照〕

　後頚部正中で体幹に対して短軸でプローブを当てC2棘突起を同定する。外側へプローブをSlide（Sliding）してC2棘突起を画面端に描出するようにする。端に描出される棘突起を支点として，乳様突起をメルクマールとして支点と逆側のプローブ外側を頭側にRotation（Rotating）させると下頭斜筋の長軸像が確認できる。

　もうひとつの描出部分も動画18で紹介させて頂いているので，自分に合った方法を見つけてもらえると有り難い。

Target 110：頚椎神経根・脊髄神経

動画16
斜角筋,
頚椎神経根・
脊髄神経

動画21
頚椎神経根・脊髄
神経「ゼロイチ(0-1)
サイン」法

動画33
注射：頚椎神経根・
脊髄神経

新規掲載①

頚椎神経根・脊髄神経に対する超音波ガイド下注射のすべて

　筆者が運動器超音波を用いた診療と出会うことができて本当によかったと心から思うのは，この頚椎神経根（脊髄神経）に対するインターベンションの手技を手に入れた（「手に入れた」は言いすぎなので，「知った」）ことである。そのため，他のターゲットと異なりボリュームが多くなるがご容赦頂きたい。そしてこの度，改訂版においてこの項目のさらなるボリュームアップの承諾を得たため，「頚椎神経根・脊髄神経に対する超音波ガイド下注射のすべて」として，現時点での筆者の考えを記載させて頂く。

　透視下と超音波ガイド下の頚椎神経根ブロックを比較した論文で，超音波ガイド下は鎮痛効果が同等で放射線被ばくがなく，血管内注入も55例中0例（透視下は55例中5例）と報告されており[13]，筆者らの経験においても[14]，処置直後にNRS（numerical rating scale）で50％以上の除痛効果が得られた症例は79例中70例88.6％であった。超音波画像上の血管誤穿刺や血管内注入ならびにそれに伴う所見や症状の出現，神経症状悪化，めまい，頭痛，嘔気，皮下血腫などの合併症は認めなかった。これらの報告からも安全で有用な方法であると考えている。

こんなときに狙う！

　脊髄症を疑う強い下肢症状を伴わない片側の上肢放散痛が基本となるが，上肢放散痛を伴わない頚肩腕部の疼痛治療に関してもターゲットとすることがある。

▶ 頚部神経根症の診断

　神経根・脊髄神経がTargetとなる頚部神経根症は，頚椎の変性に伴う骨棘や椎間板ヘルニアにより神経根が圧迫され，片側上肢の疼痛・しびれや頚肩部の疼痛を主訴とする疾患である。田中らは，頚部神経根症300例において40〜60歳代が80％を占めており，10歳代はなく20歳代も1％であったと報告[15]しており，診断の一助となる。さらに，初発症状としての頚部痛が重要であり，その質問の仕方に注意を要するとともに，頚部痛を伴わない場合には脊髄症や絞扼性末梢神経障害を疑うべきであると述べている。そのためにも，手指屈筋腱反射（Hoffmann反射あるいはTrömner反射）の亢進（陽性）や環指の撓側と尺側における感覚の相違（ring finger splitting sign）の有無をチェックするように心がけている。

身体診察のポイント

　以下の5つのポイントに注意しながら問診ならびに身体診察を進めることにより，頚部神経根症および障害神経根の診断が可能となる。

① 「いつから痛くなりましたか？　最初はどこが痛かったですか？　肩甲骨の上や内側は痛くなかったですか？」

　Tanakaの報告によれば[2]，頚部神経根症の初発症状が頚部痛である症例は70％であり，初発時に上肢痛や手指しびれを伴うものは30％である。また，上肢症状出現の前に頚部痛があり，78％が1カ月以内であり，1週間以内にしぼっても45％であることより，この問診は重要であり，この聞き方で初めて教えてくれる患者も少なくない。片側の頚部痛で始まるこの頚部神経根症で頚部痛の場所が大事であり，高位診断の指標であることが述べられている。肩甲上部に痛みがあればC5あるいはC6，肩甲間部にあればC7あるいはC8，肩甲骨部であればC8である頻度が高いとあり，高位診断の助

けとなっている（図1b）。

② 「腕に痛みが走りますか？　どこに痛みしびれが走りますか？　どの指のしびれが一番強いですか？」

　たとえばC6障害で肩甲上部から上腕外側・肘外側・前腕撓側から母指への痛みを訴え（図18），上腕遠位から肘の外側あたりをさする患者さんを経験する場合も多い。どの指にしびれがあるかは高位診断に有用と考えているが，「示指」あるいは「母指から中指」といわれるとつい「母指がしびれますよね」などと誘導してしまう自分に気づき，最近では「どの指が一番しびれますか？」と質問するよう変更している。母指であればC6，中指であればC7，小指であればC8と判断している（表1）。

③ 「お箸で魚をほぐしたり豆も挟んだりできますか？　腕の力が弱いと感じる部分はありますか？」

　三角筋，上腕二頭筋や手関節背屈の筋力低下有無やその程度の違いは，C5，C6あるいは腱板損傷との鑑別に役立つ。C7障害が疑われる場合には上腕三頭筋筋力の左右差を確認し，下垂指や巧緻運動障害の有無を確認することでC8障害をチェックする。筋力低下の左右差に患者自身が気づいていないことも多く，徒手筋力テストで手関節背屈筋力の左右差の存在が明らかとなり，C6神経根症が確定的となる症例も少なくない（図19）。著者はこの徒手筋力を調べる際に一連の流れとして上肢深部腱反射を行い（表1），その低下や亢進と手指屈筋腱反射（Hoffmann反射あるいはTrömner反射）の亢進（陽性）有無を確認することが多い。

④ 「腕を下ろしているときと頭の上に挙げているときで痛みは変わりますか？　上を向くと痛みやしびれが増えますか?」

　外来を受診する患者の中には，強い上肢放散痛が誘発されるために側屈や後屈ができない場合も少なくないが，超音波ガイド下頚椎神経根（脊髄神経）への注射直後に側屈や後屈が可能となり，患者以上に自分が驚いたことが昨日のことのようである。

　頚椎の患側への側屈と軸圧の原法に伸展を加えたSpurling test（変法）を行い，疼痛やしびれが放散する上肢や指の場所を確認する（図20a）。上肢下垂位で放散痛が強いた

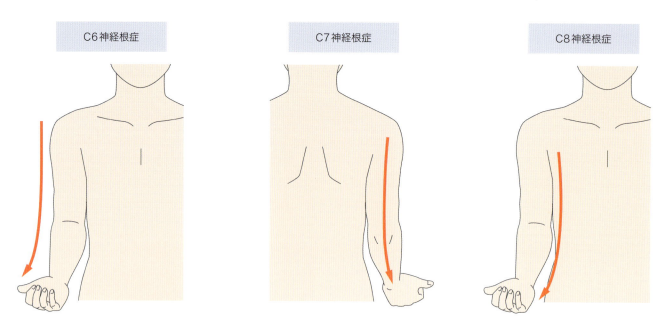

図18 上肢痛の部位と障害神経根高位との関係
上腕外側・肘外側・前腕橈側（外側）の痛みがC6神経根症に，伸側（後側）の痛みがC7神経根症に，内側の痛みがC8神経根症に特徴的である

（文献15, p.214, 図6をもとに作成）

表1 高位診断の指標（腱反射・筋力・感覚）

障害高位（神経根）	反射低下・消失	筋力低下	感覚障害
C4/5（C5根）	BTR	三角筋 上腕二頭筋	
C5/6（C6根）	BRR	腕橈骨筋＞上腕二頭筋 手根伸筋	母指
C6/7（C7根）	TTR	上腕三頭筋	示指・中指
C7/T1（C8根）	（TTR）	手内在筋 手指屈筋	小指

BTR：上腕二頭筋腱反射，BRR：腕橈骨筋腱反射，TTR：上腕三頭筋腱反射
（岩﨑幹季：脊椎脊髄病学．第2版．金原出版，2016，表Ⅱ-16より改変）

め健側の手で患側の手を持ち上げたり，頭の上に挙げたりしている患者にも時に遭遇する．患側上肢の症状が挙上位で軽減するか確認するShoulder abduction relief sign（図20b）も有用である．これらspecificityの高いテストとは異なり，sensitivityの高い誘発テストとしてUpper limb tension testが報告されている[16]．

⑤「熱や咳や発疹はないですか？ 脚のしびれや歩きにくさはないですか？」

頑固な頸部痛と上肢放散痛としびれで紹介頂いた患者で，最後のこの質問で頸部痛出現の1カ月ほど前に高熱があったことがわかり，急いでCT撮影に向かうことで骨破壊を伴う化膿性脊椎炎が判明した経験もある．

C8やT1神経根症状を呈する症例に，Pancoast腫瘍が

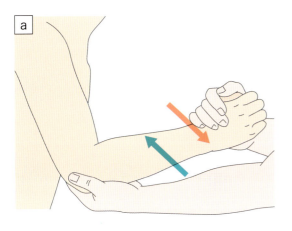
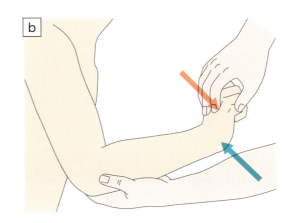

図19 C6神経根症の高位診断指標(筋力)
前腕回内・回外中間位で,肘関節の屈曲(a)や手関節背屈(b)の筋力低下はC6神経障害の指標となる

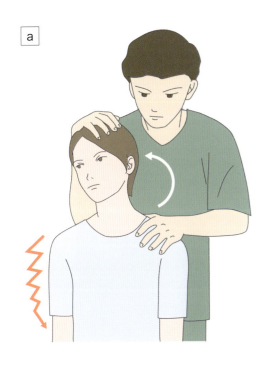
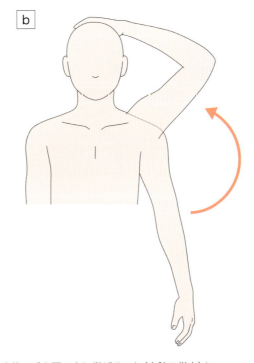

坐位で患側へ伸展側屈回旋を行い,肩や上肢や手指に放散痛・しびれが出現,あるいは悪化する場合に陽性とする

坐位で手を頭の上に挙げること(上肢の挙上)により神経根症状が軽減・消失する場合に陽性とする

図20 Spurling test(変法)(a)とshoulder abduction relief sign(b)

潜んでいる場合がある。咳などの呼吸器症状はもちろんのこと,Horner徴候や頚椎単純X線正面像,頚椎MRIにおいても肺尖部を観察する癖をつけておく必要がある。また,足のしびれの訴えがある場合はもちろんのこと,特に前腕や手部尺側にしびれなどを有する症例においては,手指屈筋腱反射亢進や下肢症状,歩行不安定性,下肢腱反射亢進,下肢病的反射の有無を確認し,脊髄症の有無を必ずチェックしなければならない。

単純X線読影のポイント

①正面像（図21）
- 椎体および椎弓根の不整や破壊の有無
- 椎体上縁外側の鉤状突起と椎体下縁外側で形成されるLuschka関節の変形性変化の有無
- 頚肋および肺尖部の腫瘤陰影の有無（Pancoast腫瘍）

②側面像（図22）
- 咽頭後間隙や気管後間隙の拡大
- 頚椎アライメント（並び）変化，上下椎体後壁の位置の違い（すべり）の有無および前後屈機能撮影における変化
- 椎体の骨棘形成，不整や破壊の有無
- 椎体間のガス像（vacuum phenomenon）
- 椎間板高の減少
- 靱帯骨化の有無
- 脊柱管前後径の計測

③斜位像（図23）
- 椎間孔の狭小化や拡大の有無

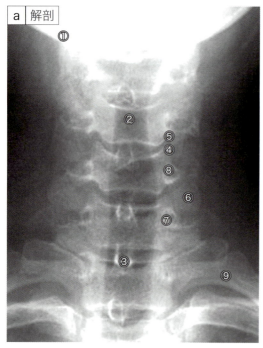
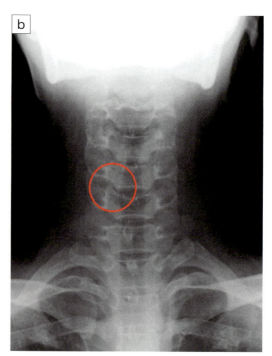

①下顎骨，②椎体，③棘突起，④鉤状突起，⑤Luschka関節，⑥外側塊（関節柱），⑦第7椎弓根，⑧椎弓根（椎弓結合部内縁），⑨第1肋骨

C5／6Luschka関節の変性変化を認める（赤丸）

図21　頚部の単純X線（正面像）

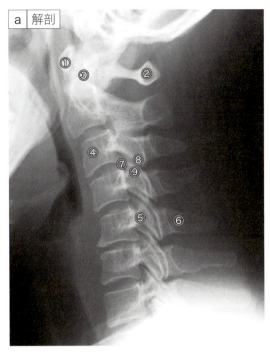
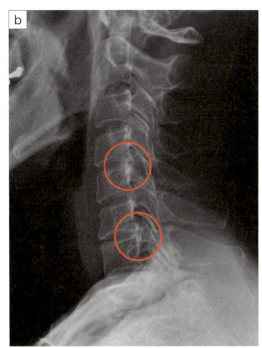

①環椎前弓，②環椎後弓，③歯(状)突起，④椎体，⑤外側塊(関節柱)，⑥棘突起，⑦上関節突起，⑧下関節突起，⑨椎間関節

椎体の骨棘を認める(赤丸)

図22　頚部の単純X線(側面像)

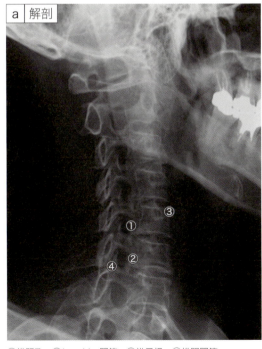
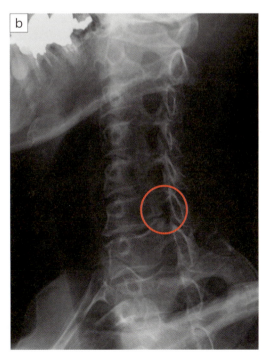

①椎間孔，②Luschka関節，③椎弓根，④椎間関節

Luschka関節の変性変化と椎間孔の狭小化を認める(赤丸)

図23　頚部の単純X線(斜位像)

CTやMRI軸写像読影のポイント

単純X線における読影ポイントと同じ部位を確認するが、CTでは椎間孔の狭窄、骨棘形成、椎間板高減少（図24）、vacuum phenomenonなどがよりはっきりと描出され有用である。

MRIでは、椎間板の変性や膨隆・突出（図25）、脊髄圧迫の有無や椎間孔狭小がよくわかる。最近では、腰椎同様神経根・脊髄神経の描出も可能となり、ワークステーションで三次元的に走行確認を行うことも可能となってきた（図26）。矢状断像においては正中部のスライスのみでなく、傍矢状断像の確認も忘れてはいけない。

CTやMRIの軸写像を読影するためのポイントは、椎間板高位のスライスだけではなく、

その少し頭側のスライスの読影が重要であることをこれまで教育されてきた。

椎間板高位（図27-1, 27-2）で椎間板の輝度や突出を確認することと同様に、その少し頭側のスライス（図28-1, 28-2）で上位椎体終板、ルシュカ関節、椎間孔を観察することが重要である。

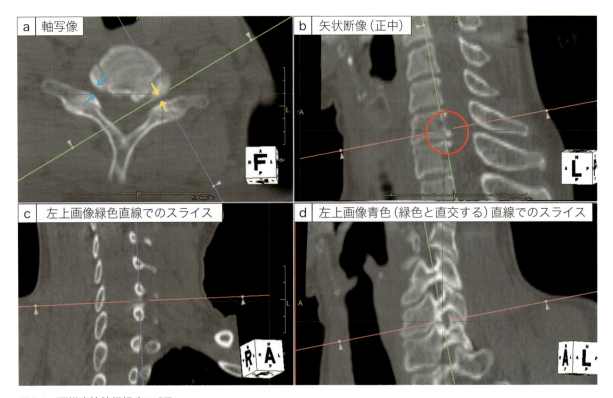

図24　頚椎症性神経根症のCT
右側（青矢印）に比し左側の椎間孔（黄矢印）の狭小化（a）、椎体の骨棘（赤丸）を認める（b）

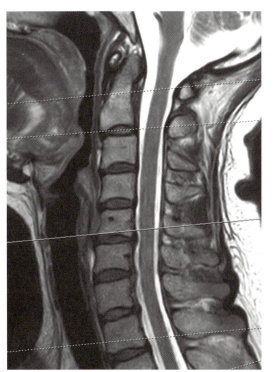
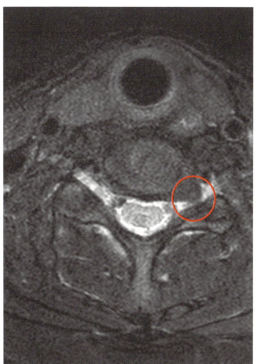

図25　頚椎椎間板ヘルニアのMRI
左C5/6高位のヘルニア（赤丸）による左C6症状

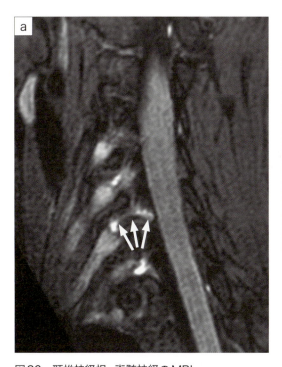
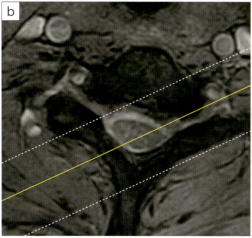

図26　頚椎神経根・脊髄神経のMRI
bの黄線でスライスを行った神経根・脊髄神経描出画像（a）において，神経根への圧迫病変（矢印）を認める

2　頚肩腕部痛に対する超音波ガイド下注射 ─ TARGET and INTERVENTION ─

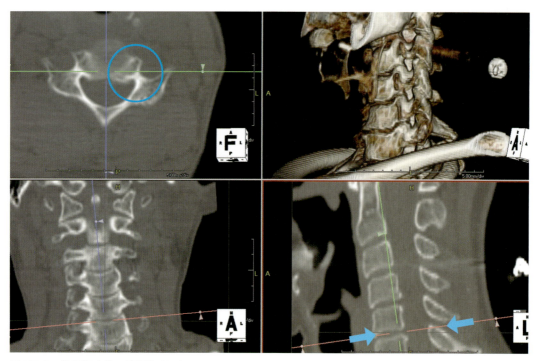

図27-1　椎間板高位の横断像（CT）

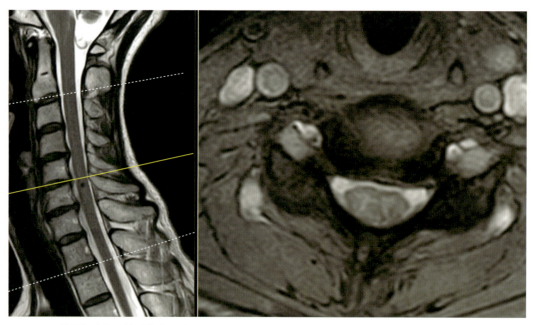

図27-2　椎間板高位の横断像（MRI）

152　第Ⅰ章　頚肩腕部痛

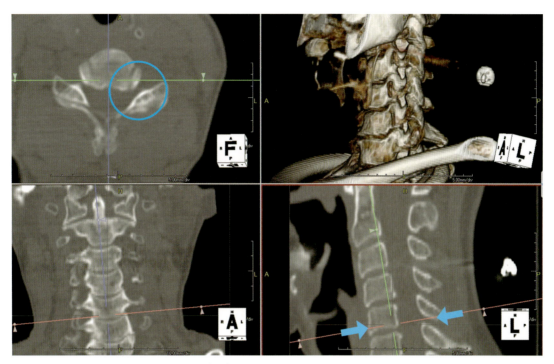

図28-1　椎間板高位やや頭側の横断像（CT）

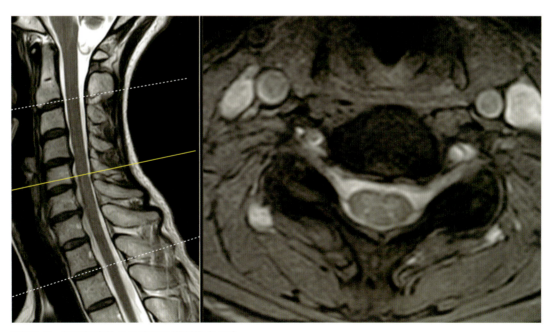

図28-2　椎間板高位やや頭側の横断像（MRI）

2　頚肩腕部痛に対する超音波ガイド下注射 ― TARGET and INTERVENTION ―

保存治療のポイント

問診・症状および身体診察により，頚部神経根症の診断および障害神経根の高位診断を行う。そしてこれらを説明する画像検査所見を確認し，最終診断を行う。診断が得られた頚部神経根症に対して，下記の治療を組み合わせて行っている。

①患者指導・装具療法

頚部神経根症の自然経過は一般的には良好であるとされ，3カ月の保存治療で約75％の症例において改善が得られると報告されており，保存治療が有用であることを説明する。

しかしながら，急激に発症し，急性期には強い上肢放散痛を伴うことが多い本疾患においては，薬物療法やブロック療法と併せて頚部の安静，上肢放散痛を増強させる頚椎伸展を避けるなどの患者指導が必要であり，頚部ソフトカラー装着が有効であることも多い。

②薬物療法

非ステロイド性抗炎症薬 (non-steroidal anti-inflammatory drugs；NSAIDs) および神経障害性疼痛治療薬の投与が一般的である。

『神経障害性疼痛薬物療法ガイドライン改訂第2版』[17] によれば，薬物療法アルゴリズムの第一選択薬としてプレガバリン，ガバペンチン，デュロキセチンや，三環系抗うつ薬であるアミトリプチリン，ノルトリプチリン，イミプラミン，第二選択薬としてワクシニアウイルス接種家兎炎症皮膚抽出液やトラマドール，第三選択薬としてフェンタニル，ブプレノルフィンなどのオピオイド鎮痛薬が推奨されている。

③神経根・脊髄神経への注射

以前は，装具療法や薬物療法が効果なく強い上肢放散痛が継続する場合に，透視下に頚椎神経根ブロックを施行することもあったが，注射の際に上肢放散痛を得ることなく同等の効果が報告[18] されている超音波ガイド下頚椎神経根ブロックの手技を手に入れてからは，全例超音波ガイド下に行っており，透視下ブロックはまったく施行していない。また，手技に習熟すれば，超音波ガイド下注射は上肢放散痛を誘発せず安全かつ鎮痛効果も高いことから，薬物療法や装具療法開始と同時に行うことも少なくない。

準備

・ポジション：少しだけ（あるいは45°程度）背側へ傾けた患側上の側臥位
・プローブ：リニア
・シリンジ：5mL
・注射針：25Gカテラン針

患側が上の側臥位あるいは少しだけ後方へ傾けた（10～15°程度あるいは45°で行う方法もある）体位で，後方の丸いすに座り，前方にモニターを配置すると In Line ポジションが確保できる。患側上肢は腹部や胸部の前ではなく，患側大腿の外側において肩の力を抜くように指示している（**図29**）。

▶インターベンションに必要な局所解剖

横突起の先端は前結節と後結節に分かれ（**図30**），超音波ガイド下に頚椎神経根・脊髄神経へのインターベンションを行う際に重要な目印となり，高位同定のためにもこの解剖学的特徴を利用している。神経根・脊髄神経が脊柱管内を出て超音波画像で円形低エコー像として確認できるようになるのが，この前結節と後結節間の結節間溝の部位である。C3-C6に存在する結節間距離は尾側ほど広く，C6は前結節が大きいこと，そしてC7は後結節のみで前結節がなく前方に椎骨動脈が並走していること（**図31**）が，超音波ガイド下インターベンションを行うための大事な局所解剖である。

高位診断に重要なC7の形態に関して，Takeuchiは2,067例のCT画像でC7に前結節が存在する場合が1％にあることを報告し[19]，村田も0.45％にC6に前結節がなく0.89％にC7に前結節があるという合計1.34％の形態異常があることを報告している[14]。椎骨動脈の走行やC6がすぐに2つに分岐することなどで総合的に判断が可能な場合もあるが，プレスキャンでC7を同定できない場合にはCTやMRI画像を確認することも大事である。

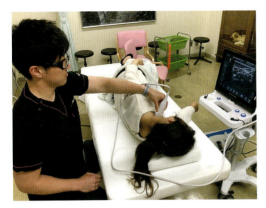

図29 ポジショニング

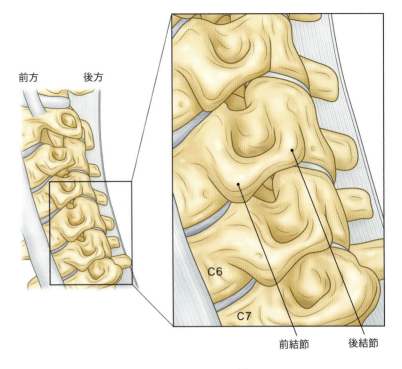

図30 前結節と後結節(左側やや前方より観察)

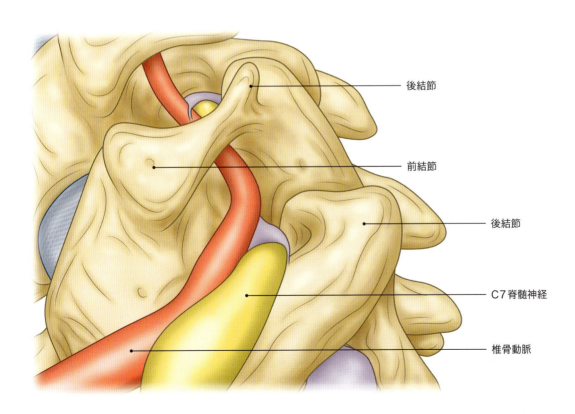

図31 C7の解剖学的特徴

2 頚肩腕部痛に対する超音波ガイド下注射 ─ TARGET and INTERVENTION ─ | 155

0 プレスキャン

〔☞「Ⅰ-1 頚肩腕部痛に関連する超音波解剖－SONO-ANATOMY－」,「9 神経根・脊髄神経(腕神経叢)」の項(p.95)参照〕

左手でプローブを保持し側頚部において,体軸に対して短軸でプローブを当てる。前結節・後結節・結節間溝で形成されるいわゆるカニ爪を描出(図32)できれば,尾側にゆっくりとSweep(Sliding)させて,前結節がなく前方に椎骨動脈が存在するC7を確認する(図33-1)。その後にプローブをゆっくりと頭尾側へ移動させ,目標とする高位の神経根(脊髄神経)を描出する(図33-2～33-5)。その後ドプラで周囲や針刺入経路の血管を確認するようにしている(図34)。

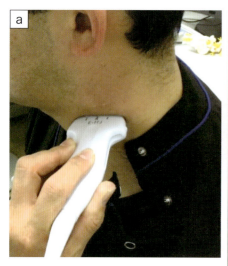
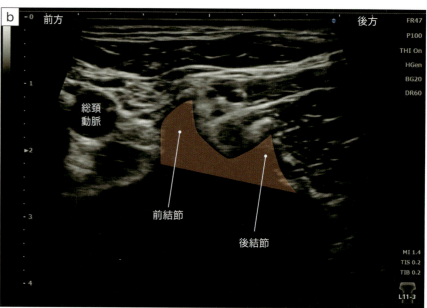

図32 いわゆるカニの爪
a:自身でC6描出を施行した際のプローブ位置外観
b:C6の超音波像

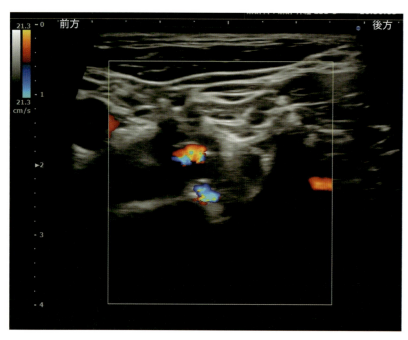
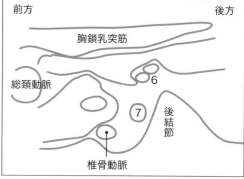

図33-1 C7

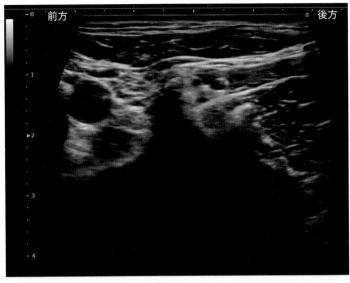
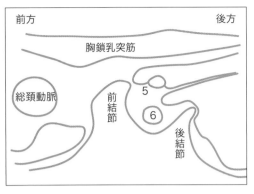

図33-2　C6

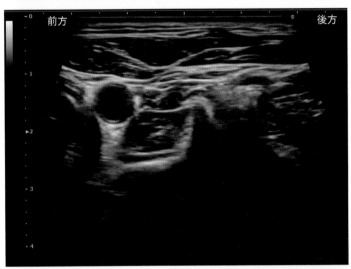
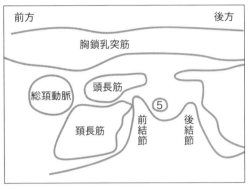

図33-3　C5

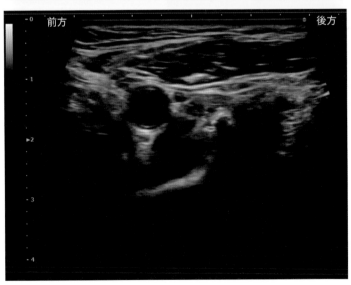
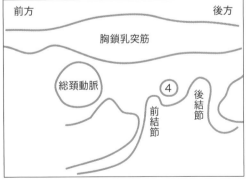

図33-4　C4

2　頚肩腕部痛に対する超音波ガイド下注射 ─ TARGET and INTERVENTION ─

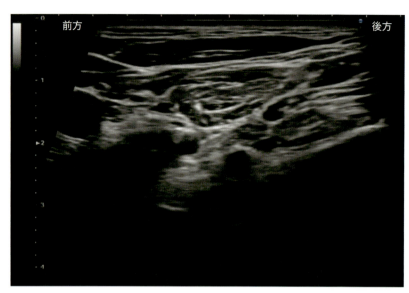
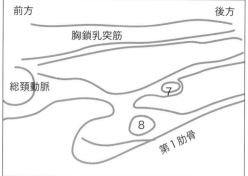

図33-5　C8

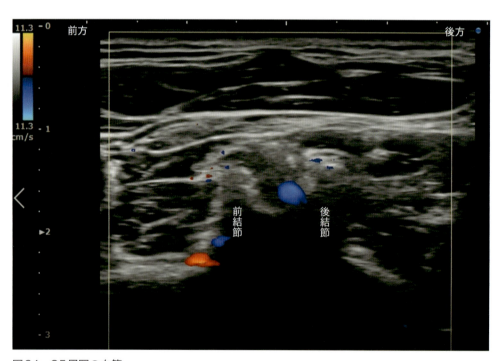

図34　C5周囲の血管

第Ⅰ章　頚肩腕部痛

神経根（脊髄神経）をうまく描出するポイント

　プローブの当て方がやさしかったり，尾側から頭側へあおるように傾けて当てたりすると，きれいなカニ爪や脊髄神経が描出できない場合がある．自分の頸部にプローブを当てて，プローブを当てる適切な強さを体感することや，描出しやすい，頸が細くなで肩の若い人で何度も練習し，最初はそのような症例からインターベンションを始めるとよいと感じている．

▶ **対処法A：「総頸動脈から後方」法**

　輪状軟骨ぐらいの頸椎高位で側頸部の胸鎖乳突筋上にプローブを当てるが，わかりにくい場合はプローブを前方へSlide（Sliding）し，甲状腺と総頸動脈を描出する（**図35-1**）．後方へゆっくりプローブを移動して総頸動脈を画面端へもっていくと画面中央あたり（総頸動脈の約2cm後方）にあるはずである（**図35-2**）（後述の**対処法C：「ゼロイチ（0-1）サイン」**の体位や頭位の場合には，距離が異なることがあるため注意を要する）．頭尾側へゆっくりプローブをSweep（Sliding）あるいはFan（Tilting）して，神経の黒丸を探すとよい（**図35-3**）．

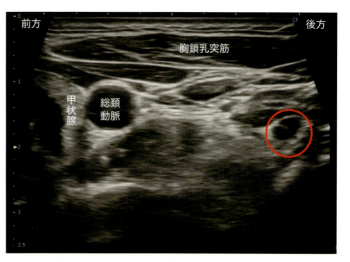

図35-1 「総頸動脈から後方」法①

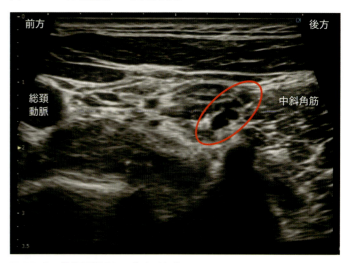

図35-2 「総頸動脈から後方」法②

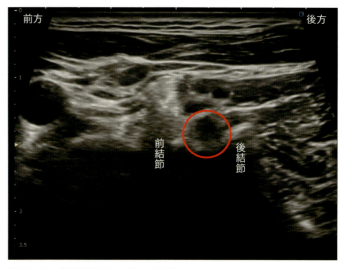

図35-3 「総頸動脈から後方」法③

▶ **対処法B:「鎖骨上から頭側」法**

　この方法は橋口がわかりやすく記載している雑誌[20]があるため，機会があれば一読して頂きたい。

　正中から3〜4cm外側の位置で鎖骨直上にプローブを当て，Fan（Tilting）やSweep（Sliding）を行って腕神経叢を描出する（図36-1）。腕神経叢に確証がもてなくても胸鎖乳突筋に沿って頭側へプローブをSweep（Sliding）させると，前斜角筋と中斜角筋の間に斜めに団子のように並ぶ脊髄神経が確認できる（図36-2）。さらに頭側へプローブを移動させると，神経の黒丸がカニ爪の中に入っていくことがわかる（図36-3）。

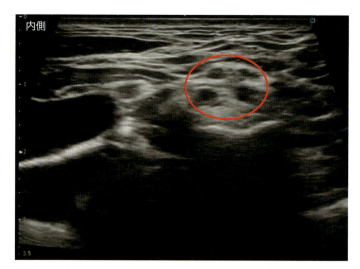

図36-1　「鎖骨上から頭側」法①

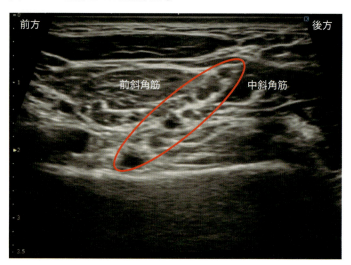

図36-2　「鎖骨上から頭側」法②

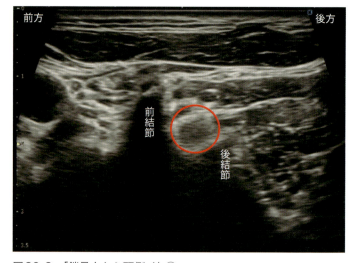

図36-3　「鎖骨上から頭側」法③

▶ **対処法C：「ゼロイチ（0-1）サイン」法**

煩雑なプローブ操作をなるべく少なくすることで，初学者がC6神経根（脊髄神経）を描出しやすくする方法として，石元が報告している[21]．

できるだけプローブ（探索子）面が地面と平行になるように45°程度の半側臥位とし，顔を45°程度対側に向けてもらうことでワーキングスペースを確保する．鎖骨近位端を触知し，トランスデューサーの内側縁を合わせ，総頚動脈が画面のやや端よりに描出されるように微調整する（図37）．その形状から，この総頚動脈をゼロ（0）と呼称している．トランスデューサーを皮膚に垂直に当て，耳垂に向かってSlide（Sliding）させると，最初に他の高位より大きく特徴的なC6の前結節が描出される．その先端が線状の高エコーで，その深部は無エコーのため黒く描出される（図38）．その形状からこのC6前結節をイチ（1）と呼称し，この一連の方法をゼロイチ（0-1）サインと命名した．この方法でゼロイチを描出すると，イチ（C6前結節）の後方にC6脊髄神経の存在が確認できる．

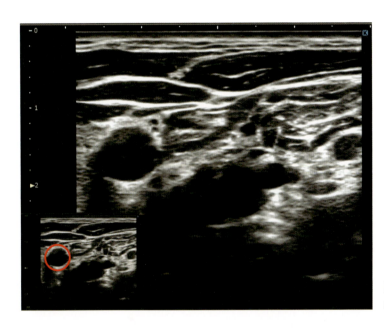

図37 ゼロ（0）の描出
総頚動脈（赤丸）をゼロ（0）と呼称している

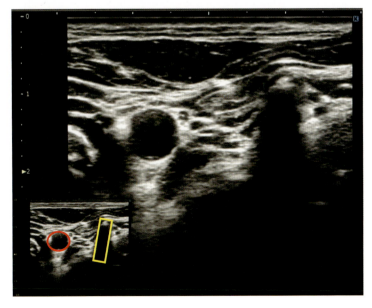

図38 イチ（1）の描出
C6前結節（黄四角）をイチ（1）と呼称している

カニ爪や脊髄神経が見えにくいときのポイント

- その1：神経根（脊髄神経）が不鮮明でわかりにくい場合には，設定を変えることで見え方が変わることがある（**図39**）。神経根（脊髄神経）を見やすくするための自分の好みの設定を，「麻酔科」という名前でプローブ選択ボタンを作成してもらっている。
- その2：最初の頃に陥りやすく意外に重要なことだが，エコーゼリーが少ない場合やプローブ（トランスデューサー）を押し当てる強さが弱すぎる場合（**図40a**）にカニ爪や脊髄神経が見えにくくなる。エコーゼリーをたっぷりと使用し，痛くないかを確認しながらやや強めにプローブを押し当てることで，エコー画像がはっきりする（**図40b**）ことがある。自分に当てながら，強さや痛さを前もって実感しておくとよい。
- その3：トランスデューサーを尾側から頭側へ傾けすぎてもカニ爪が描出されにくいため，最初は頚部の皮膚（ある

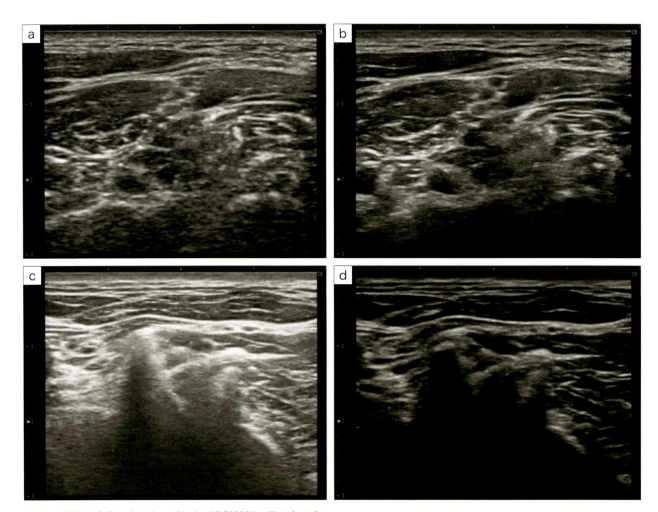

図39　設定の変化によるカニ爪および脊髄神経の見え方の違い
自分が見やすい設定を探しておくとよい
周波数選択：Pen（a），Hgen（b）（コニカミノルタ装置）
Bゲイン（BG）の変更：左下BG15（c），BG35（d）
Gen：Generalで汎用的な周波数帯域
Pen：Penetrationで深部用の周波数帯域
H：T-THI（タライアッドーティッシュハーモニック：Bモードの分解能を向上させたりアーチファクトの低減を図っている）がオンの状態

いは床）に垂直にトランスデューサーを当てるとよい．
- その4：神経根・脊髄神経の描出に限ったことではないが，フォーカスを関心領域（ターゲット）の深さに設定することも重要である（図41）．
- その5：カニ爪からやや離れた（末梢）部位で，体表から

離れた（深い）C7やC8を描出する場合に，C5-C8が縦に積み重なって並ぶと見えにくい場合がある（図42a）．そのときにはプローブを移動させ，斜めに並ぶようにすると深部のC7やC8脊髄神経が見えやすくなる（図42b）ことがあり，試してよい方法である．

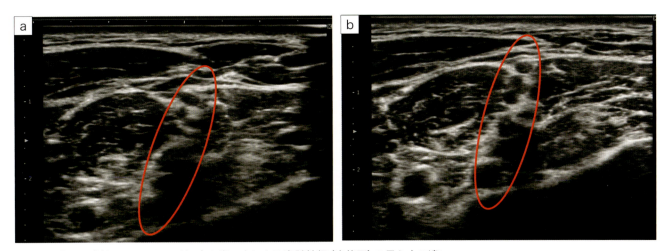

図40　プローブ（トランスデューサー）の当て方による脊髄神経（赤楕円）の見え方の違い
a：弱めに当てた場合，画像がややぼんやりすることがある
b：やや強めに当てると画像がくっきりとして見えやすくなることがある

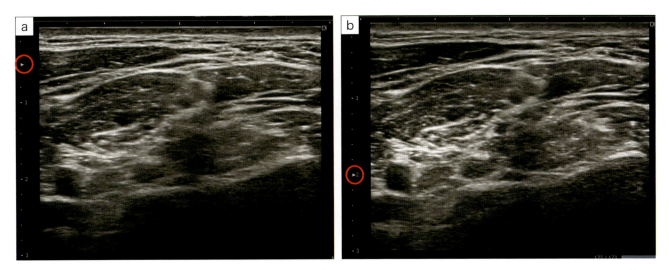

図41　フォーカスの深度による脊髄神経（赤楕円）の見え方の違い
a：フォーカス（赤丸）が浅い
b：フォーカスが適切な場合（赤丸），関心領域がくっきりとして見えやすくなる

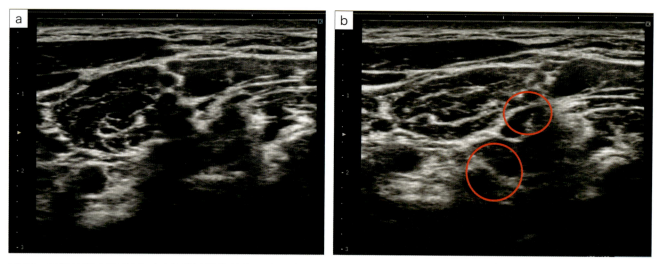

図42 脊髄神経の並び方による深部脊髄神経（C7やC8）の見え方の違い
a：C5-C8が縦に積み重なっていると，C7やC8がやや不明瞭なときがある
b：斜めにすると関心領域（赤丸）がくっきりとして見えやすくなる

▶インターベンション

1 短軸像（平行法）

プレスキャンの方法で当該神経根（脊髄神経）を描出し，周囲および針刺入経路の血管をドプラで確認したのち，プローブ後方の針刺入部を消毒し（**図43**），平行法で針を進め（**図44-1**），血液などが吸引されないことを確認後，神経根（脊髄神経）の周囲に薬液を注入して（**図44-2，44-3**），三日月状やドーナツ状あるいは神経に接する形の超音波像の獲得をめざす（**図44-4**）。頸椎神経根や硬膜外への治療を念頭に置く場合には，可能な限り中枢部（カニ爪内やそのすぐ近く）でインターベンションを行うように心がけていたが，最近では無理をして脊柱管に"より"近づけることよりも，"より"脊髄神経へ近づけることを意識して行っている。神経根（脊髄神経）が造影剤などを使用せずに描出・確認できることが超音波ガイド下の利点であり，上肢放散痛を誘発することなく神経直近に薬液を注入することが可能となる。

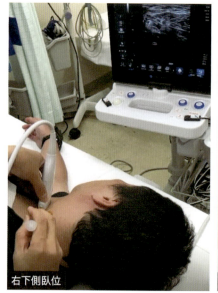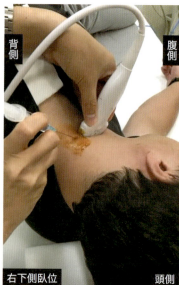

図43 頸椎神経根（脊髄神経）に対する超音波ガイド下注射の穿刺（短軸像・平行法）

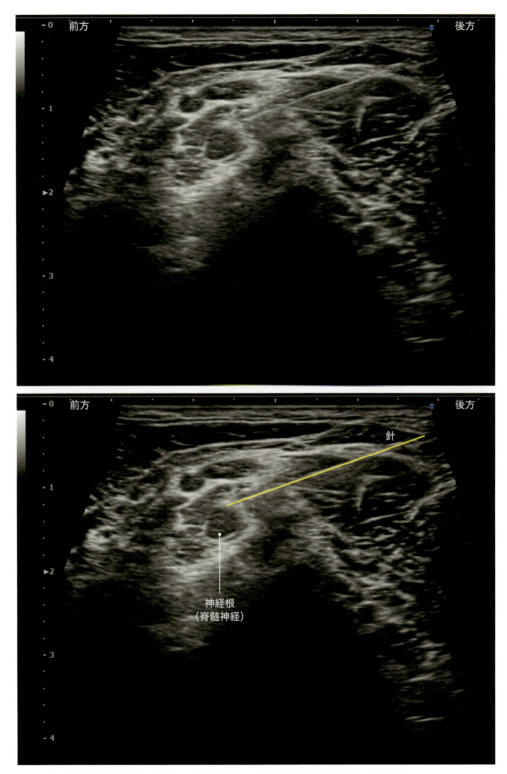

図44-1　頚椎神経根（脊髄神経）に対する超音波ガイド下注射（短軸像・平行法）

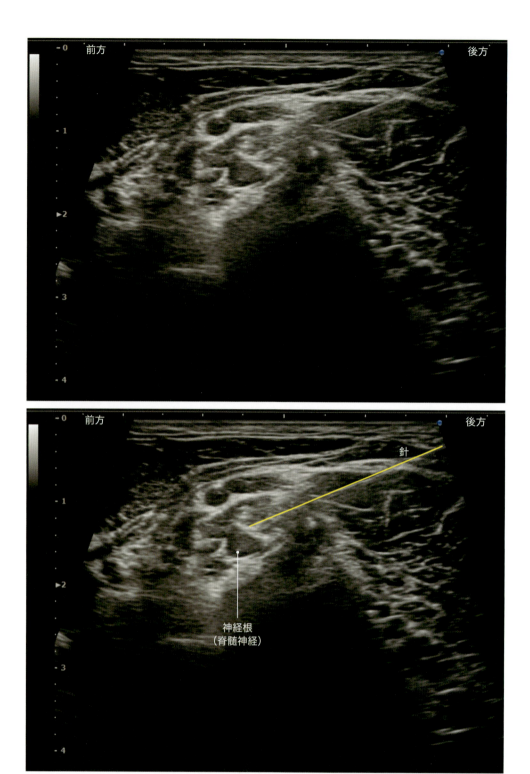

図44-2　頚椎神経根（脊髄神経）に対する超音波ガイド下注射（浅層・短軸像・平行法）

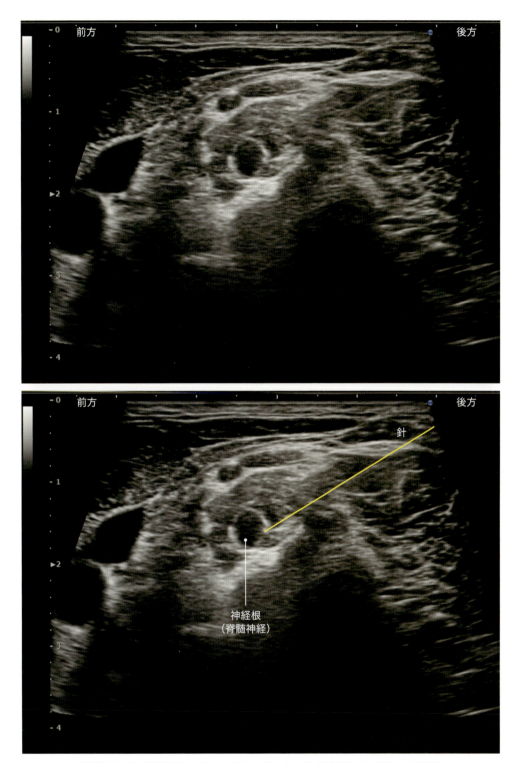

図44-3　頚椎神経根（脊髄神経）に対する超音波ガイド下注射（深層・短軸像・平行法）

2　頚肩腕部痛に対する超音波ガイド下注射 ― TARGET and INTERVENTION ―

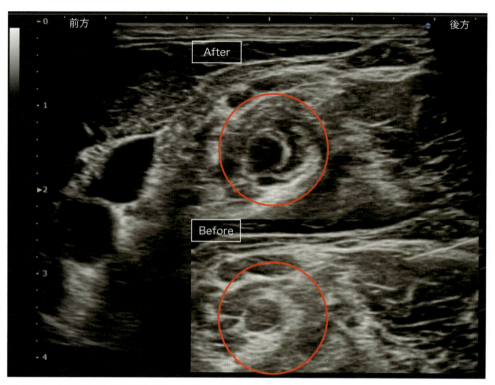

図44-4　頸椎神経根（脊髄神経）に対する超音波ガイド下注射（短軸像・平行法）
上：薬液注入後，下：薬液注入前

ひとりごと1

診断のためには，標的神経根以外へ薬液が広がらないように少量の薬液投与がよいとも考えられるが，超音波ガイド下に行う注射は透視下よりも外側（末梢・遠位）で穿刺されていることや脊柱管内へ薬液が届くためには4mL程度必要との報告もあり，現時点では診断のために必要な薬液量の正解を記載することができず，今後の課題とさせて頂きたい。

効果・効能を保証するものではないが，現在，注射の準備のために使用している用紙（**図45**）を掲載させて頂く。高位診断にこだわる場合や鎮痛にこだわる場合などによって異なるが，準備した薬液のうち1～4mL程度を使用している。これらは頸部神経根症治療に対する薬液量の目安であり，サイレントマニピュレーションなどの処置や手術を行うための麻酔のための薬液量とは異なることを申し添えておく。

ひとりごと2

短軸像で描出した標的神経根を画面中央に移動させ，プローブをRotation（Rotating）させるとその長軸像が確認できる〔☞「Ⅰ-1 頸肩腕部痛に関連する超音波解剖－SONOANATOMY－」，**図66-2**（p.101）参照〕。短軸で確認しながら薬液を注入し，その薬液の広がりを長軸像でも確認したいと思っている。

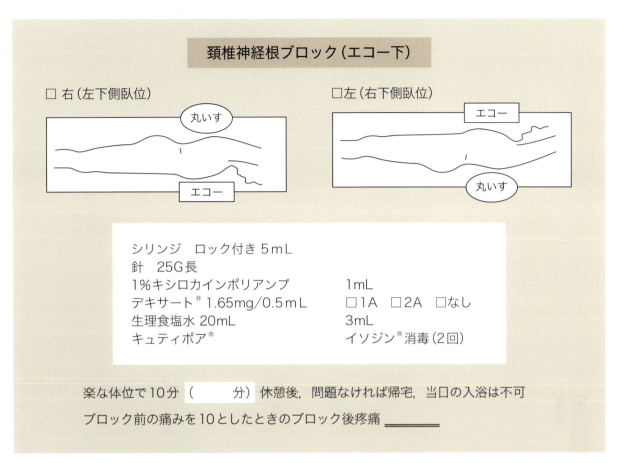

図45 外来で使用中の注射準備依頼票
一例であり，効果・効能を保証するものではない

血管穿刺しないためのポイント

後方からの穿刺である本法において，神経根（脊髄神経）までの間に存在する注意すべき血管（**図46**）は前方からの刺入に比べ多くないと考えられる。しかしながらMurataはターゲットである神経根（脊髄神経）周囲の血管存在頻度は，C5・C6が3.3％，C7が23.3％であり，針刺入経路の血管存在頻度はC5・C6が3.3％，C7が10％であることを報告している[22]。超音波像で血管を確認できるため，プローブを少し移動させることでこの頻度およびリスクを下げることが可能であるが，血管が存在する可能性を意識せずドプラでの確認も行わない場合には，この程度のリスクがあることを認識しておかなければならない。

また，初心者における注意点として，平行法で線状高エコー像として描出される針が必ずしも針全体を描出しているとは限らず，描出されている以上に針が深部に入っていることがあるということが挙げられる。☞「Zero」，「穿刺法（平行法・交差法）」の項（p.20）に記載した平行法でのポイントを参考に，プローブと針の外観上の位置関係を再度見直したり，針を小刻みに動かしたり，少し薬液を注入して針先全体の軟部組織の動きを見たりして針先の位置を認識することが重要である。

さらに，プローブからやや離れた部位に針を刺入する場合にも注意が必要である。その間に存在する血管は画面に描出されないため，肉眼的に体表から確認することに加えて，穿刺直前のプレスキャンの段階で，実際の穿刺部付近に血管がないかを確認することも重要である。

ひとりごと

上記の理由から血管誤穿刺のリスクがあるため，超音波ガイド下インターベンションを始めたばかりで不慣れな間は，頸椎神経根（脊髄神経）特にC7への注射はお勧めしていない。

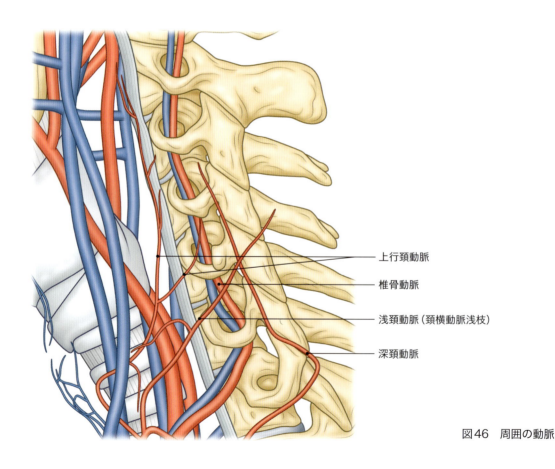

図46　周囲の動脈

上行頸動脈
椎骨動脈
浅頸動脈（頸横動脈浅枝）
深頸動脈

注射の際に後結節が邪魔な場合に対応するためのポイント

頚椎神経根や硬膜外への治療を念頭に置く場合には，可能な限り中枢部（カニ爪内やそのすぐ近く）でインターベンションを行うように心がけていることを先述したが，この場合，注射の際に後結節が邪魔になることがあるため，対処法を2つ紹介する。

▶ 対処法A：「プローブを少し前方へ」法

読んで字のごとく，後結節の向こう側に円形低エコーの神経根（脊髄神経）が見えている場合，プローブを前方へSlide（Sliding）させると後結節の山が低くなり，神経へアプローチする道が開ける（**図47**）。

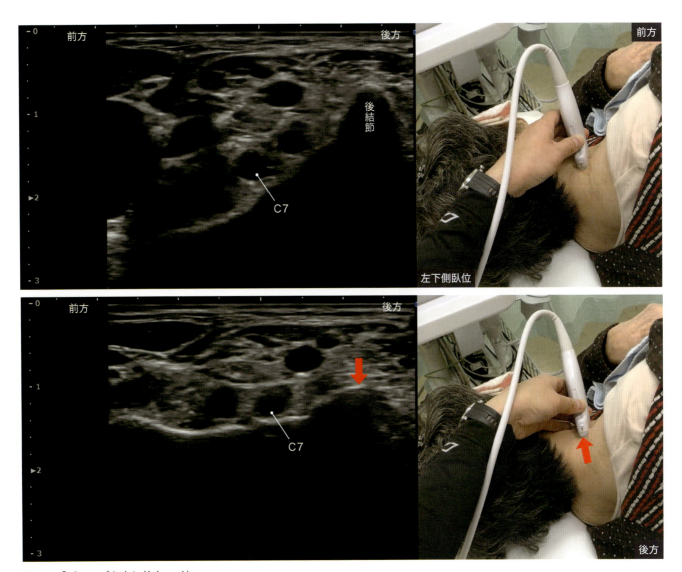

図47 「プローブを少し前方へ」法
プローブを前方にSlide（Sliding）すると（赤矢印），C7への後方からのアプローチが可能となる

▶対処法B：「プローブを少し尾側へ」法

　記述していて恥ずかしくなるが，このような当たり前のように行っている動作も最初の頃には真剣に悩んでいた自分があるため，あえて記載させて頂く．結節が邪魔な場合に，ゆっくりと尾側へプローブをSweep (Sliding) させて，標的神経根（脊髄神経）への刺入経路が初めて確保できた位置でインターベンションを行う（**図48**）。

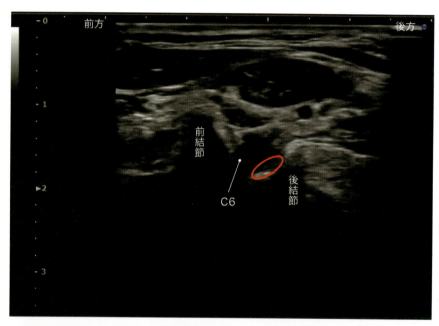

図48-1　「プローブを少し尾側へ」法①
後結節が邪魔でC6深層（赤丸）へのアプローチが困難

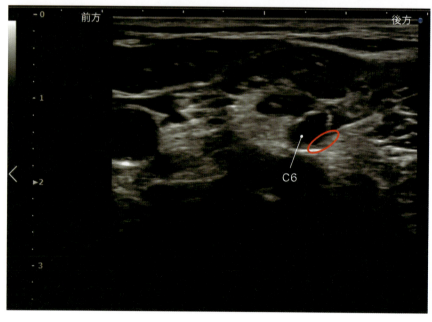

図48-2　「プローブを少し尾側へ」法②
プローブを尾側へSweep (Sliding) するとC6深層（赤丸）への後方からのアプローチが可能となる

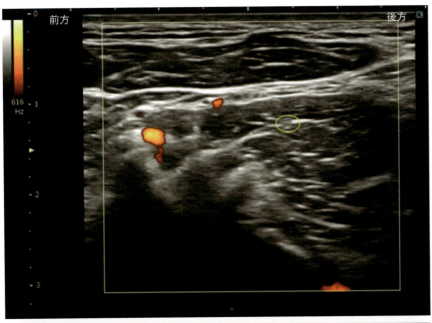

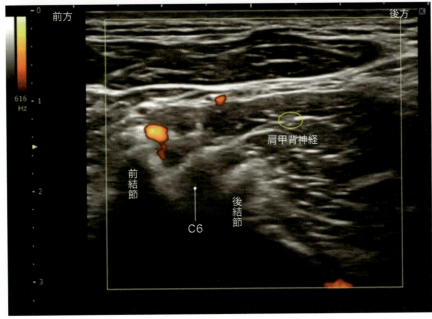

図49 頸椎神経根（脊髄神経）に対する超音波ガイド下注射の際に注意すべき神経（肩甲背神経）

ひとりごと

神経根（脊髄神経）近傍に針先が届くよりも早い段階で，患者が痛みを訴えることがある。あくまで筆者の印象であるが，後結節が邪魔でやや尾側でC6やC7を狙う際に，時に訴えることがある。論文においても，腕神経叢への超音波ガイド下インターベンションの際に，62.8％で肩甲背神経に，21.4％で長胸神経に出会うリスクがあることが報告されている[23]。現時点では，インターベンション時のプレスキャンで，筆者はこの2つの神経（図49, 50）を正確に描出確認できていないことからもカテラン針を23Gから25Gに変更して行うようになったが，今後これらの神経にも注意を払いながらインターベンションを施行しようと考えている。

2 頸肩腕部痛に対する超音波ガイド下注射 — TARGET and INTERVENTION —

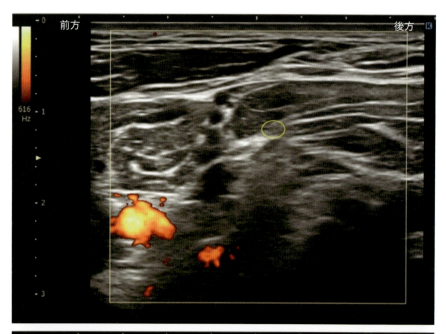

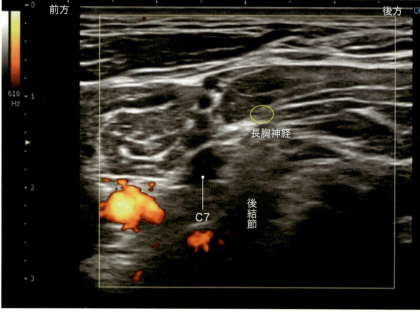

図50 頚椎神経根（脊髄神経）に対する超音波ガイド下注射の際に注意すべき神経（長胸神経）

⚠️ とても重要なこと！

- 脊髄梗塞，脊髄浮腫，脳梗塞，脳浮腫などの致死的な合併症が発生する可能性がある。
- トリアムシノロン，メチルプレドニゾロンなどの粒子状のステロイド薬を誤って根動脈や椎骨動脈と吻合する深頸動脈などの動脈に注入すると，根動脈を閉塞し，脊髄梗塞や椎骨脳底動脈領域の脳延髄梗塞をきたす可能性がある。
- 局所麻酔薬中毒への対応プラクティカルガイドの熟知と救急カートや20％脂肪乳剤などの準備が必要である。

ひとりごと
「何回注射する？ いつまで続ける？」
保存療法が無効あるいは効果不十分で上肢放散痛が継続する場合，高度の上肢筋力低下が存在する場合には手術を考慮するが，「はたして何回注射するのか？」「いつまで続けるのがよいのか？」という疑問をもつ先生も多いと思われる。
それぞれの症例によって判断する必要があると思うが，
- 通常発症後4〜6カ月で改善する
- 苦痛や不安のレベルが高いことは，手術治療のほうが良好である因子である
- 初回注射後の反復注射は有効である
- 1年未満のVASスコアとNDIスコアにおいて，手術治療が保存的治療よりも優れている

などの報告や個人的な自分の経験から導き出した現時点での筆者の回答は，以下の通りである。（あくまで現時点での著者のひとりごとであり，効能効果を保証するものではないのでご注意頂きたい。）
初回注射後の反復注射は有効であるが，初回超音波ガイド下注射やその他保存的治療が効果なく，高い疼痛レベル・苦痛・不安や高度筋力低下が持続している場合や発症から3〜4カ月の時点においても保存的加療で改善が頭打ち（で苦痛や不安あり）の場合には手術加療を考慮してもよい。（もちろん下肢症状など脊髄症を伴う場合はこの限りではない。）
また，低侵襲手術の進歩・開発があった場合やご自身が手術技量の高い脊椎外科医である，あるいは信頼できる手術技量の高い脊椎外科医に紹介可能である場合には，3〜4カ月という期間は"より短く"なってもよいと考えている。（あくまで"ひとりごと"である。）

▶おわりに

自然経過は一般的に良好であるとされるが，ひとたび発症すれば強い頸肩部痛や上肢放散痛を伴う疾患であり，関西（？）では「腕を切ってほしいぐらい痛い」と表現する患者もいるほどである。問診および詳細な身体診察などにより頸部神経根症の診断が確定した患者において，症状が強い，あるいは薬物療法・装具療法などの効果が乏しい場合には，詳細な身体診察や画像検査から判断した障害神経根に対して超音波ガイド下注射を行い，痛みの程度や期間を軽減することは重要であると考えている。

Target 111：頚神経叢

動画 10
僧帽筋，肩甲挙筋，胸鎖乳突筋，副神経

動画 12
胸鎖乳突筋，頚長筋，頚神経叢

動画 30
注射：頚神経叢

頚神経叢はC1-C4の前枝によって構成され，筋枝である深枝と皮枝である浅枝を出す。頚神経叢の皮枝（浅枝）は，胸鎖乳突筋後縁で後頚三角の浅層に現れ，小後頭神経・大耳介神経・頚横神経・鎖骨上神経に分岐し耳介後方から側頚部の感覚を司る［☞「Ⅰ-1 頚肩腕部痛に関連する超音波解剖－SONOANATOMY－」，図67-1，67-2（p.102）参照］。臼井・水谷によれば[24]，深頚神経叢ブロックは運動神経と知覚神経を同時にブロックし，浅頚神経叢ブロックは知覚神経だけをブロックする。また，針先の位置が皮下組織と胸鎖乳突筋外縁の間では浅頚神経叢ブロックになり，胸鎖乳突筋と椎前葉（深頚筋膜：椎前筋と斜角筋の前方の筋膜）の間や中斜角筋と頚長筋の間では深頚神経叢ブロッ

クとなり，頭長筋内への注入の場合，深頸神経叢と上頸交感神経節の同時ブロックとなることも述べている。

> **ひとりごと**
> 手技およびリスクがより少ない浅頸神経叢ブロックを行う部位，および少し針を進めた胸鎖乳突筋深層での深頸神経叢ブロックを行う部位への薬液注入を多用しているが，自身の技術が向上すれば，症例によっては頭長筋内へ注入する深頸神経叢ブロックを行いたいと考えている。

こんなときに狙う！

帯状疱疹後神経痛，外傷後を含めた頸部痛，耳鼻科手術後の創部周辺の疼痛などに対して行っている。

準備
・ポジション：患側上の側臥位
・プローブ：リニア
・シリンジ：5mL
・注射針：25Gカテラン針

患側が上の側臥位で，後方の丸いすに座り，前方にモニターを配置するとIn Lineポジションが確保できる。患側上肢は腹部や胸部の前ではなく，患側大腿の外側において肩の力を抜くように指示している。頸部前方や側方への注射は，血腫形成により注意を払わなければならないため，出血傾向や現在服用中の薬剤を確認することを忘れてはならない。

0 プレスキャン

〔☞「Ⅰ-1 頸肩腕部痛に関連する超音波解剖－SONOANATOMY－」，「5 胸鎖乳突筋」の項(p.79)，「7 後頸筋(斜角筋，椎前筋)」の項(p.89)，「10 頸神経叢」の項(p.102) 参照〕

前述の頸椎神経根（脊髄神経）の描出方法〔「Target 110：神経根・脊髄神経」の項(p.144)〕で，C7から順に頭側に向かって描出し，C4高位を描出する。前結節におおいかぶさるように頭長筋を確認することができ，頭長筋の前深層に，前結節前方の線状高エコーで描出される椎体壁の表層，総頸動脈の深層に頭長筋が観察できる。頸神経叢は，C4横突起前方深層にある椎前筋（頭長筋・頸長筋）と横突起表層にある斜角筋の間を通り，斜角筋とさらに浅層にある胸鎖乳突筋の間を通り，胸鎖乳突筋後縁から表層に現れるためこれらの描出および位置関係を理解する必要がある。

> **ポイント**
> 頸神経叢へのインターベンションを行うためには，C4高位の同定がポイントとなる。

1 短軸像（平行法）

プレスキャンの方法で，胸鎖乳突筋と椎前葉（深頸筋膜）を描出する。プローブ後方を消毒し（**図51**），皮下組織と胸鎖乳突筋後縁の間で薬液を注入するか（**図52-1**），さらに針を進め，椎前葉と胸鎖乳突筋の間に針先を進めて，血液の逆流がないことを確認したのち薬液を注入している（**図52-2，52-3**）。さらに針を進め，頭長筋内に薬液を注入すれば，前述のごとく交感神経幹への効果も期待できる。

> **ひとりごと**
> C6レベルで，頭長筋の前方深層にある頸長筋内へ薬液を注入すると星状神経節ブロックを行うことができ，成功率も高まると報告されており，今後手技の向上に合わせて合併症に注意しながら試みたいと考えている。

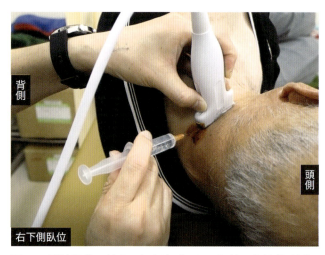

図51　頸神経叢に対する超音波ガイド下注射の穿刺（短軸像・平行法）

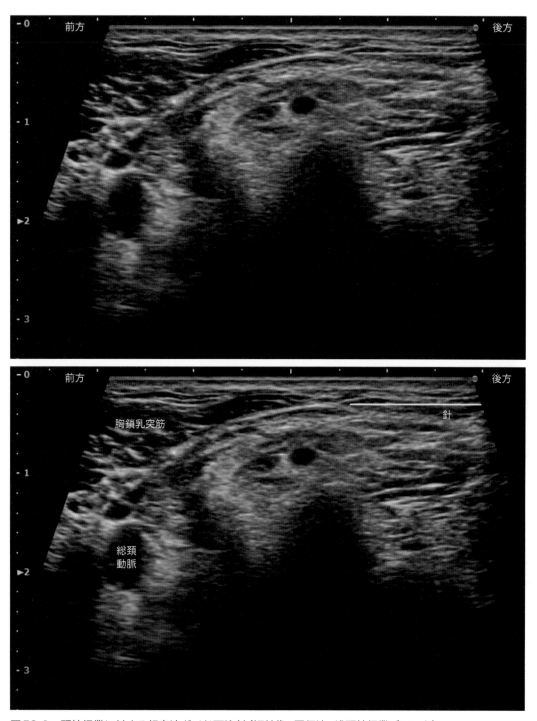

図52-1　頚神経叢に対する超音波ガイド下注射（短軸像・平行法・浅頚神経叢ブロック）

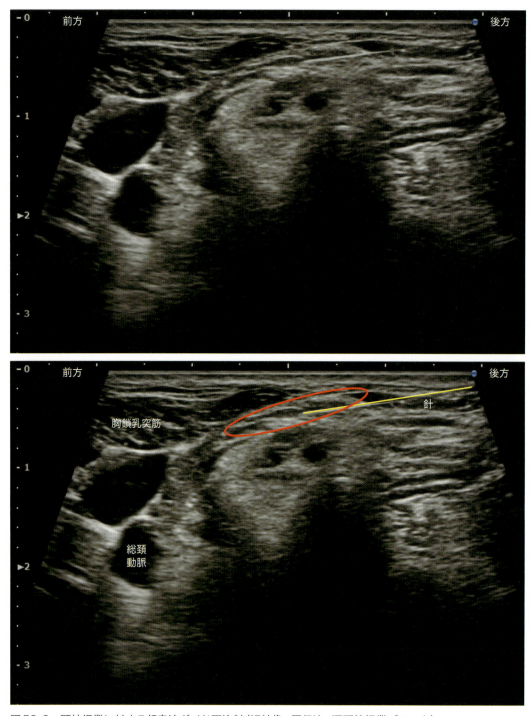

図52-2 頚神経叢に対する超音波ガイド下注射(短軸像・平行法・深頚神経叢ブロック)

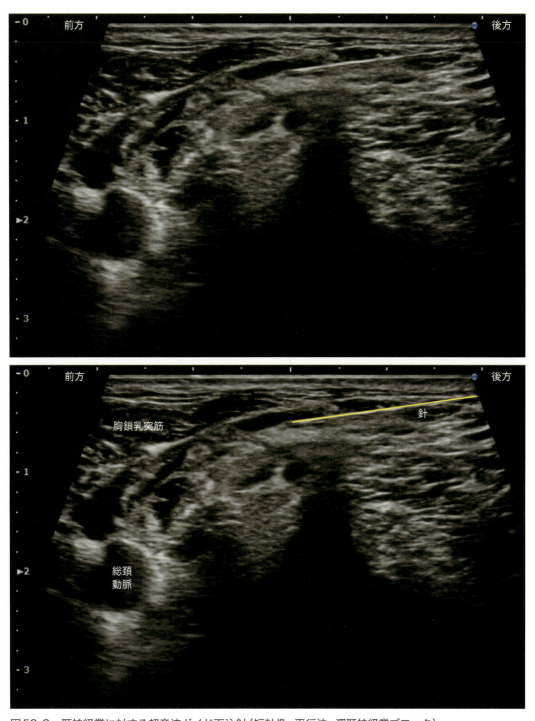

図52-3　頚神経叢に対する超音波ガイド下注射（短軸像・平行法・深頚神経叢ブロック）

Target 112：大後頭神経

動画 18 頭半棘筋，下頭斜筋，大後頭神経1	動画 19 頭半棘筋，下頭斜筋，大後頭神経2
動画 20 頭半棘筋，下頭斜筋，大後頭神経3	動画 32 注射：頭半棘筋・下頭斜筋，大後頭神経

後頭神経痛は，その診断基準から特徴を抜き出すと，大後頭神経・小後頭神経または第3後頭神経いずれか1つ以上の支配領域に分布する痛みで，頭皮や頭髪への刺激で異常感覚が誘発されることも多い激痛であり，疼痛発作を繰り返すものとされている。

C2脊髄神経後枝である大後頭神経が原因で起こるものが大後頭神経痛で，スマートフォンの長時間使用やCO-VID-19によるコロナ禍のテレワークによる長時間不良姿勢により，患者数が増えている印象がある。

こんなときに狙う！

診断基準にも含まれているが，障害神経枝上の圧痛や大後頭神経の出口部あるいはC2領域のトリガーポイントがある場合に狙う。

ひとりごと

これから紹介する近位アプローチと，さらに頭側の遠位アプローチがあるが（**図53**），頭髪の問題もあるため近位アプローチを行っている。典型的な大後頭神経痛の症状であるにもかかわらず，近位アプローチでのインターベンションで効果が得られないときは，遠位アプローチを考慮しなければならないのかもしれない。

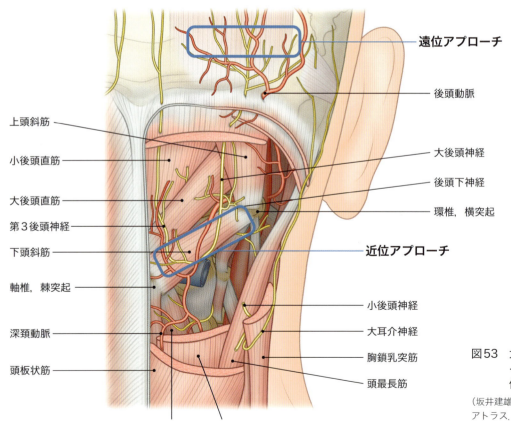

図53 大後頭神経に対する超音波ガイド下注射におけるプローブ位置（青四角）

(坂井建雄，監訳：プロメテウス解剖学 コアアトラス，医学書院，2010，p38，図3.6より改変)

準備
・ポジション：腹臥位
・プローブ：リニア
・シリンジ：5mL
・注射針：25G

前胸部にクッションやバスタオルを入れて，頚椎をやや前屈位とする形の腹臥位で行う。近位アプローチを行う場合，術者は患側に座り，モニターを対側に配置する形で行っている。

0 プレスキャン

〔☞「Ⅰ-1 頚肩腕部痛に関連する超音波解剖－SONO-ANATOMY－」，「11 大後頭神経」の項（p.104）参照〕

頚部後方正中でC2棘突起を同定し，外側へプローブをSlide（Sliding）させ，画面端にC2棘突起が描出される位置とする。プローブの内側端を固定したまま外側を頭側に少しRotation（Rotating）させ（乳様突起が目印），下頭斜筋の長軸像を観察する。あくまで1つの目安であるが，正中から25mm，体表から20mm程度の深さの下頭斜筋背側（頭半棘筋の腹側）に位置する。

1 短軸像（平行法・交差法）

下頭斜筋と頭半棘筋の間で大後頭神経の短軸像を描出するが（**図54**），頭尾側にプローブをSweep（Sliding）させて頭尾側への連続性を確認することで筋間に存在する神経の位置が判断できることもある。ドプラで周囲や針刺入経路の血管を確認したのち，プローブ外側を消毒し，針を刺入後，脊柱管内への誤刺入に注意しながら，筋間に針先を進め薬液を注入する（**図55**）。超音波ガイド下注射に少し慣れてきた現在は，プローブ尾側を消毒し交差法で行うことが多い。

ポイント

椎骨動脈の走行には破格もあることから，プレスキャンはもちろん注射時に近傍や針刺入経路に動脈が存在していないことを確認する必要がある。

ひとりごと

横浜市立大学整形外科・宮武和馬先生から，頚椎横突起のいわゆるカニ爪を描出後，後方の椎間関節を尾側から頭側に向けて確認し，椎間関節が描出されなくなったところで下頭斜筋が現れるので，大後頭神経へインターベンションの際にはこの方法を愛用しているとうかがったことがあり，今後取り入れてみたいと考えている。

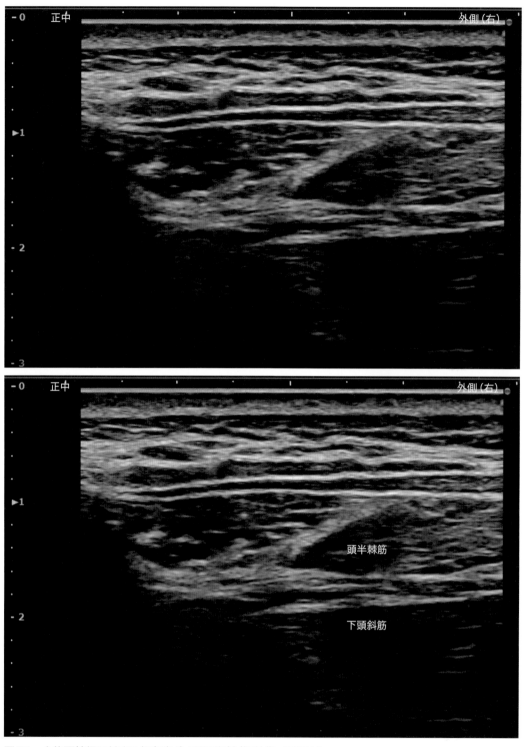

図54 大後頭神経に対する超音波ガイド下注射(短軸像・平行法)

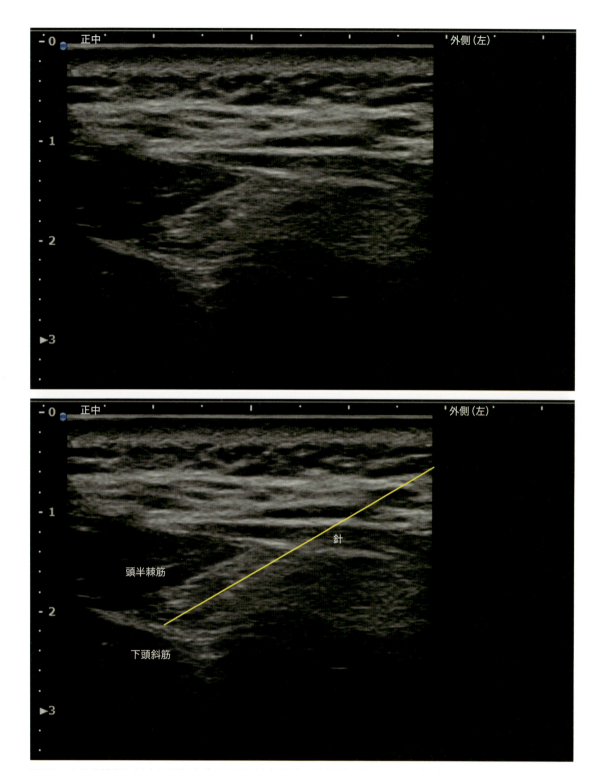

図55　大後頭神経に対する超音波ガイド下注射（短軸像・平行法）（図54とは別症例）

Target 113：脊髄神経後枝内側枝

動画5 頚椎（横突起，椎間関節など）	動画14 頚部固有背筋，脊髄神経後枝1
動画15 頚部固有背筋，脊髄神経後枝2	動画34 注射：脊髄神経後枝内側枝

　脊髄神経は椎間孔出口で前枝と後枝に分かれ，後枝はさらに外側枝と内側枝に分岐し，内側枝は関節柱中央付近を通って後方へまわり，頭尾側へ椎間関節枝を出した後，筋枝と皮枝となる（図56-1）。現時点では，頚肩腕部痛治療において脊髄神経後枝内側枝を避けて通ることはできないと思っている。都築は，「鞭打ち損傷後の頚部痛原因部位になり得るか」として，頚椎椎間関節近傍における後枝内側枝走行に関して調べている[25]。後枝内側枝の椎間関節部分はその中枢側とは異なり直径1mm以下と細く，その神経鞘は薄く脆弱であり，頚椎伸展時には椎間孔出口部を境界支点として両側遠位方向に伸延力を受けたことより，いわゆる鞭打ち損傷により内側枝に伸延性損傷が発生する可能性があると述べている。

こんなときに狙う！

　上肢放散痛を伴わない頚部の痛みで，頚椎伸展や回旋時に増強し，後頚部やや外側の椎間関節部に圧痛を伴う場合や，同部を中心とした限局的な痛みの場合には第1のターゲットとして狙っている。また，頚椎後方手術（図56-2）術後の軸性疼痛や外傷を含めた後頚部の疼痛治療のターゲットとすることもある。

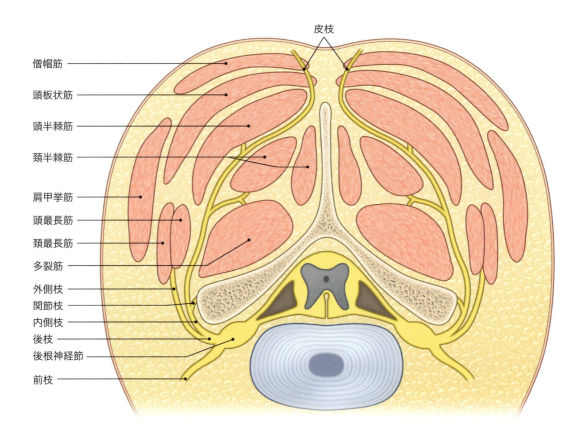

図56-1　脊髄神経後枝の走行
〔Zhang J, et al：surgical anatomy of the nerves and muscles in the posterior cervical spine. Spine (Phila Pa 1976). 2003；28(13)：1379-84，図1をもとに作成〕

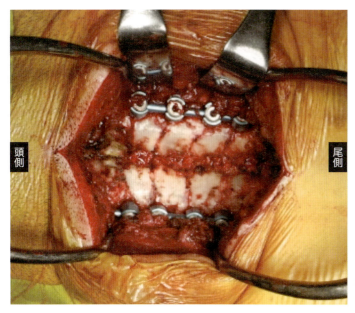

図56-2 頚椎後方固定術の術野展開
椎弓から外側塊まで後方骨組織を露出

準備
- ポジション：腹臥位
- プローブ：リニア
- シリンジ：5mL
- 注射針：25G・25Gカテラン針

　頚椎神経根・脊髄神経に対する超音波ガイド下注射に慣れていること，高位確認も行うことができること，頭頚部が固定されることより，同様に患側を上とした側臥位で行っている．術者は後方に座り，前方にモニターを配置するIn Lineのポジションで行っている．

　多裂筋面や半棘筋間に薬液を注入する場合には，前胸部にクッションやバスタオルを入れて，頚椎中間位かやや前屈位とする形の腹臥位で行い，その場合は患側に術者・対側にモニターを配置して行っている．

0 プレスキャン
〔☞「Ⅰ-1 頚肩腕部痛に関連する超音波解剖－SONO-ANATOMY－」，「6 頚部固有背筋」の項(p.81)，「12 脊髄神経後枝」の項(p.106)参照〕

　「Target 110：神経根・脊髄神経」の項(p.144)で記述した方法で，いわゆるカニ爪と神経を描出する．プローブを後方へSlide(Sliding)させ，椎間関節・外側塊(関節柱)を観察し，少し頭側にプローブをSweep(Sliding)させ，外側塊の高さがややへこんだ部分に脊髄神経後枝が存在する．あるいは脊柱に対して側頚部で長軸方向にプローブを当てて椎間関節および外側塊が線状高エコーで描出され，外側塊中央の線状高エコーの谷になった部分に同じく脊髄神経後枝が存在するはずである．

　筋間で狙う場合には，中位頚椎高位で後方から短軸像で棘突起を描出する．プローブを外側にSlide(Sliding)させると5層の筋肉が確認でき，表層から順に僧帽筋，頭板状筋，頭半棘筋，頚半棘筋，多裂筋(および回旋筋)を描出する．

1 長軸像・体幹短軸（平行法）

　目標とする高位の後結節を描出したのち(図57-1)，プローブを後方へSlide(Sliding)させると，エコー画面上で前結節が下へさがり，椎間関節が目立つ(図57-2，赤矢印)．椎間関節を画面中央に描出した(図57-3)後，ゆっくり頭側へプローブを移動させ，椎間関節の山がへこんだ外側塊(関節柱)の谷部を描出する(図57-4)．プローブ後方を消毒した後(図58)，外側塊の谷部あるいは椎間関節周辺に針先を進め(図59)，血液など逆流がないことを確認して薬液を注入する．

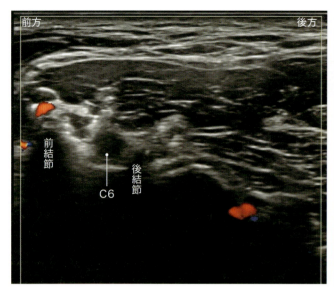

図57-1 脊髄神経後枝内側枝に対する超音波ガイド下注射①
（長軸像・体幹短軸・平行法）

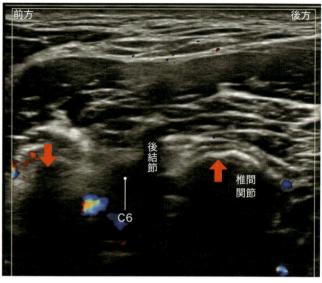

図57-2 脊髄神経後枝内側枝に対する超音波ガイド下注射②
（長軸像・体幹短軸・平行法）

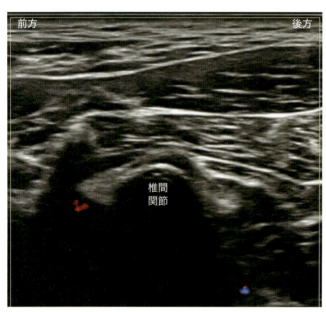

図57-3 脊髄神経後枝内側枝に対する超音波ガイド下注射③
（長軸像・体幹短軸・平行法）

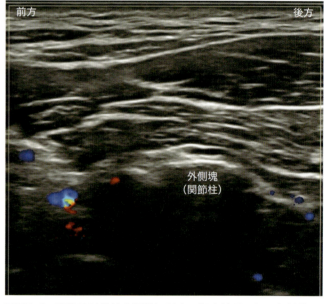

図57-4 脊髄神経後枝内側枝に対する超音波ガイド下注射④
（長軸像・体幹短軸・平行法）

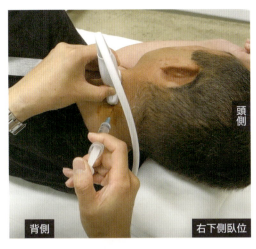

図58 脊髄神経後枝内側枝に対する超音波ガイド下注射の穿刺(長軸像・体幹短軸・平行法)

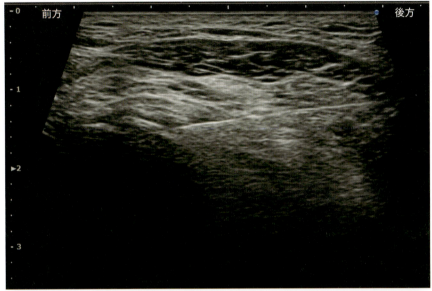

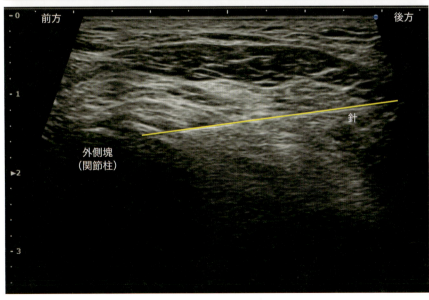

図59 脊髄神経後枝内側枝に対する超音波ガイド下注射(長軸像・体幹短軸・平行法)

2 頚肩腕部痛に対する超音波ガイド下注射 — TARGET and INTERVENTION — 187

2 短軸像・体幹長軸（交差法）

短軸で高位を確認しながら治療を行う高位へプローブを移動させ，側頸部へSlide（Sliding）させた後にプローブをRotation（Rotating）する（図60）。椎間関節がもり上がり，外側塊（関節柱）が谷として描出される。ターゲットとする高位がプローブ中央になるよう微調整し，プローブ後方を消毒し交差法で針を刺入する。針先を谷部に進め薬液を注入する（図61）。

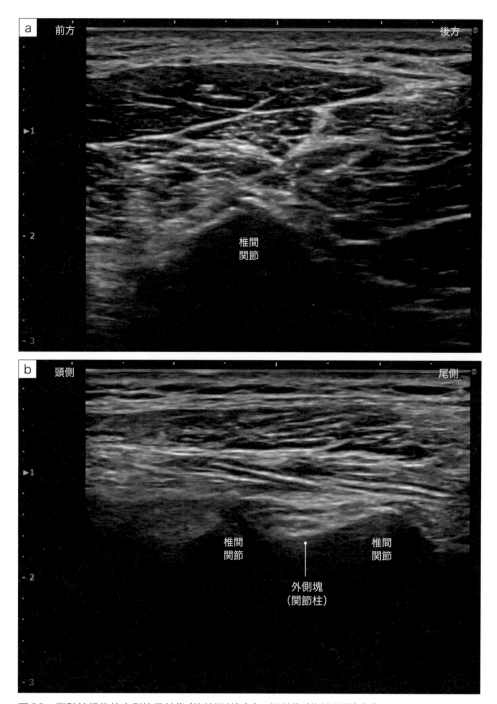

図60　脊髄神経後枝内側枝長軸像（体幹短軸）(a)，短軸像（体幹長軸）(b)

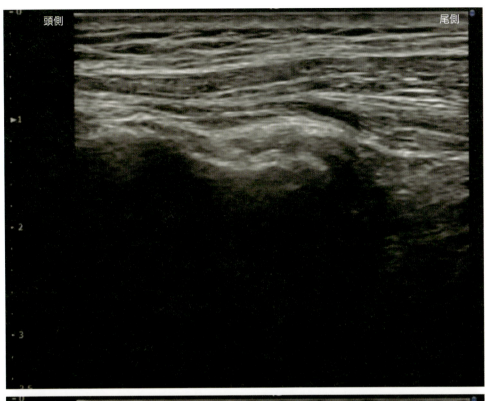
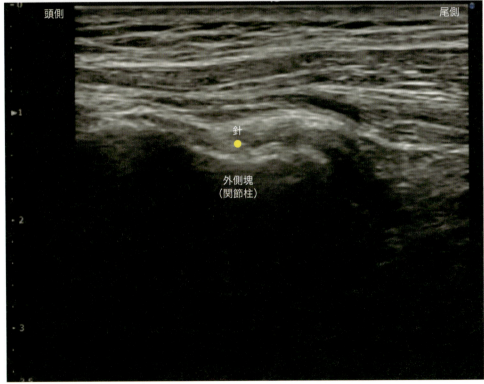

図61 脊髄神経後枝内側枝に対する超音波ガイド下注射（短軸像・体幹長軸・交差法）

3 長軸像・体幹短軸（筋間・平行法）

頚椎神経後枝をターゲットにした新しい神経ブロックとして，鈴木が半棘筋間ブロックと頚多裂筋面ブロックを図示してわかりやすく記載している[11]。プローブ外側を消毒後，針を刺入し（図62），筋間に針先を進め薬液を注入する（図63）。

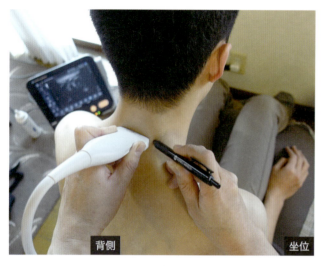

図62 脊髄神経後枝に対する超音波ガイド下注射の穿刺イメージ（筋間・長軸像・体幹短軸・平行法）

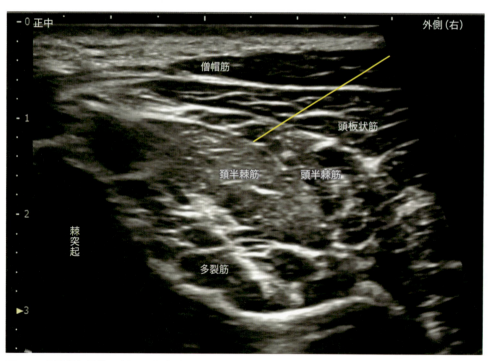

図63 脊髄神経後枝に対する超音波ガイド下注射のイメージ（筋間・長軸像・体幹短軸・平行法）

Target 114：副神経

動画 10
僧帽筋, 肩甲挙筋, 胸鎖乳突筋, 副神経

動画 28
注射：僧帽筋, 肩甲挙筋, 副神経

☞「Ⅰ-1 頸肩腕部痛に関連する超音波解剖－SONO-ANATOMY－」,「13 副神経」の項(p.109)の部分にも記載した通り，副神経は延髄根と脊髄根から構成される．脊髄根に由来する外枝は胸鎖乳突筋・僧帽筋に分布している．この外枝は尾側かつ後方に向かって進み胸鎖乳突筋の内面に達する．この筋を貫き(あるいはその内側面に沿って)，胸鎖乳突筋後縁に現れたのちには外側頸部(肩甲挙筋の浅層)を通って僧帽筋の前縁に達し，この筋の内面を走行し[☞「Ⅰ-1 頸肩腕部痛に関連する超音波解剖－SONO-ANATOMY－」，図74(p.109)参照]，これに運動性の枝をあたえている．大多和は，その論文[26]の中で，胸鎖乳突筋の神経支配は一般に副神経が運動性，頸神経が知覚性と言われているが，副神経に知覚性線維が，そして頸神経にも運動性線維が含まれている可能性があると言われていることを記述している．

ひとりごと
副神経の支配筋である胸鎖乳突筋や僧帽筋の疼痛あるいは知覚線維が含まれていることによる疼痛誘発などが，副神経に伴う頸肩腕部痛の原因と考えている．

こんなときに狙う！

外傷後を含めた頸肩腕部痛，耳鼻科など側頸部手術後の創部周辺を含めた頸肩腕部の疼痛などを認める場合に，頸神経叢や肩甲挙筋へのインターベンションと同様にターゲットのひとつとしている．

準備
- ポジション：患側上の側臥位や坐位
- プローブ：リニア
- シリンジ：5mL
- 注射針：25G・25Gカテラン針

その走行より胸鎖乳突筋後縁で狙う場合には側臥位，肩甲挙筋・僧帽筋間で狙う場合には坐位で行っている．

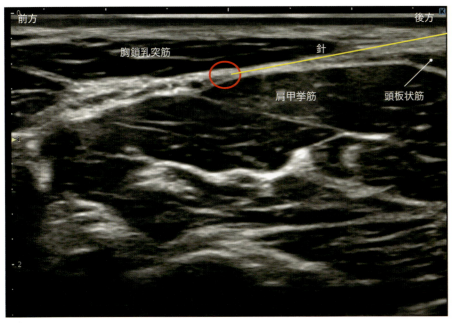

図64　副神経に対する超音波ガイド下注射イメージ(短軸像・平行法)

0 プレスキャン

[☞「Ⅰ-1 頚肩腕部痛に関連する超音波解剖－SONO-ANATOMY－」,「6 頚部固有背筋」の項(p.81),「13 副神経」の項(p.109)参照]

下顎骨下のレベルで内頚動静脈と胸鎖乳突筋の間を描出した後,プローブをゆっくりと後方尾側へ移動させながら胸鎖乳突筋深層を確認すると,小さい円形低エコーが確認できることがあり,さらに後方尾側へゆっくりとそして連続的にプローブを行き来させると,胸鎖乳突筋後縁を出て僧帽筋－肩甲挙筋間を後方へ移動する低エコー像の副神経が判断しやすくなる。

1 短軸像（平行法）

プレスキャンの方法で,胸鎖乳突筋後縁と副神経と判断した円形低エコーを描出した後にプローブ後方を消毒し,薬液を注入する(図64)。あるいは「Target 104：僧帽筋・肩甲挙筋」の項(p.136)に記載した方法と同様に僧帽筋－肩甲挙筋間と副神経と判断した円形低エコーを描出し,プローブ後方を消毒後に(図65),針先を筋間の副神経周囲に進め薬液を注入する(図66)。

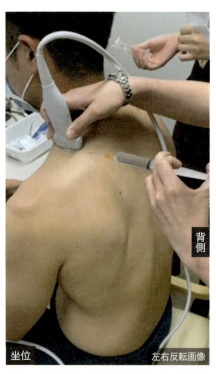

図65 副神経に対する超音波ガイド下注射の穿刺（短軸像・平行法）

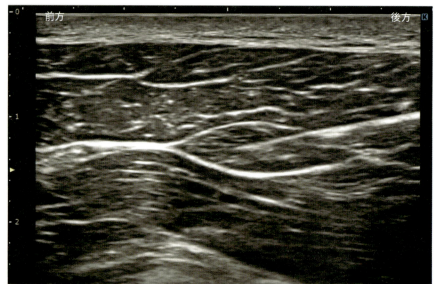

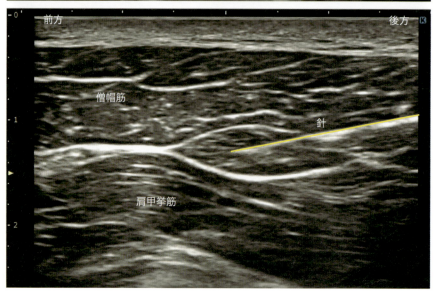

図66 副神経に対する超音波ガイド下注射（短軸像・平行法）

Target 115：肩甲背神経

動画 11
僧帽筋，菱形筋，肩甲背神経

動画 22
肩甲骨上角・内側の痛み

動画 29
注射：肩甲挙筋，肩甲背神経

肩甲背神経は，C4・C5神経根から起こり腕神経叢の上神経幹を経由し，大・小菱形筋や肩甲挙筋を支配しており，腕神経叢から分岐した後に斜角筋を貫き［「Target 107：前・中・後斜角筋」の項，図16（p.142）参照］，肩甲挙筋と菱形筋の腹側を走行する［☞「Ⅰ-1 頚肩腕部痛に関連する超音波解剖－SONOANATOMY－」，図77（p.112）参照］。この解剖学的特徴より，いわゆる肩こりと表現される肩甲帯周囲の疼痛への関与が考えられる。

こんなときに狙う！

頚椎前屈および肩甲骨を外転させたときに肩甲骨内側に強いつっぱりを誘発する場合や肩甲骨内側に圧痛を認める場合，あるいは肩甲骨内転の左右差を認める場合にターゲットとしている。

ひとりごと

上記症状や所見を認めた際に，僧帽筋－菱形筋間などへのインターベンションを行ったり，肩甲背神経をターゲットとして後述のごとく菱形筋腹側（深層）へ薬液を注入したりしている。鎮痛が得られた際に，肩甲背神経周囲への薬液注入により効果があったのか，筋間や筋膜への作用で効果が生まれたのか，残念ながら現時点で筆者自身は確証をもって回答できない。他部位においても同じことが言えるが，本書は神経を意識した記載としているが，その周囲の解剖学的構造を熟知し，各々が実際の臨床の中でその答えを探って頂きたい。

準備

- ポジション：坐位・側臥位
- プローブ：リニア
- シリンジ：5mL
- 注射針：25G・25Gカテラン針

坐位や患側上の側臥位で行う。術者は患者の背側に座り，モニターは患者の前方に配置して行っている。

⓪ プレスキャン

〔☞「Ⅰ-1 頚肩腕部痛に関連する超音波解剖－SONOANATOMY－」，「14 肩甲背神経」の項（p.112）参照〕

肩甲骨上角内側においてプローブを体幹に短軸走査を行うと肩甲骨に付着する肩甲挙筋が描出される。肩甲挙筋下の肩甲背動脈をドプラで確認するとその内側に肩甲背神経が存在する。Choらによれば，肩甲骨上角の高位において，肩甲背神経は全例肩甲背動脈の内側を走行し，両者の距離は平均7.4mmである[27]。さらに尾側にプローブをSweep（Sliding）させると小菱形筋や大菱形筋の深層を肩甲背神経が走行する。

1 短軸像（交差法・平行法）

　側頸部の手術創や斜角筋間部の圧痛がある場合などは，斜角筋部での圧迫・絞扼や滑走障害などが疑われるため，前述の「Target 107：前・中・後斜角筋」の項（p.142）および「Target 110：神経根・脊髄神経」の項（p.144）に記載した方法で，中斜角筋周辺の肩甲背神経へプローブ後方から平行法で薬液を注入することがある（図67）。

　多くは菱形筋の深層で狙っているが，プレスキャンの方法で体幹および肩甲背神経に対して短軸でプローブを当て肩甲背動脈を確認する。その内側で菱形筋腹側（深層）に針先を進めて薬液を注入するが（図68），前方の胸膜に注意し針先を見失い気胸を起こさないようにする。交差法で行う場合はプローブの頭側（図69）あるいは尾側，平行法で狙う場合にはプローブの内側を消毒し針を刺入する。

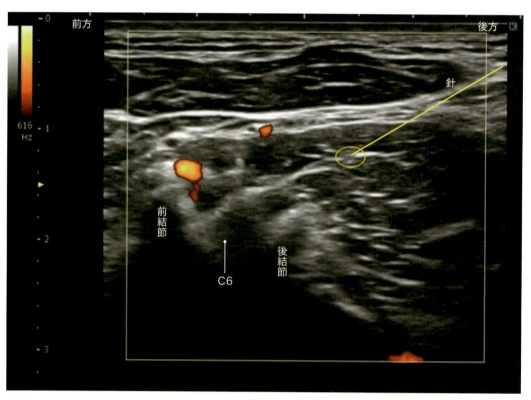

図67　肩甲背神経に対する超音波ガイド下注射のイメージ（短軸像・平行法）

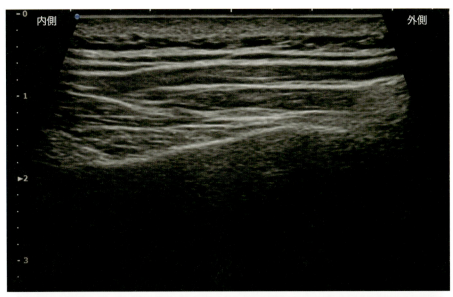

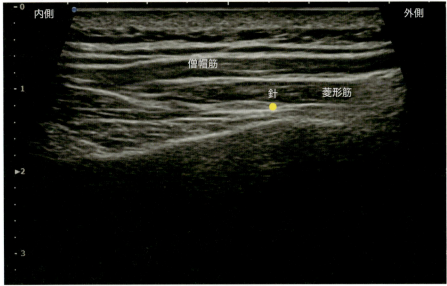

図68 肩甲背神経に対する超音波ガイド下注射（短軸像・交差法）

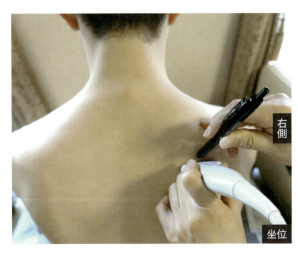

図69 肩甲背神経に対する超音波ガイド下注射の穿刺イメージ（短軸像・交差法）

2 頸肩腕部痛に対する超音波ガイド下注射 ― TARGET and INTERVENTION ―

Target 116：肩甲上神経

動画9
肩甲骨一周，肩甲上腕関節，肩甲上神経，腋窩神経

動画23
肩甲上神経

動画35
注射:肩甲上神経

ガングリオンや肩甲切痕における上肩甲横靱帯による圧迫，バレーボールやテニスなど上肢挙上によるオーバーユースに伴う傷害などが原因とされている。

こんなときに狙う！

肩甲骨周囲の疼痛・肩甲切痕部周囲の圧痛および棘上筋・棘下筋筋力低下による肩関節外転制限などがある場合に狙う。

ポイント

頸椎疾患や肩関節疾患あるいは肩関節周辺の疼痛で発症し，肩関節外転筋力低下を引き起こす神経痛性筋萎縮症（neuralgic amyotrophy；NA）などとの鑑別を要する。

準備

- ポジション：患側上の側臥位や坐位
- プローブ：リニア
- シリンジ：5mL
- 注射針：25G

坐位や患側上の側臥位で行う。術者は患者の背側に座り，モニターは患者の前方に配置して行っている。

⓪ プレスキャン

〔☞「Ⅰ-1 頸肩腕部痛に関連する超音波解剖－SONOANATOMY－」，「15 肩甲上神経」の項（p.115）参照〕

「Target 110：神経根・脊髄神経」の項（p.144）で記述した方法で，C5・C6神経根・脊髄神経を描出する。末梢にプローブをSweep（Sliding）させ鎖骨上で鎖骨背側をのぞきこむような形へプローブをゆっくり傾けて観察すると，鎖骨下動脈の外側に位置する腕神経叢から外側へ離れていく肩甲上神経が確認できる〔☞「Ⅰ-1 頸肩腕部痛に関連する超音波解剖－SONOANATOMY－」，図81（p.116）参照〕。

背部から肩甲棘に平行にプローブを当てると，棘上窩の床の部分が線状高エコー像として描出され，その背側に僧帽筋と棘上筋が存在する。内側から外側へプローブを移動させると，線状高エコーが途切れたり段差を呈したりする部位が確認できる。この肩甲切痕と上肩甲横靱帯との間に肩甲上動脈と肩甲上神経が存在する〔☞「Ⅰ-1 頸肩腕部痛に関連する超音波解剖－SONOANATOMY－」，図82（p.117）参照〕。ガングリオンの有無もプレスキャンで確認しておく。

① 短軸像（平行法・鎖骨上）

腕神経叢から外側に離れる部位での肩甲上神経へのインターベンションは，鎖骨上での腕神経叢へのアプローチと同様で，ドプラで血管を確認したのち，胸膜，血管，腕神経叢を穿刺しないよう針先を常に確認しながら，プローブ外側から針を刺入し薬液を注入する（図70）。

② 短軸像（交差法・肩甲切痕部）

肩甲切痕部で肩甲上動脈をドプラで確認したのち（図71），プローブ頭側を消毒し交差法で（図72）上肩甲横靱帯，棘上筋の深層に針先を進め，肩甲上動脈を穿刺しないように注意しながらその周囲に薬液を注入する（図73）。

肩甲棘の尾側でプローブを頭側へ向けて傾けると棘下筋の深層に棘下切痕が描出可能で，同部を肩甲上神経が走行するため，交差法で針を刺入し薬液を注入する（図74）。

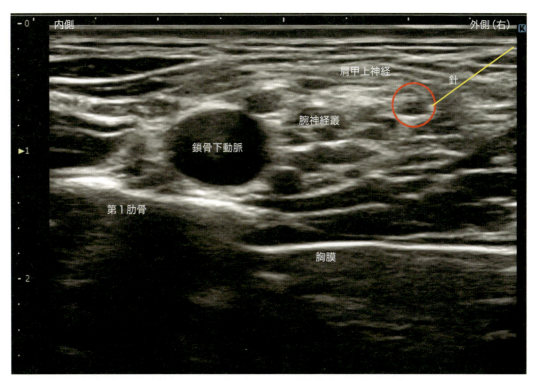

図70 肩甲上神経に対する超音波ガイド下注射のイメージ（短軸像・平行法・鎖骨上）

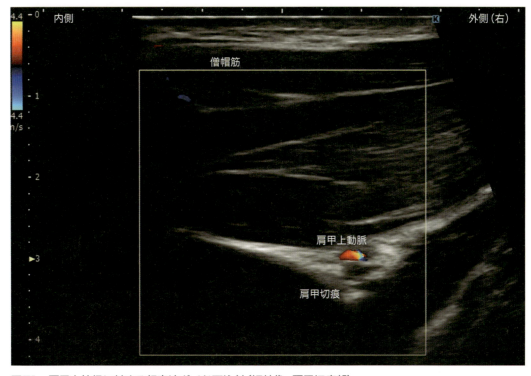

図71 肩甲上神経に対する超音波ガイド下注射（短軸像・肩甲切痕部）

2 頚肩腕部痛に対する超音波ガイド下注射 ― TARGET and INTERVENTION ― 197

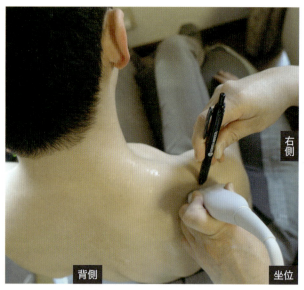

図72 肩甲上神経に対する超音波ガイド下注射の穿刺イメージ（短軸像・交差法・肩甲切痕部）

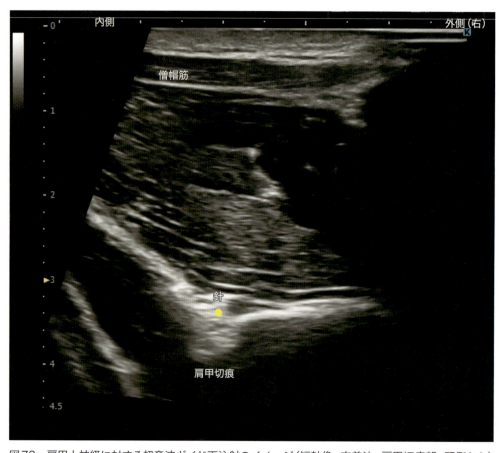

図73 肩甲上神経に対する超音波ガイド下注射のイメージ（短軸像・交差法・肩甲切痕部・頭側から）

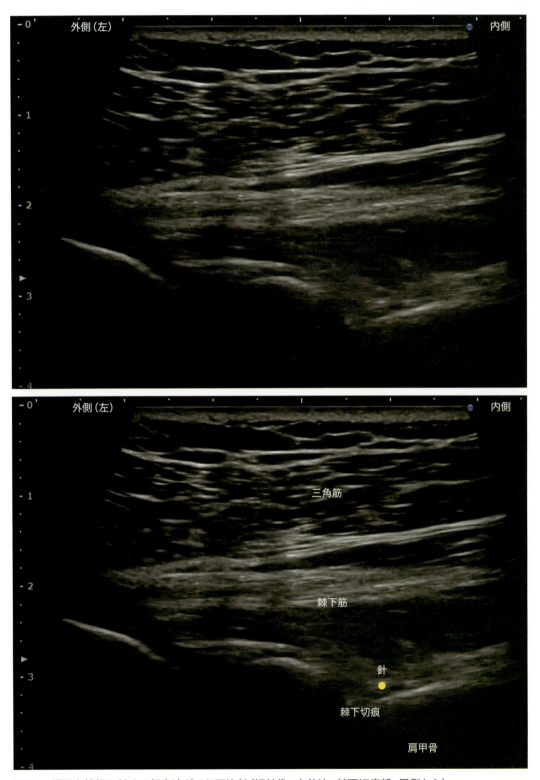

図74　肩甲上神経に対する超音波ガイド下注射（短軸像・交差法・棘下切痕部・尾側から）

Target 117：腋窩神経

動画 9
肩甲骨一周，肩甲上腕関節，肩甲上神経，腋窩神経

動画 36
注射：腋窩神経

　肩関節周辺の疼痛，しびれ，脱力や肩の挙上困難などの原因として，腋窩神経障害も忘れてはいけない。腋窩神経は，腋窩後壁で大円筋・小円筋・上腕三頭筋長頭・上腕骨で形成される間隙［四辺形間隙，外側腋窩隙（quadrilateral space；QLS）］［☞「Ⅰ-1　頚肩腕部痛に関連する超音波解剖－SONOANATOMY－」，図85（p.120）参照］の部位でその走行方向を変えるため，野球の投球動作などオーバーヘッドスポーツで認めることも多い症状である。肩関節周辺の疼痛と肩挙上困難の症状を呈することから，腱板損傷などの肩関節疾患，頚椎疾患，肩甲上神経麻痺，NAなどとの鑑別が必要となる。

こんなときに狙う！

　上記症状を呈する場合にターゲットのうちのひとつとなる。QLS部周囲の圧痛があること，Spurling testが陰性であること，上腕二頭筋の筋力低下がないこと，棘上筋や棘下筋の筋萎縮がないこと，投球動作などの疼痛誘発動作があることなどから総合的に判断する。

準備

- ポジション：患側上の側臥位や坐位
- プローブ：リニア
- シリンジ：5mL
- 注射針：25G

　肩関節自然下垂位や患側上の側臥位で後方からプローブを当てて行う方法と，患側上の側臥位で上肢を挙上し，腋窩から観察する方法があり，宮武は，前者が上外側上腕皮神経に対する注射となり，後者が腋窩神経に対する注射になると述べている[28]。坐位・側臥位とも術者は後方に座り，モニターを前方に配置している。

⓪ プレスキャン：上肢下垂法

〔☞「Ⅰ-1　頚肩腕部痛に関連する超音波解剖－SONOANATOMY－」，「16 腋窩神経」の項（p.120）参照〕

　上肢は体幹に沿わせ，可能な範囲で肩関節内旋・前腕回内させると観察しやすい。後方から上腕骨に対して長軸にプローブを当て上腕骨頭を描出する。尾側へSlide（Sliding）させ三角筋とその深層頭側に小円筋，尾側に上腕三頭筋を確認する。この部位で拍動する後上腕回旋動脈の近傍に上外側上腕皮神経が走行しているが〔☞「Ⅰ-1　頚肩腕部痛に関連する超音波解剖－SONOANATOMY－」，図87-1（p.124）参照〕，QLSにおける腋窩神経よりやや遠位であるため，そのままゆっくりと内側へプローブをSweep（Sliding）させ，上腕骨頭が肩甲上腕関節に移行するプローブ位置で腋窩神経〔☞「Ⅰ-1　頚肩腕部痛に関連する超音波解剖－SONOANATOMY－」，図87-2赤丸内（p.125）参照〕を確認する。

① プレスキャン：上肢挙上法

〔☞「Ⅰ-1　頚肩腕部痛に関連する超音波解剖－SONOANATOMY－」，「16 腋窩神経」の項（p.120）参照〕

　側臥位で可能な範囲で上肢挙上位（肩関節外転）とする。腋窩部に前方から上腕に対して短軸でプローブを当てると，血管とその後方に大円筋が，そしてその深層に上腕骨が描出される〔☞「Ⅰ-1　頚肩腕部痛に関連する超音波解剖－SONOANATOMY－」，図86-1（p.121）参照〕。この位置から後方へプローブをSlide（Sliding）させると大円筋の後方に上腕三頭筋長頭が現れ，さらにその後方に深層で上腕三頭筋側にとがった形の小円筋が描出される〔☞「Ⅰ-1　頚肩腕部痛に関連する超音波解剖－SONOANATOMY－」，図86-2（p.122）参照〕。この位置で頭尾側に少しプローブをSweep（Sliding）させ骨頭をきれいに描出させると，骨頭の弧状の高エコー像浅層に，前方から大円筋・上腕三頭筋・小円筋が観察できる。上腕骨頭と上腕三頭筋の間に腋窩神経が存在する〔☞「Ⅰ-1　頚肩腕部痛に関連する超音波解剖－SONOANATOMY－」，図86-3（p.123）参照〕。

2 短軸像・体幹長軸（交差法・上肢下垂位）

　上肢下垂位で後方から拍動する後上腕回旋動脈を確認した後，上腕遠位（尾側）を消毒し針を刺入して平行法で針を進めるか，プローブ側方を消毒して交差法で針を進め（図75），脂肪組織の周囲に薬液を注入する（図76）。血管内に注入しないよう注意が必要である。

3 短軸像・体幹短軸（平行法・上肢挙上位）

　上腕三頭筋の深層で腋窩神経を確認し，プローブ後方を消毒後，針を刺入し腋窩神経周囲に薬液を注入する（図77）。

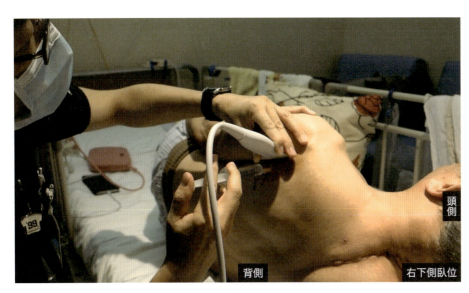

図75　腋窩神経に対する超音波ガイド下注射の穿刺（短軸像・体幹長軸・交差法・上肢下垂位）

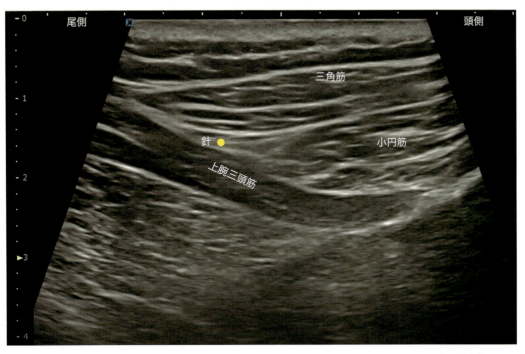

図76　腋窩神経に対する超音波ガイド下注射のイメージ（短軸像・体幹長軸・交差法・上肢下垂位）

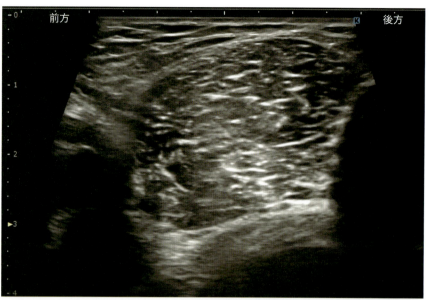

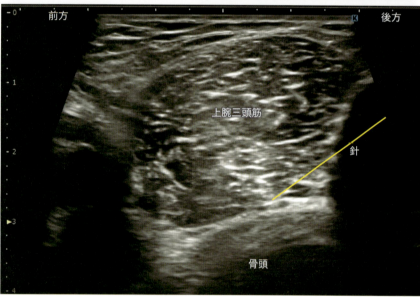

図77 腋窩神経に対する超音波ガイド下注射のイメージ（短軸像・体幹短軸走査・平行法・上肢挙上位）

> **頚肩腕部痛に対する超音波ガイド下注射における 大きな・大きなひとりごと**
>
> 頚肩腕部痛に対する超音波ガイド下注射として，Target 101〜Target 117まで17個のターゲットを本書で紹介させて頂いた。しかしながら，もっとたくさんのターゲットがある，神経を中心とした記載が多すぎる，肩関節に対する記載が少なすぎる，頚椎神経根の記載に偏りすぎているなど多くのご指摘・ご批判があるかと存じます。この後の章にも同じことが言えますが，脊椎外科医として診療を行ってきた筆者が，運動器エコーを知り，試行錯誤および多くの先生方にご教授頂きながら現時点で施行している手技やターゲットを記載させて頂いたため，かなり偏った内容になっておりますことをご理解賜れば幸いです。

新規掲載②
肩甲骨上角・内側縁の痛み

動画 22
肩甲骨上角・
内側の痛み

頚肩部痛やいわゆる肩こりの患者で，肩甲骨上角周囲や肩甲骨上部内側の疼痛を訴え，同部に圧痛を認める症例に出会うことは少なくない。

☞「Target 104：僧帽筋・肩甲挙筋」の項（p.136）や「Target 114：副神経」の項（p.191）に掲載した薬液注入部位よりやや後方，「Target 115：肩甲背神経」の項（p.193）に掲載した菱形筋深層よりやや頭側に疼痛や圧痛を認めることも多

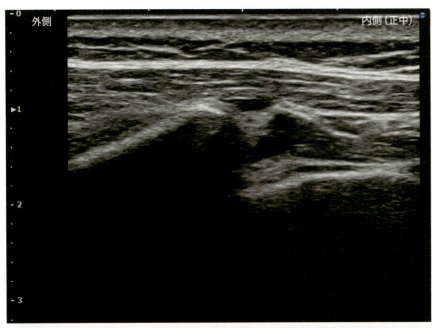

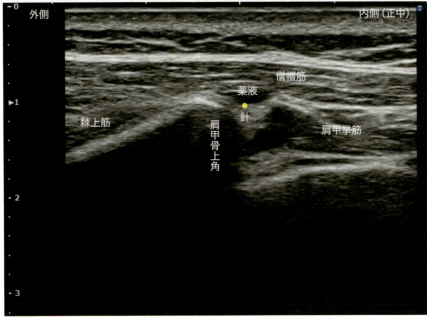

図78　肩甲骨上角部への超音波ガイド下注射（体軸に短軸像・交差法）

い。多くの先生方にご教授頂き，上記以外の部位でも注射を行っている（「そんなの前からやっている」とお叱りを受けることは承知の上だが，改訂版で新規掲載させて頂く）。

坐位の患者の背部に立ち，肩甲棘の内側やや頭側に体軸に対して短軸でプローブを当て，肩甲骨上角を画面中央に描出する。

浅層には僧帽筋，その深層において肩甲骨上角の内側に肩甲挙筋の付着部（位置によっては前鋸筋も），外側に棘上筋が描出される。ドプラで頚横動脈や肩甲背動脈を確認し

ておくことは，血管穿刺の回避のみならず，それぞれに近接している副神経や肩甲背神経を意識するために重要であると考えている。確認した後に，プローブの頭側あるいは尾側から交差法で僧帽筋・肩甲挙筋間や肩甲挙筋の肩甲骨付着部や肩甲背神経周囲へ薬液を注入している（**図78**）。

これらの注射で効果がない場合には，「**Target 101：椎間関節**」の項（p.127）や「**Target 110：神経根・脊髄神経**」の項（p.144）への介入が必要なことがあるため，今一度，身体診察や画像所見を見直すとよいと考えている。

文献

1) Bogduk N, et al：The Cervical zygapophyseal joints as a source of neck pain. Spine (Phila Pa 1976). 1988；13(6)：610-7.

2) Tanaka Y, et al：Cervical roots as origin of pain in the neck or scapular regions. Spine (Phila Pa 1976). 2006；31(17)：E568-73.

3) 田中靖久：変性頚椎由来の頚部痛—神経根性頚部痛と既成概念への疑問—. 整・災外. 2010；53(1)：13-8.

4) 前田 学, 他：頚椎椎間関節. ペインクリニック. 2020；41(別冊秋号)：S527-38.

5) Henkus HE, et al：The accuracy of subacrominalinjections：a prospective randomized magnetic resonance imaging study. Arthroscopy. 2006；22(3)：277-82.

6) Esenyel CZ, et al：The correlation between the accuracy of steroid injections and subsequent shoulder pain and function in subarcromial impingementsyndrome. Acta Orthop Traumatol Turc. 2003；37(1)：41-5.

7) 皆川洋至：超音波でわかる運動器疾患—診断のテクニック. メジカルビュー社, 2010, p165-70.

8) 田尻和八, 他：肩こりに対するハイドロリリースの有効性. 整形外科. 2020；71(5)：414-8.

9) Ohgoshi Y, et al：Multifidus cervical plane block is effective for cervical spine surgery. Can J Anaesth. 2017；64(3)：329-30.

10) Ohgoshi Y, et al：Novel ultrasound-guided inter-semispinal plane block：a compatrative pilot study in healthy volunteers. J Aneasth. 2018；32(1)：143-6.

11) 鈴木興太, 他：脊髄神経後枝をターゲットにした新しい神経ブロック—脊椎手術後のマルチモーダル鎮痛の新しい選択肢としての期待. 臨整外. 2019；54(4)：402-6.

12) 坂井友実, 他：運動器の痛み プライマリケア 頚部・肩の痛み. 菊地臣一, 編. 南江堂, 2010, p141-55.

13) Jee H, et al：Ultrasound-guided selective nerve root block versus fluoroscopy-guided transforaminal block for the treatment of radicular pain in the lower cervical spine：A randomized blinded, controlled study. Skeletal Radiol. 2013；42(1)：69-78.

14) 村田鎮優, 他：頚部神経根周辺. ペインクリニック. 2020；41(別冊秋号)：S477-85.

15) 田中靖久：頚部神経根症の手の症候—他疾患との鑑別点—. MB Orthopaedics. 2016；29(10)：6-12.

16) Lohman CM, et al：2015 Young Investigator Award Winner：Cervical nerve root displacement and strain during upper limb neural tension testing：Part 1：A minimally invasive assessment in unembalmed cadavers. Spine (Phila Pa 1976). 2015；40(11)：793-800.

17) 日本ペインクリニック学会：神経障害性疼痛薬物療法ガイドライン. 改訂第2版.
[https://www.jspc.gr.jp/Contents/public/kaiin_guideline06.html]

18) Jee H, et al：Ultrasound-guided selective nerve root block versus fluoroscopy-guided transforaminal block for the treatment of radicular pain in the lower cervical spine ：a randomized, blinded, controlled study. Skeletal Radiol. 2013；42(1)：69-78.

19) Takeuti M, et al：Prevalance of C7 level anomalies at the C7 level：an important landmark for cervical nerve ultrasonography. Acta Radiol. 2016；57(3)：318-24.

20) 橋口直史, 他：超音波ガイド下頚椎神経根ブロックの有用性～整形外科外来での新しい活用法～. 映像情報Med. 2020；52(6)：76-80.

21) Ishimoto Y, et al：New visualization of cervical nerve roots by ultrasound：Identification by 0-1 sign. JOS Case Reports.Available online 21 January 2025.In Press.

22) Murata S, et al：Vascular evaluation around the cervical nerve roots during ultrasound-guided cervical nerve root block. Spine Surg Relat Res. 2020；4(1)：18-22.

23) Kim YD, et al：Risk of encountering dorsal scapular and long thoracic nerves during ultrasound guided interscalene brachial plexus block with nerve stimulator. Korean J Pain. 2016；29(3)：179-84.

24) 臼井要介, 他：浅・深頚神経叢ブロック. 痛みのScience & Practice 6 神経ブロックに必要な画像解剖. 表 圭一, 他監. 表 圭一, 編. 文光堂, 2014, p94-9.

25) 都築暢之, 他：頚椎椎間関節近傍における頚神経後内側枝走行と椎間板関節包に対する神経枝分布形態—鞭打ち損傷後の頚部痛原因部位になり得るか. 東日本整災会誌. 2001；13(1)：48-54.

26) 大多和孝博：保存的頚部郭清術後の胸鎖乳突筋委縮に関する研究—胸鎖乳突筋の微細解剖による考察—. 川崎医会誌. 1996；22(3)：143-55.

27) Cho H, et. al：New insights into pathways of the dorsal scapular nerve and artery for selective dorsal scapular nerve blockade. Korean J Pain. 2019；32(4)：307-12.

28) 宮武和馬, 他：超音波ガイド下インターベンションと理学療法の融合. 理療ジャーナル. 2020；54(9)：1002-9.

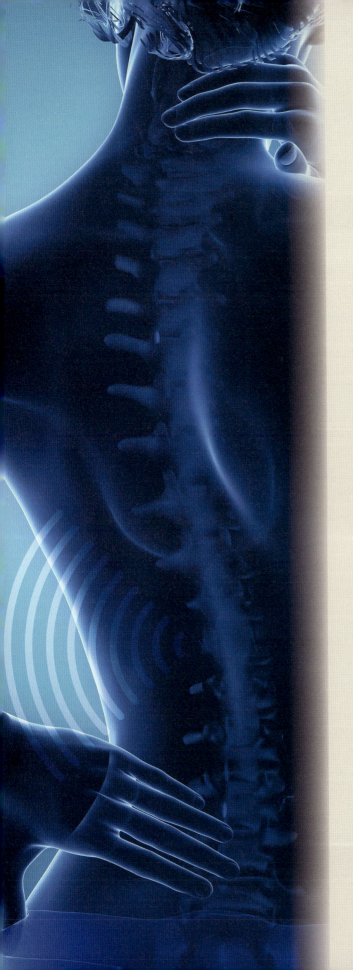

第 II 章

腰背部痛

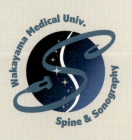

第Ⅱ章 腰背部痛

1 腰背部痛に関連する超音波解剖
―SONOANATOMY―

1 ― 腰椎

動画 37 腰椎（後方），脊髄神経後枝内側枝

動画 38 腰椎横突起

動画 39 腰椎（後方），後仙骨孔，腰椎神経根・脊髄神経

動画 40 腰椎（前方・側方），大腰筋，腰神経叢

腰背部痛に対して超音波ガイド下インターベンションを行う際には，頸椎同様，腰椎の解剖および超音波解剖を理解することは必須の条件となる。

棘突起・椎弓

腰椎は椎体とその背側にある椎弓から構成される。左右の椎弓（解剖学的には椎弓板）が合わさる正中部から背尾側（後下方）へのびる突起を棘突起とよび，棘上・棘間靱帯や多裂筋などの筋肉が付着する（図1，2-1，2-2）。棘突起は腰背部の正中溝で触知可能で，体型などよりわかりにくい場合には前屈位をとってもらうとよい。左右の腸骨稜頂部を結ぶJacoby線はL4棘突起の指標となる[1]。

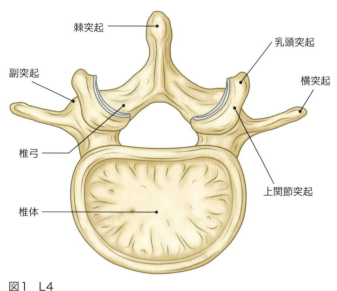 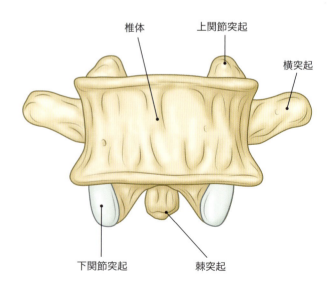

図1 L4
左：頭側より，右：腹側より

（プロメテウス解剖学アトラス 解剖学総論/運動器系，第3版，坂井建雄，他監訳，医学書院，2017，p115より改変）

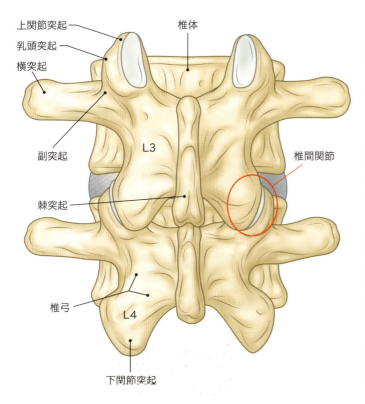
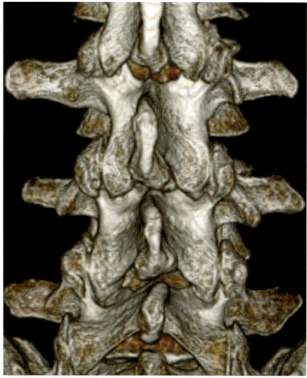
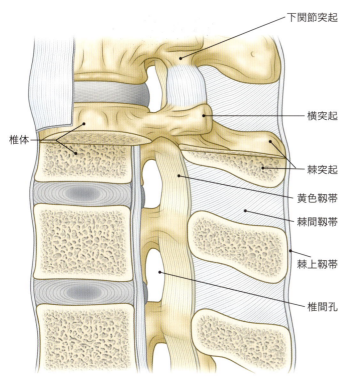

図2-1　L3-L4
上：背側より，下：左側面より（左下は正中で一部切断）
(Netter FH：ネッター解剖学アトラス．原書第4版．南江堂，2007，図155より改変)

図2-2　腰椎CT
上：背側より，下：左側より

1　腰背部痛に関連する超音波解剖 ─ SONOANATOMY ─　207

▶ **超音波像（短軸像）**

　棘突起上で正中にプローブを当て短軸像で観察すると，棘突起は背側凸の線状高エコー像として描出され後方に音響陰影のための無エコー像を伴う。棘突起両側深部に確認できる水平な線状高エコー像が椎弓であり，同様に後方に無エコー像を認める（**図3**）。

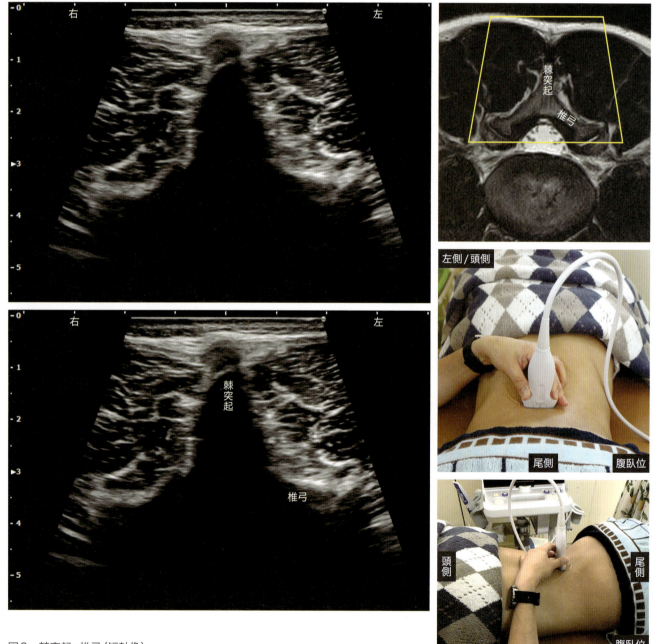

図3　棘突起・椎弓（短軸像）

▶ 超音波像（長軸像）

　腰背部正中で体軸に平行にプローブを当てると，上方（背側）凸の一連の線状エコー像を認め，その下（後方）に音響陰影のための無エコー像が観察できる（図4）。レベル確認はこの長軸像で行うとよい。まず仙骨上で正中にプローブをあて長軸像で棘突起が癒合して形成された正中仙骨稜を確認した後，プローブを頭側にSlide（Sliding）させることで最初に現れる棘突起がL5であり，これと正中仙骨稜の間がL5/S椎弓間であることがわかる。さらに頭側にプローブを移動させながら棘突起を数えることで目的高位の判断が可能となる。

　プローブを1cmほど外側へ移動させ正中に向けて少し傾

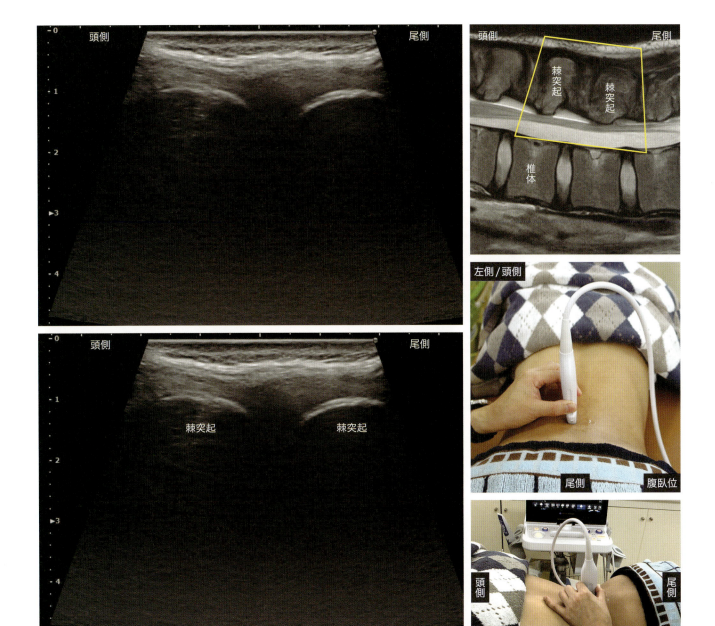

図4　棘突起（長軸像）

1　腰背部痛に関連する超音波解剖 —SONOANATOMY—　209

けると，尾側がより上方（背側）に傾斜した線状高エコー像である椎弓が並んで描出される。頭尾側それぞれの椎弓の隙間が椎弓間となりその前方に硬膜が観察できる。L5/S高位を確認する場合に前述の正中長軸像で判断が難しい場合には，この方法で確認するとよい（**図5**）。

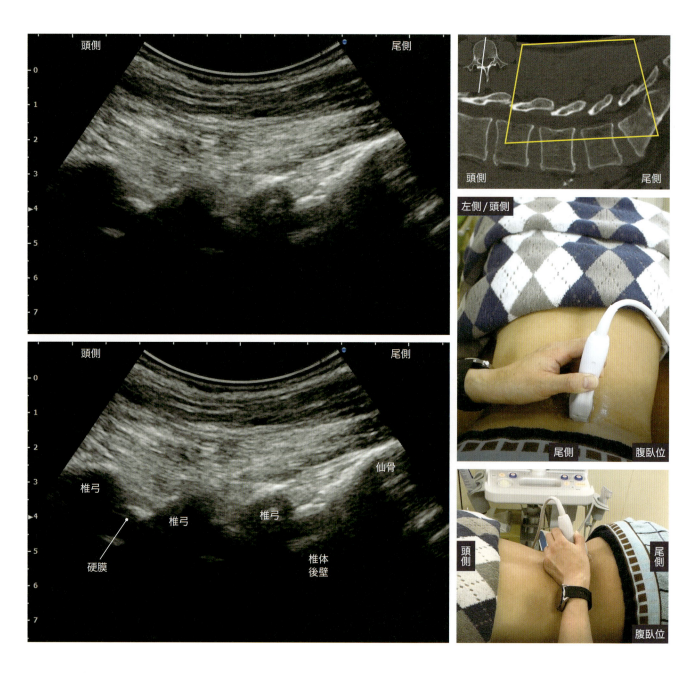

図5　椎弓（長軸像）

椎間関節

椎弓間の関節は，隣り合う頭尾側の関節突起から形成され，椎間関節と呼ばれる。椎間関節は脊髄神経後枝内側枝から起こる関節枝によって神経支配を受ける[2]。後述の横突起内側の後面にある溝を通り，それぞれの椎間関節は頭尾側それぞれ2本の神経によって支配を受けている（図23参照）[3]。

▶ 超音波像（短軸像）

棘突起および椎弓の外側に椎間関節を確認することができる（図6）。椎間関節が画面中央に位置するようにプロー

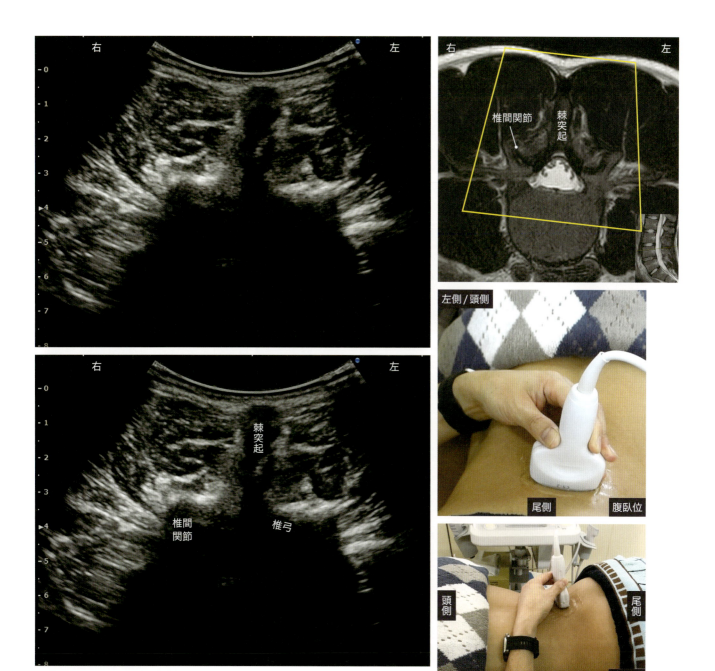

図6　椎間関節（短軸像）

ブを外側に Slide (Sliding) させた後，右側椎間関節は時計回り，左側椎間関節の観察の場合は反時計回りに回転させながら椎間関節を確認すると，2つの関節突起間の関節面が観察しやすくなる（**図7**）。椎弓および椎間関節後方には多裂筋を観察することができる。

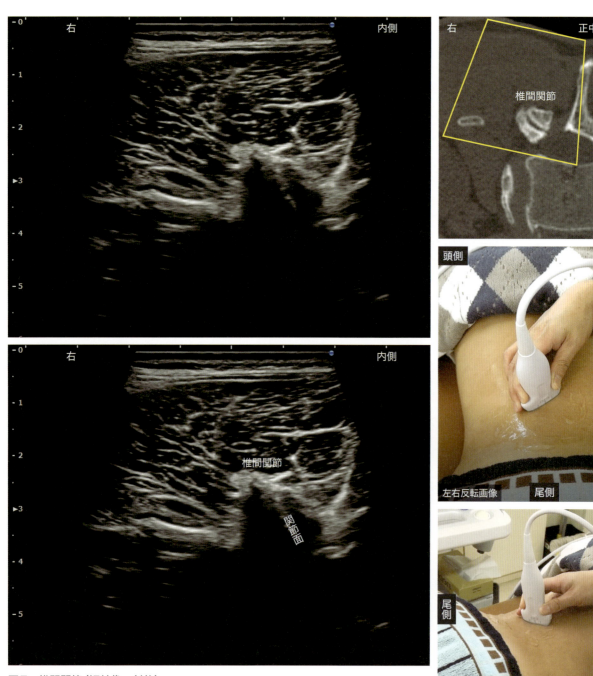

図7　椎間関節（短軸像，斜位）

▶ **超音波像（長軸像）**

正中棘突起上で長軸に当てたプローブを体軸に平行に2～3cm程度外側へSweep（Sliding）させると，こぶ状にならぶ線状高エコー像が観察できる。これが関節突起であり，こぶの直上に関節包が薄い低エコー像として描出される（**図8**）。

横突起

椎間関節外側深部にある側方に向かう大きな突起は，解剖学的には肋骨突起と呼ばれるが，本書では臨床現場と同じく横突起と表現することとする。横突起の基部尾側

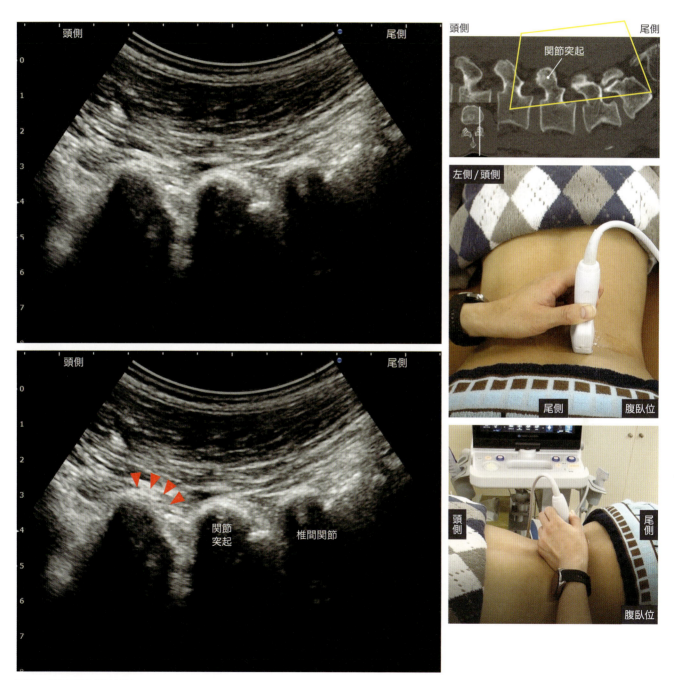

図8　椎間関節（長軸像）

にある小さな突起は副突起と呼ばれ，椎間関節を形成する上関節突起の後面には乳頭突起が存在し多裂筋が付着する（図1，2-1）。

腰椎脊髄神経やその後枝内側枝へのインターベンションを行う際に，横突起はメルクマールとして重要である（図22，23参照）。

▶ **超音波像（長軸像・体幹短軸）**

椎間関節のさらに外側腹側（深部）に横突起を確認することができる（図9）。コンベックスプローブを用いると，棘突起を中心として左右対称に線状高エコーの椎弓とその外側の椎間関節および横突起を1画面に描出することが可能となり，位置関係が把握しやすくなる（図10）。

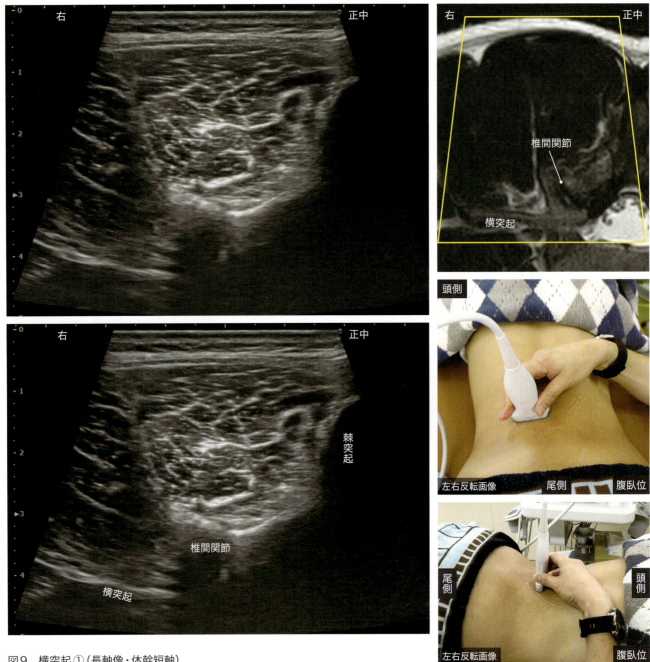

図9　横突起①（長軸像・体幹短軸）

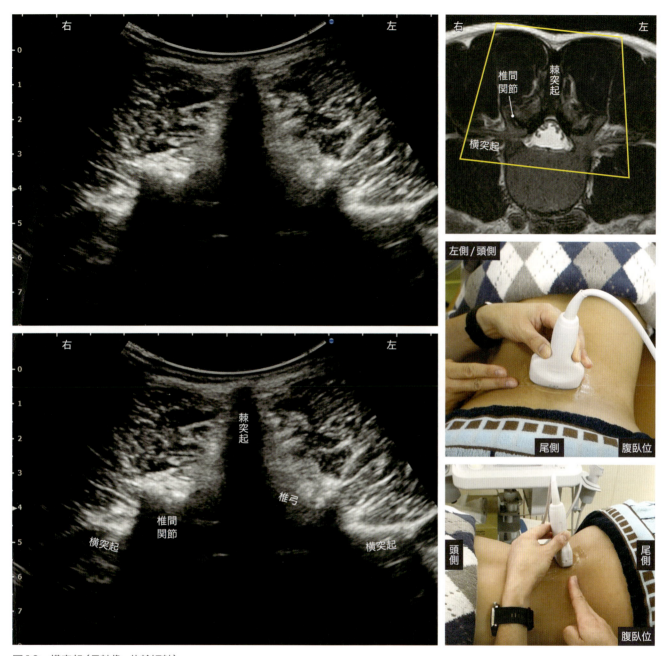

図10　横突起（長軸像・体幹短軸）
右手で指しているのは腸骨稜頂部を結ぶJacoby線

1　腰背部痛に関連する超音波解剖 ―SONOANATOMY―

▶ **超音波像（短軸像・体幹長軸）**

椎間関節を観察した状態からプローブを少し外側へSweep（Sliding）させると（正中から4〜5cm外側）横突起を観察することができる。脊柱起立筋の腹側に少し上方に凸の線状高エコー像として描出され，後方には音響陰影による無エコー像を伴う（**図11**）。横突起の線状高エコーの腹側（深部）に横突起間をつなぐ線状高エコー像が確認できる。これは横突間靱帯が描出されており，腰椎脊髄神経をターゲットとする際の目印となる。

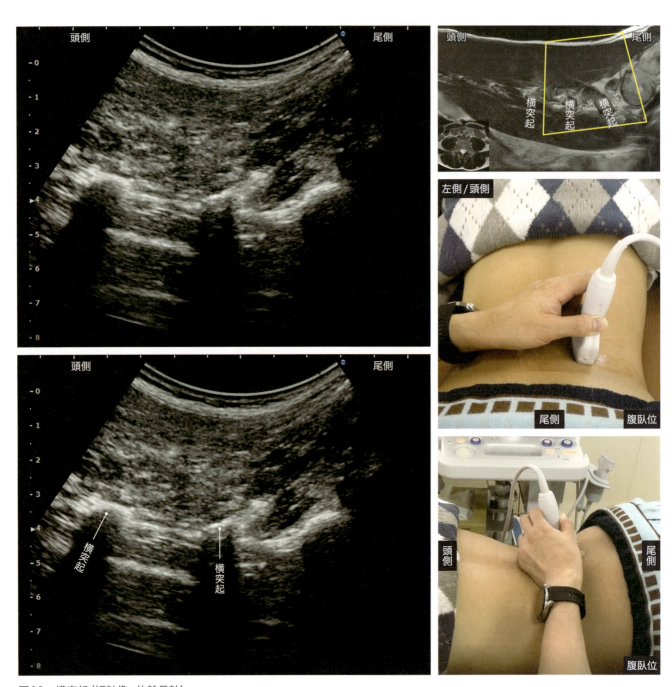

図11　横突起（短軸像・体幹長軸）

椎体

椎体は楕円形の筒状で，側面と前面は陥凹している。前面は椎体前壁より椎体頭尾側の椎間板のほうが膨隆している。

▶ 超音波像（短軸像）

Sauter[4]によって報告されたShamrock methodを用いて側腹部にコンベックスプローブを当て腰椎を側方から観察すると，腰椎椎体側壁が線状高エコーで描出される（図12）。

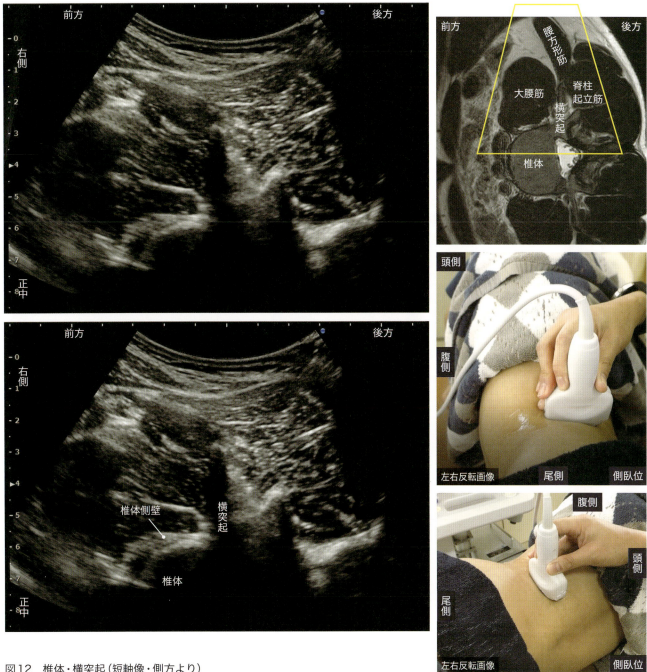

図12　椎体・横突起（短軸像・側方より）

2 ― 腰背部の筋

動画 41
多裂筋，最長筋，腸肋筋，腰方形筋，胸腰筋膜

動画 42
最長筋，腸肋筋，腸骨の位置関係

固有背筋は背部の深層に位置し，付着は重なり合って，頭の支持・運動，脊柱（体幹）の運動・姿勢維持（安定化）に働く（**表1**）。

腰椎では超音波解剖上重要な3つの筋肉が並んで存在し，正中から外側に向かって多裂筋，最長筋，腸肋筋であり（**図13**），これらは胸腰筋膜に包まれている（**図14**）。最長筋と腸肋筋は脊柱起立筋と呼ばれる。

表1 固有背筋

固有背筋				
長背筋群	脊柱起立筋	板状筋	頭板状筋・頚板状筋	
^	^	腸肋筋	頚腸肋筋・腰腸肋筋（胸部と腰部）	
^	^	最長筋	頭最長筋・頚最長筋・胸最長筋	
^	^	棘筋	頭棘筋・頚棘筋・胸棘筋	
短背筋群	横突棘筋	半棘筋	頭半棘筋・頚半棘筋・胸半棘筋	
^	^	多裂筋		
^	^	回旋筋	頚回旋筋・胸回旋筋・腰回旋筋	
^	横突間筋			
^	棘間筋		頚棘間筋・腰棘間筋	
後頭下筋	大後頭直筋・小後頭直筋・上頭斜筋・下頭斜筋			

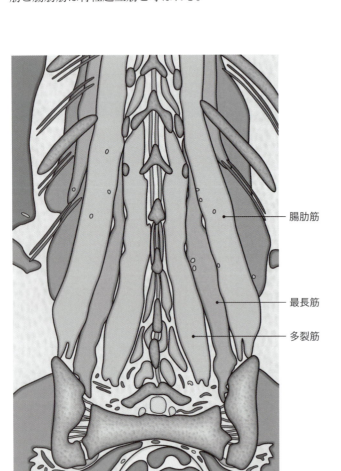

図13 MRI（冠状断）をイラスト化
（町田 徹，他：CT/MRI画像解剖ポケットアトラス．第3版．脊椎・四肢・関節．メディカル・サイエンス・インターナショナル，2008，p309より改変）

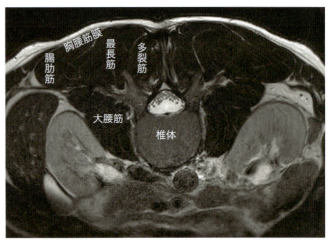

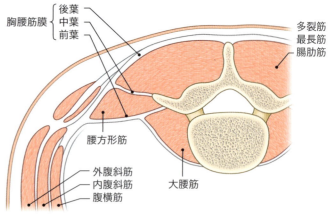

図14 胸腰筋膜

多裂筋

　固有背筋は長背筋群，短背筋群，後頭下筋に大別され，短背筋群に属する多裂筋は，腰部においては仙骨後面，上後腸骨棘，腰椎横突起から起こり，2～4椎頭側の棘突起に停止する[5]（**図15**）。

作用：腰椎伸展，少しの対側回旋

支配神経：脊髄神経後枝内側枝（**図16，22，23参照**）

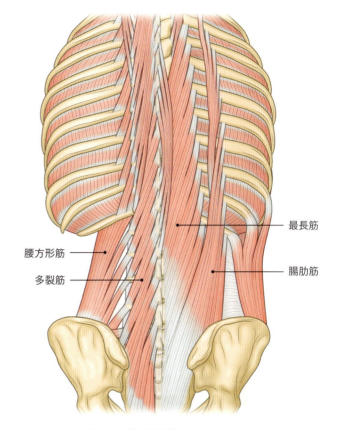

図15　多裂筋・最長筋・腸肋筋

（https://en.wikipedia.org/wiki/Multifidus_muscle より改変）

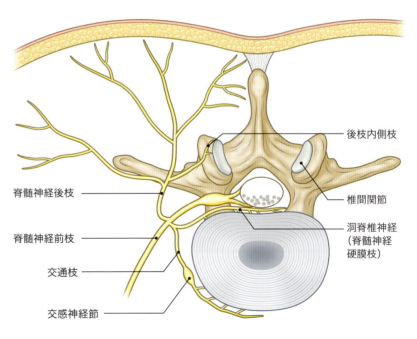

図16　脊髄神経後枝

〔大場悠巳，他：腰痛の手術療法．関節外科．2018；7(12)：1342-9より改変〕

▶ 超音波像（短軸像）

　棘突起の外側，椎弓背側に存在するため，左右両側の腸骨稜頂点を結ぶJacoby線の高位で正中にプローブを置くと，L4棘突起の外側に描出される多裂筋が観察可能である（図17）。より尾側の棘突起に付着する筋が内側に加わるため，尾側に行くほど筋幅が広くなる（図18，19）。

最長筋

　長背筋群に属する最長筋は，脊柱起立筋を構成する筋肉のひとつである。腰仙椎レベルでは，胸最長筋が腸骨稜・仙骨に起始し腰椎横突起（解剖学的には肋骨突起）に停止する[5]（図15）。

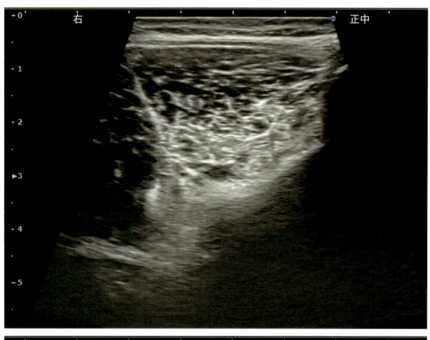

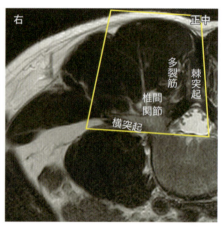

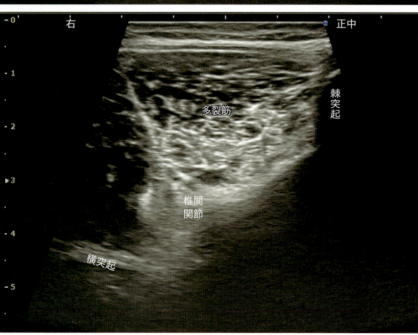

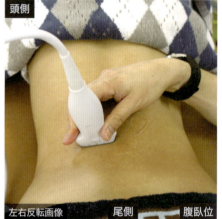

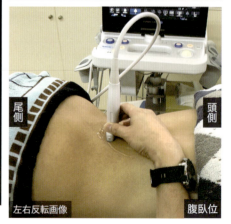

図17　多裂筋（短軸像）

作用:腰椎伸展,同側への側屈・回旋
支配神経:脊髄神経後枝中間枝[6](**図23参照**)

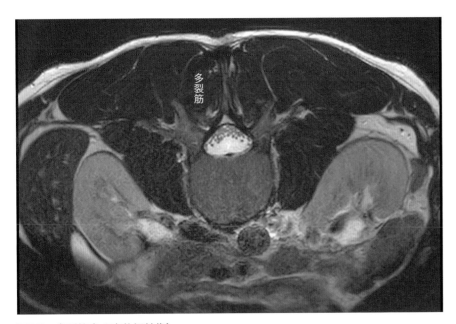

図18　多裂筋(L2高位短軸像)

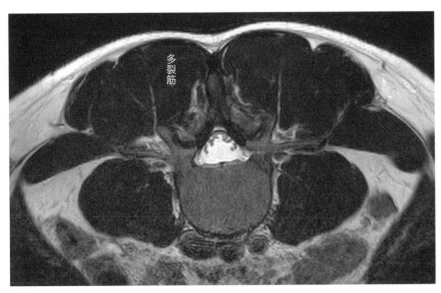

図19　多裂筋(L4高位短軸像)

▶ 超音波像（短軸像）

　Jacoby線の高位正中でL4棘突起および多裂筋を描出した後，プローブを外側にSlide（Sliding）させると多裂筋の外側に最長筋が確認できる（図20）。

　最長筋と次に述べる腸肋筋との間には隔壁が形成され，脊柱起立筋背側の膜様構造物にT字型につながっており，短軸像では両筋間に軽いくぼみを形成している（図20赤矢頭）[7]。これに対し，椎弓根スクリュー挿入や椎間孔狭窄症手術の際に用いられることのある，いわゆるWiltseのアプローチである多裂筋と最長筋の間にはくぼみや腱性組織は存在しないため注意が必要である。

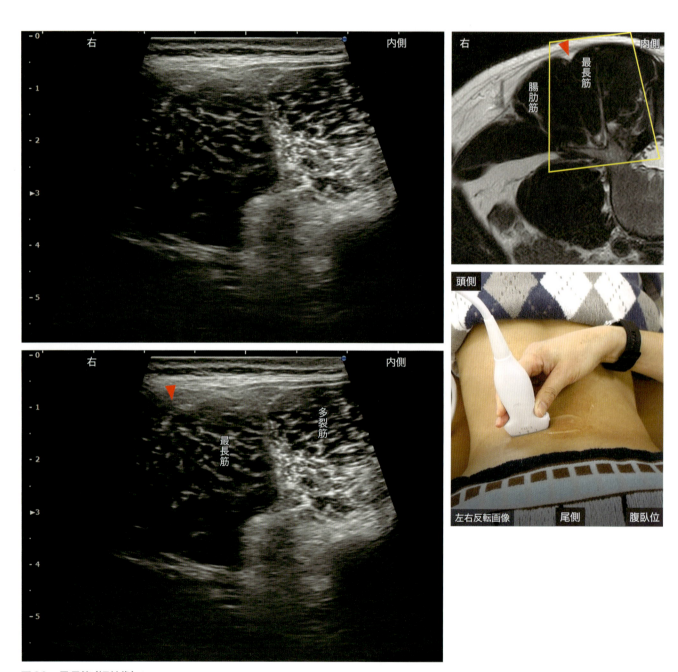

図20　最長筋（短軸像）

腸肋筋

　外側に存在する脊柱起立筋であり，腰腸肋筋は仙骨・腸骨稜・胸腰筋膜から起始し上位腰椎横突起・下位肋骨に付着する[5]（図15）。

作用：腰椎伸展，同側への側屈・回旋

支配神経：脊髄神経後枝外側枝（図23参照）

▶超音波像（短軸像）

　Jacoby線の高位正中でL4棘突起および多裂筋を描出した後，プローブを外側にSlide（Sliding）させると多裂筋・最長筋の外側に腸肋筋が確認できる（図21）。

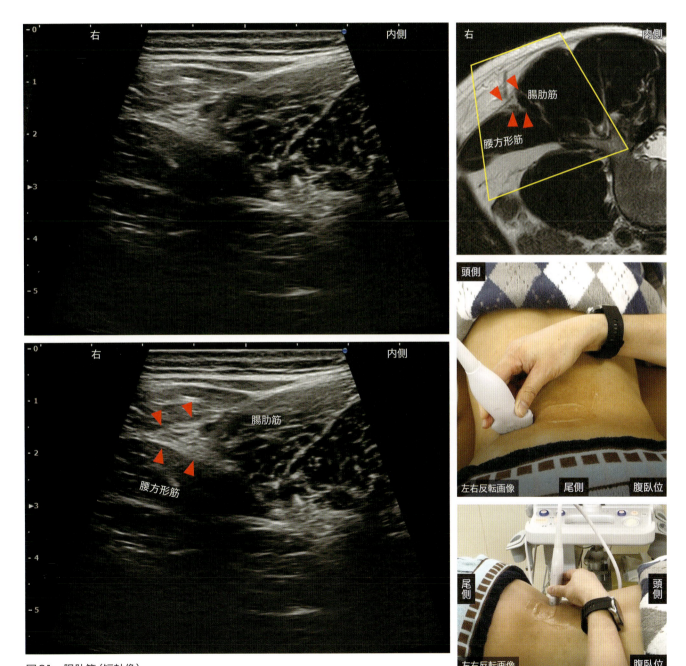

図21　腸肋筋（短軸像）

胸腰筋膜

固有背筋は腹側および背側から胸腰筋膜に包まれ，この筋膜は胸部領域では薄く，腰部背側領域の筋を厚く覆う。胸腰筋膜は，正中で左右が癒合し棘上靱帯と連続し，外側では特に厚く内腹斜筋・腹横筋と連続しlateral rapheと呼ばれる構造を形成している。このlateral rapheは超音波像においてもポイントとなり（**図21赤矢頭**），白石はイルカの口のような特徴的なその形から腸肋筋外縁の部分をMOD（mouth of dorphin）と呼んでいる[8]。

3 — 脊髄神経後枝（図22, 23）

動画 37
腰椎（後方），脊髄神経後枝内側枝

動画 41
多裂筋，最長筋，腸肋筋，腰方形筋，胸腰筋膜

腰背部痛治療においても末梢神経を意識して治療を行うことが重要であることを痛感している。現在超音波画像で腰背部の細い末梢神経をすべて直接同定することは困難である。しかし，前項の固有背筋や腰椎をランドマークとすることで末梢神経に対してインターベンションを加えることは可能である。

脊髄神経後枝は椎間孔を出た後，上関節突起の外側面に沿って斜め後下方へと走る。横突起の背側に出たところで分岐する。齋藤らによれば，後枝は胸部および腰部において3枝（外側枝，中間枝，内側枝）に分かれている。外側枝は最初に分岐して腸肋筋を支配し，中間枝は最長筋と腸肋筋の間を走行している。筋枝は腸肋筋の一部と最長筋を支配し，皮枝が皮膚に分布しており，内側枝は棘突起近くを走り多裂筋を支配した後，皮枝となり棘突起先端付近から皮下に出て皮膚を支配していたと報告している[6]。

内側枝は椎間関節への関節枝も分岐するため同部の疼痛にも関与している。菊地らも，脊髄神経後枝は内側枝と外側枝に2分されると言われてきたが，厳密には内側枝，中間枝，外側枝の3枝に分岐していると述べている[9]。

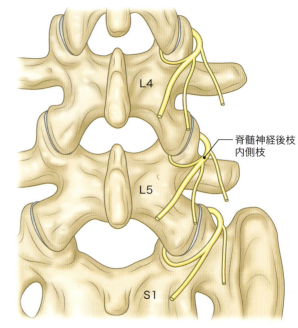

図22　脊髄神経後枝内側枝
〔Won HS, et al：Facet joint injections for management of low back pain: a clinically focused review. Anesth Pain Med. 2020;15(1):8-18, Fig 3より改変〕

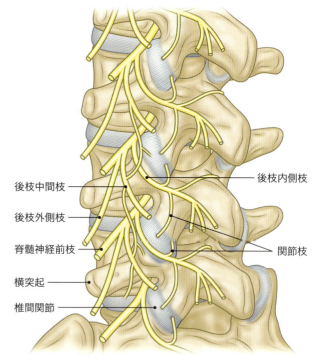

図23　脊髄神経後枝
〔山下敏彦：椎間関節性腰痛の基礎．日本腰痛会誌．2007；13(1)：24-30より改変〕

▶ **超音波像（短軸像）**

まず長軸像で腰椎高位を確認したのち，目標とする高位でプローブを回転させ短軸像とし，棘突起を目印にプローブを外側へ Slide（Sliding）させ，内側より多裂筋・最長筋・腸肋筋を描出する。中間枝は最長筋と腸肋筋の間（**図24 赤矢頭**）を走行しているためこの2つの筋がランドマークとなる（図24）。

前項で述べた方法で椎間関節を短軸で描出し，少し尾側に Sweep（Sliding）させることで横突起を確認することができる。その基部を内側枝が走行するため横突起基部がランドマークとなる。脊椎症性変化のあまりない症例における上位腰椎高位では，エコー上副突起が確認できることも

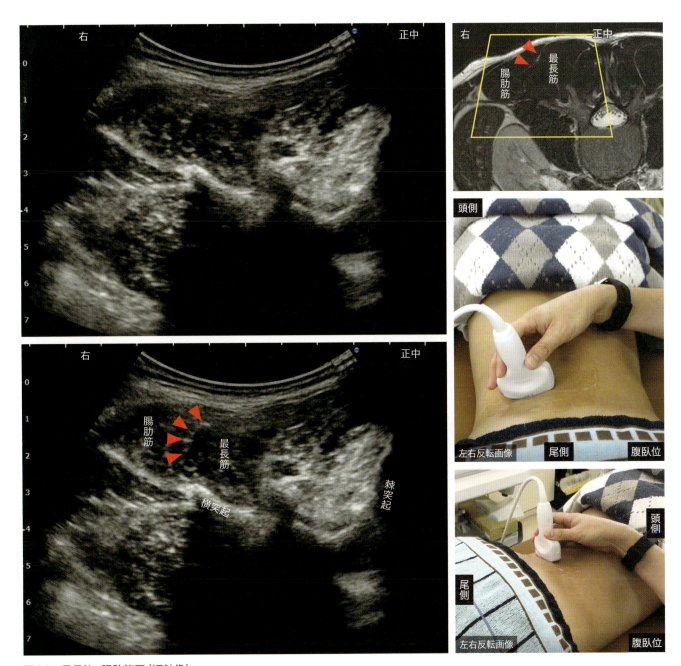

図24　最長筋・腸肋筋間（短軸像）

あり，椎間関節と副突起間を走行する内側枝のランドマークとして利用できる。

　脊髄神経後枝を3枝分岐と考えた場合，齋藤らが外側枝は最初に分岐して腸肋筋を支配していると報告していることから，内側枝同様，横突起基部がランドマークとなる（**図25赤矢頭**）。

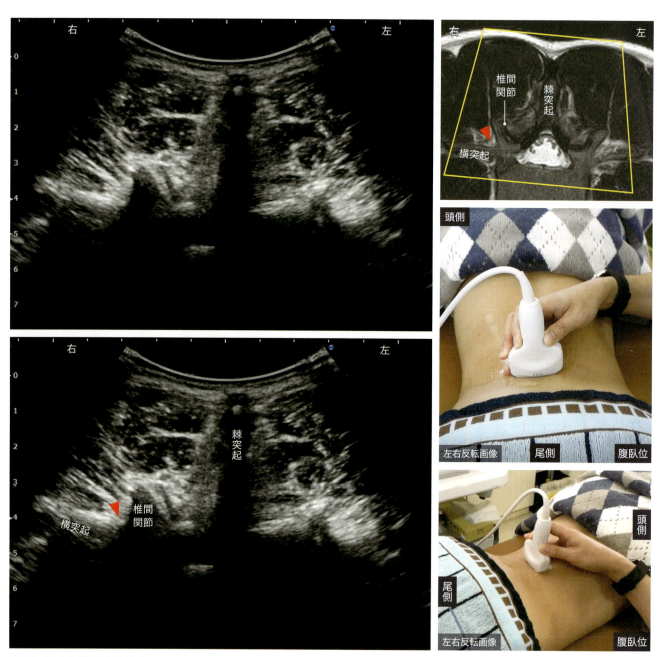

図25　横突起基部（短軸像）

第Ⅱ章　腰背部痛

文献

1) ポケットチューター 体表からわかる人体解剖学. 大川　淳, 他監訳. 南江堂, 2014, p186.

2) Shuang F, et al:Clinical Anatomy and Measurement of the Medial Branch of the Spinal Dorsal Ramus. Medicine(Baltimore). 2015;94(52):e2367.

3) 臨床のための解剖学. 佐藤達夫, 他監訳. メディカル・サイエンス・インターナショナル, 2008, p491.

4) Sauter AR:The "Shamrock Method"－a new and promising technique for ultrasound guided lumbar plexus blocks. BJA. 2013;111(eLetters Supplement).

5) プロメテウス解剖学アトラス 解剖学総論／運動器系 第3版. 坂井建雄, 他監訳. 医学書院, 2017, p146-52.

6) 齋藤敏之, 他：外科手技上有用な脊髄神経後枝の解剖学的研究. 臨床解剖研究会記録. 2010;10:30-1.

7) 張　漢秀：腰椎後方の筋肉の解剖と機能. 脊椎脊髄. 2019;32(4):285-91.

8) 白石吉彦：離島発 とって隠岐の外来超音波診療. 中山書店, 2017, p56.

9) 菊地臣一, 他：腰仙椎部神経症状 カラーでみる解剖学的背景. 金原出版, 1996, p23.

第Ⅱ章　腰背部痛

2 腰背部痛に対する超音波ガイド下注射
─TARGET and INTERVENTION─

Target 200：危険信号（red flags）

　腰痛に対する超音波ガイド下注射を行うにあたり記載しておかなければならない注意点がある。腰痛を引き起こす原因は多岐にわたるため（**表1**），腰痛患者の診療に注意深い問診と診察が必要であり，まず危険信号（red flags，**表2**）を有し重篤な脊椎疾患の可能性がある腰痛，神経症状を伴う腰痛，神経症状のない腰痛の3つにトリアージすることが推奨されている[1]。

　超音波像による診断や超音波ガイド下インターベンションに固執するあまり，red flags を有するにもかかわらず単純X線検査など必要な検査を行わずに，重篤な脊椎疾患を見落とすことがあってはいけない。『腰痛診療ガイドライン2019』（改訂第2版）においても単純X線は red flags の除外診断に有用であると述べられている[1]ことから，重篤な脊椎疾患のチェック，全体の脊柱骨盤アライメントチェック，胸腰移行椎や腰仙移行椎のチェックの目的で単純X線検査を行っている。

表1　腰痛の原因別分類

1）脊椎とその周辺運動器由来
脊椎腫瘍（原発性・転移性腫瘍など）
脊椎感染症（化膿性椎間板炎・脊椎炎，脊椎カリエスなど）
脊椎外傷（椎体骨折など）
腰椎椎間板ヘルニア
腰部脊柱管狭窄症
腰椎分離すべり症
腰椎変性すべり症
代謝性疾患（骨粗鬆症，骨軟化症など）
脊柱変形（側弯症，後弯症，後側弯症）
非化膿性炎症性疾患（強直性脊椎炎，乾癬性腰痛など）
脊柱靱帯骨化
筋・筋膜性
脊柱構成体の退行性病変（椎間板性，椎間関節性など）
仙腸関節性
股関節性
2）神経由来
脊髄腫瘍，馬尾腫瘍など
3）内臓由来
腎尿路系疾患（腎結石，尿路結石，腎盂腎炎など）
婦人科系疾患（子宮内膜症など）
妊娠
4）血管由来
腹部大動脈瘤
解離性大動脈瘤など
5）心因性
うつ病
ヒステリーなど
6）その他

（日本整形外科学会診療ガイドライン委員会，腰痛診療ガイドライン策定委員会，編：腰痛診療ガイドライン2019．改訂第2版．日本整形外科学会，日本腰痛学会，監．南江堂，2019．p8，表1より引用）

表2　重篤な脊椎疾患（腫瘍，感染，骨折など）の合併を疑うべき red flags（危険信号）

・発症年齢＜20歳または＞55歳
・時間や活動性に関係のない腰痛
・胸部痛
・癌，ステロイド治療，HIV 感染の既往
・栄養不良
・体重減少
・広範囲に及ぶ神経症状
・構築性脊柱変形
・発熱

HIV：human immunodeficiency virus
（日本整形外科学会診療ガイドライン委員会，腰痛診療ガイドライン策定委員会，編：腰痛診療ガイドライン2019．改訂第2版．日本整形外科学会，日本腰痛学会，監．南江堂，2019．p8，表1より引用）

Target 201：椎弓（分離部）

動画37
腰椎（後方），脊髄神経後枝内側枝

動画43
注射：椎弓後面，分離部

伸展動作や回旋動作を繰り返すアスリートが腰痛を訴える際に念頭に置くべき疾患として，腰椎分離症，椎間関節障害，棘突起インピンジメント障害などがあり，身体診察や超音波ガイド下インターベンションによる除痛効果が診断の助けとなる．藤田らは，腰椎分離症の超音波スクリーニング法として，椎間関節周囲などの深部の血流反応の有無が応用できる可能性があると報告している[2]．

こんなときに狙う！

腰椎伸展・回旋動作が多いスポーツに没頭している成長期のアスリートの強い腰痛の場合には，まず分離症を疑ってよい．確定診断および骨癒合をめざすコルセットの腰椎外固定のための進行度判断には，腰椎CT（図1）および腰椎MRI（図2）が必要となるが，腰椎分離症（終末期）で強い腰痛がある場合に分離部ブロックを選択することがある．

準備

- ポジション：腹臥位・側臥位
- プローブ：リニア・コンベックス
- シリンジ：5mL，10mL
- 注射針：25Gカテラン針

疼痛で体位をとることが不可能な場合以外は腹臥位で行っているが，側臥位でも施行可能である．平行法の場合には外側から刺入を行うため，患側に術者・反対側にモニターの配置で行っている．側臥位の場合には，患側上の側臥位とし，術者は患者の背側に座り，モニターは対側である腹側に配置し行っている．

⓪ プレスキャン

〔☞「Ⅱ-1 腰背部痛に関連する超音波解剖－SONOANATOMY－」，「棘突起・椎弓」の項（p.206）参照〕

棘突起上で正中にプローブを当て体幹に対して短軸で観察すると，棘突起は背側凸の線状高エコー像として描出され後方に音響陰影のための無エコー像を伴う．棘突起両側深部に確認できる水平な線状高エコー像が椎弓であり，同様に後方に無エコー像を認める．主にL5が多いが，分離が起こっている当該椎弓を同定する．

ポイント

超音波像で分離部を確認できる症例は多くはないが，椎間関節末梢の椎弓部に線状高エコーの途絶（**図3赤矢頭**）が明らかに認められれば腰椎分離症（終末期）の可能性が高い．

① 短軸像（平行法）

プレスキャンを参考に，椎弓の線状高エコーの途絶部を探し，プローブの外側や場合によっては内側の針刺入部を消毒したのち，平行法で針を刺入する（図4，5）．線状高エコーの途絶像がはっきりしない場合は，プローブ外側を頭側にRotation（Rotating）を行い，分離部に直交する形でプローブを当てたり，プローブの根元を尾側へFan（Tilting）して，ややあおるような形にしたりすると途絶部が描出されることがある．また高位に間違いがなく上記の方法でも途絶部が描出されない場合には，上関節突起基部周囲に薬液を注入する．

分離症を起こす成長期の若年者の椎弓間は広く，黄色靱帯も薄く硬膜穿刺のリスクがあるため，交差法の手技に自信がない間は，平行法で針先を描出しながらインターベンションを行うことを勧める．

ひとりごと

強い腰痛を認める両側L5腰椎分離症（終末期）において，L5/S椎間関節の水腫が椎間関節の背側やや尾側に低エコー像として確認できた症例も経験している（図6，7）．

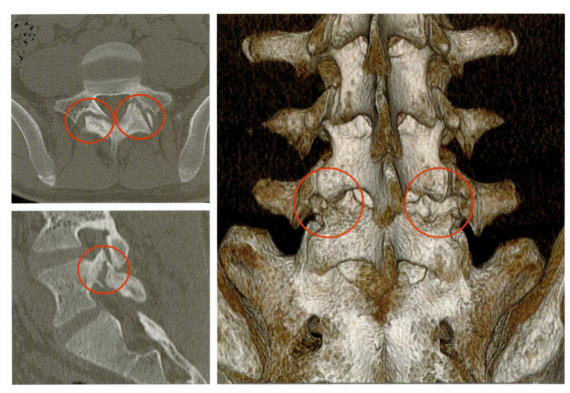

図1　腰椎分離症のCT像（赤丸が分離部）

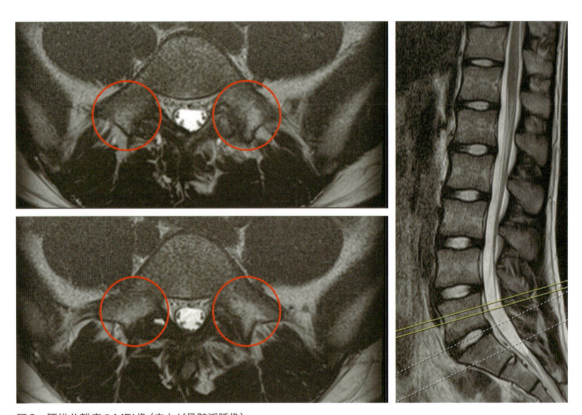

図2　腰椎分離症のMRI像（赤丸が骨髄浮腫像）

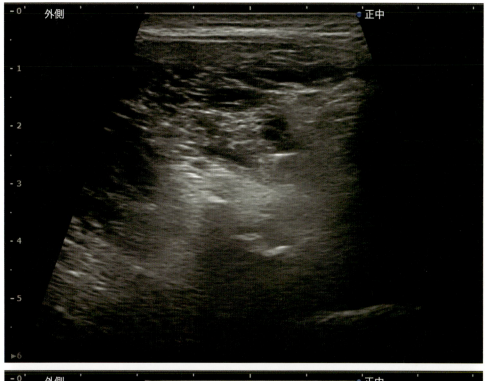
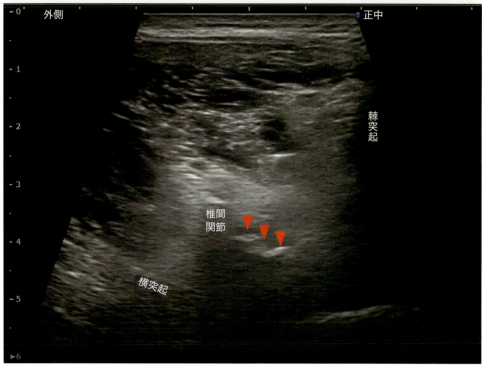

図3 腰椎分離症の超音波像（図1，2と同一症例）
赤矢頭：線状高エコーの途絶

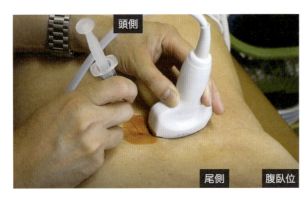

図4 左腰椎分離に対する超音波ガイド下注射の穿刺（短軸像・平行法）（図1〜3とは別症例）

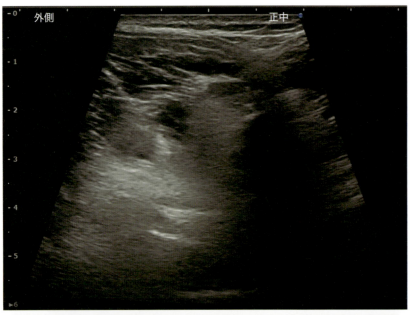

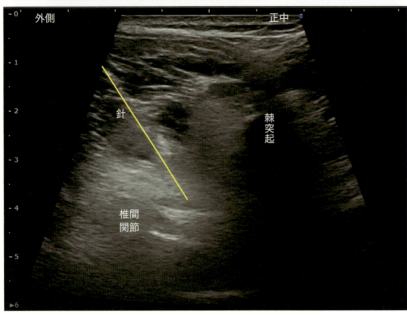

図5 腰椎分離に対する超音波ガイド下注射（短軸像・平行法）

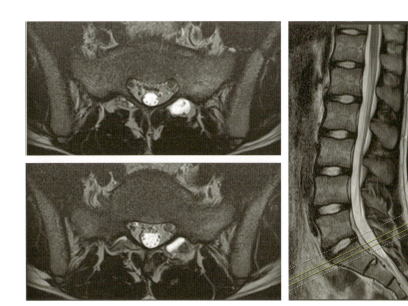

図6 両側L5腰椎分離症におけるL5/S椎間関節水腫のMRI像

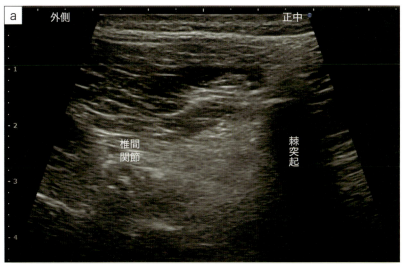

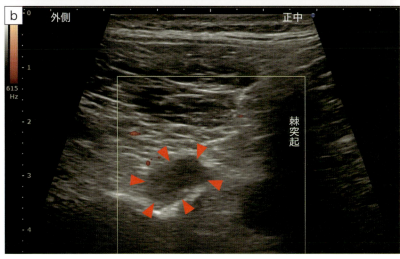

図7 両側L5腰椎分離症における左L5/S椎間関節水腫の超音波像

a：L5/S椎間関節，b：やや尾側

2 腰背部痛に対する超音波ガイド下注射 ─ TARGET and INTERVENTION ─

Target 202：椎間関節

動画 37
腰椎（後方），脊髄神経後枝内側枝

動画 44
注射：腰椎椎間関節1, Sonopalpation

動画 45
注射：腰椎椎間関節2

腫瘍，感染，外傷，神経症状を伴う腰椎疾患などのような明らかな原因がない腰痛を，非特異的腰痛と総称し，その85％は，病理解剖学的な診断を正確に行うことは困難であると『腰痛診療ガイドライン2012』に記載された[3]。しかしながらその後，山口県腰痛studyの結果[4]を受けて，『腰痛診療ガイドライン2019』（改訂第2版）では，75％以上で診断が可能と変更された。この山口県腰痛studyの中で椎間関節由来の疼痛は320例中68例であったと報告されている。

こんなときに狙う！

片側の腰痛で，腰椎伸展や伸展位での回旋などで疼痛が誘発増強し，患者が指し示す疼痛部位が椎間関節周辺で，同部に限局的な圧痛が存在する場合にターゲットとしている。

準備

- ポジション：腹臥位・側臥位
- プローブ：リニア・コンベックス
- シリンジ：5mL
- 注射針：25Gカテラン針

可能であれば腹臥位で施行するが，疼痛が強い場合には腹部にクッションやタオルなどを入れるか，側臥位として腰椎前弯を減じるような態勢で行っている。

⓪ プレスキャン

〔☞「Ⅱ-1 腰背部痛に関連する超音波解剖－SONOANATOMY－」，「椎間関節」の項（p.211）参照〕

圧痛を認める高位で，プローブ外側端を正中の棘突起に当てると，椎弓が線状高エコー像として描出される。プローブをゆっくりと頭尾側へSweep（Sliding）させると椎弓の外側が背側へ膨隆し，椎間関節が確認できる。椎間関節が画面中央に位置するようにプローブを外側にSlide（Sliding）させる。右側椎間関節は時計回り，左側椎間関節の観察の場合は反時計回りに少しRotation（Rotating）させると観察しやすくなる。

前述のように，椎間関節包内の水腫が椎間関節の背側や尾側に低エコー像として確認できることがある（図6，7）。

ポイント

体軸に対して長軸にプローブをあてて複数の椎間関節を描出した後，プローブと皮膚の間に検査の指を挿入し，エコー下に確認しながらそれぞれの高位で圧迫して圧痛を確認するSonopalpationを教えてもらい愛用している。

① 短軸像（平行法）

椎間関節の間隙が大きい症例では椎間関節嚢腫や不安定性が存在する可能性がある。パワードプラを用いて観察すると周囲の血流増加が確認できることもある。プローブ外側の皮膚を消毒したのちに平行法で針を刺入し（図8），椎間関節近傍で薬液を注入する（図9）。関節包が膨らむ様子や椎間関節内に薬液が流入する様子が観察できることがある。注入後に腰椎伸展や回旋時痛の消失が確認されることが診断になる。

ひとりごと

椎間関節の形状によっては，プローブ内側から平行法でインターベンションを行うことで椎間関節内へ薬液を注入することができた症例も経験している（図10，11）。

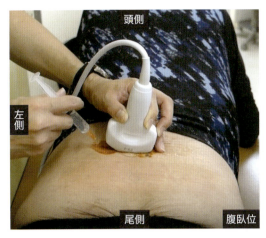

図8 左腰椎椎間関節に対する超音波ガイド下注射の穿刺（短軸像・平行法）

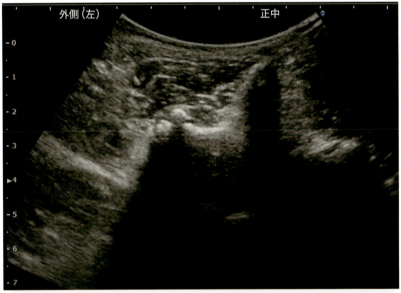

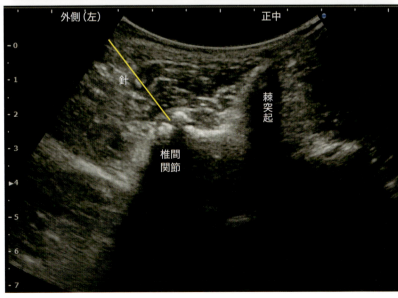

図9 腰椎椎間関節に対する超音波ガイド下注射①（短軸像・平行法）

2　腰背部痛に対する超音波ガイド下注射 ― TARGET and INTERVENTION ―

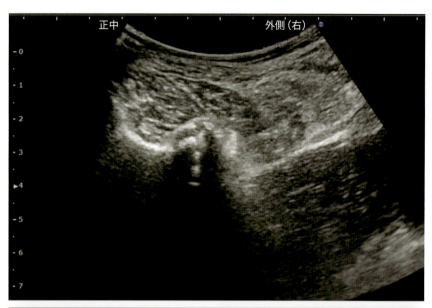

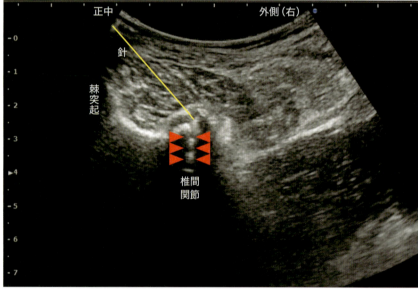

図10 腰椎椎間関節に対する超音波ガイド下注射 ②（短軸像・平行法・内側からの穿刺）

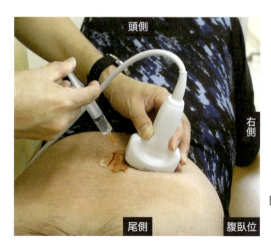

図11 右腰椎椎間関節に対する超音波ガイド下注射の穿刺（短軸像・平行法・内側からの穿刺）

最重要 高位確認法
腰椎高位確認法

☞「Ⅱ-1 腰背部痛に関連する超音波解剖－SONOANATOMY－」(p.206)の中にも少し記載したが，腰椎の高位診断は意外と難しく，変形性脊椎症変化が進行している高齢者においてはさらに難しいと感じている。そこでここでは，筆者が最初の頃から行ってきた方法(A)と，ぱくペインクリニック・朴 基彦先生より教わった方法(B，C)の3つを紹介する。

頭側から確認するBの方法と尾側から確認するAやCの方法で当該椎体が一致しない場合や，手技の問題，仙骨の腰椎化などで6腰椎の場合，第12肋骨がない(あるいは極端に小さい)場合などがあるので注意を要する。

A 仙骨後面より体幹に対して長軸像で頭側に向けて確認する方法

Jacoby線より尾側のL5/Sと考えられるあたりの正中で棘突起の長軸像を描出した後に(図12-1)，外側へ1～2cmほどプローブをSweep(Sliding)させると連続する長い線状高エコーの仙骨後面と，その頭側にある線状の椎弓が描出される。微調整して仙骨後面の頭側に少し間隔をあけて最初に確認できる線状高エコーがL5椎弓である(図12-2)。ここから頭側にSlide(Sliding)させ高位を確認する(図12-3～12-5)。T12椎弓のレベルでプローブをRotation(Rotating)させると肋骨が確認できる。

ポイント

長軸での高位確認の場合，L5/S椎間関節がL4/5椎間関節のように描出され高位がずれることを経験したため，椎弓で勘定するようにしている。

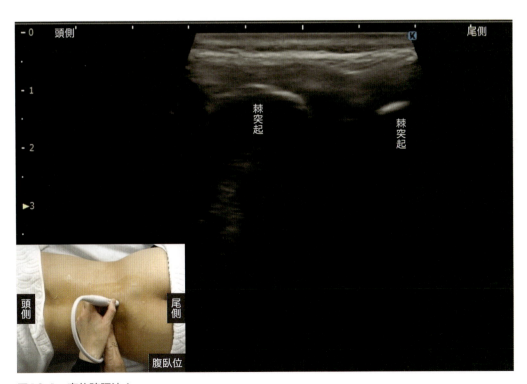

図12-1　高位確認法A

2　腰背部痛に対する超音波ガイド下注射 － TARGET and INTERVENTION －

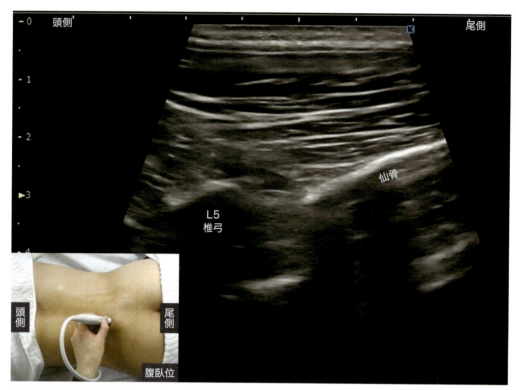

図12-2　高位確認法A

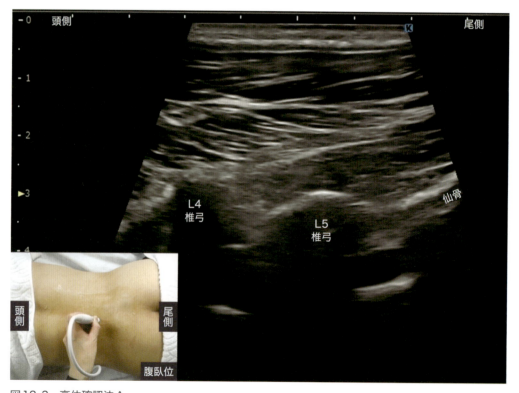

図12-3　高位確認法A

最重要 高位確認法

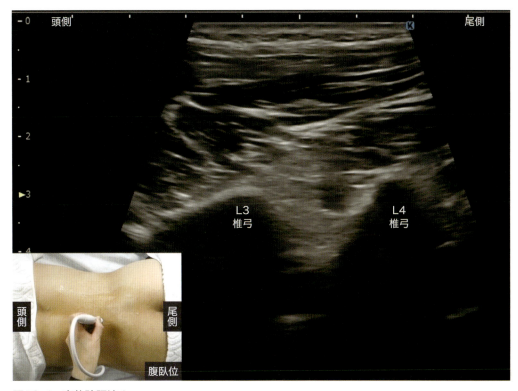

図12-4 高位確認法A

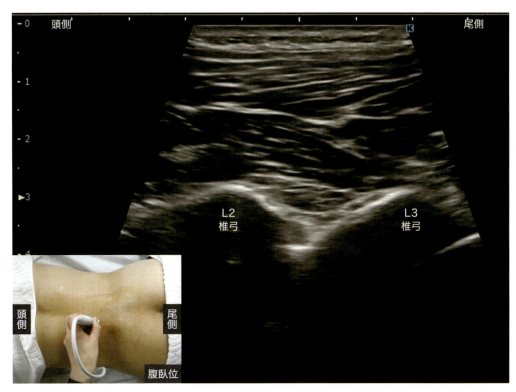

図12-5 高位確認法A

2 腰背部痛に対する超音波ガイド下注射 ― TARGET and INTERVENTION ―　239

B 肋骨より体幹に対して短軸像で尾側に向けて確認する方法

　Jacoby線の高さあたりで短軸にプローブを当て，棘突起を画面端で椎間関節が画面中央に描出される位置とする。そこから頭側へSweep（Sliding）させ，横突起を確認していくとある高さで肋骨の線状高エコー像が描出される。そのあたりでゆっくりと頭尾側にプローブを移動させると肋骨の線状高エコーが付着する椎体が現れる（**図13-1**）。一般的にはこれがT12であるため，ここから尾側へプローブをゆっくりとSweep（Sliding）させると最初に現れる横突起がL1横突起（椎間関節がT12／L1）であることがわかる（**図13-2**）。そこから尾側へ移動させ椎間関節および横突起を勘定することで（**図13-3，13-4**），腰椎の高位が確認できる。最後にL5の尾側に仙骨が存在することで確証が得られる（**図13-5**）。

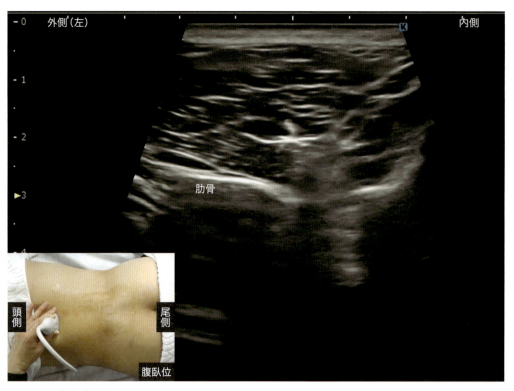

図13-1　高位確認法B

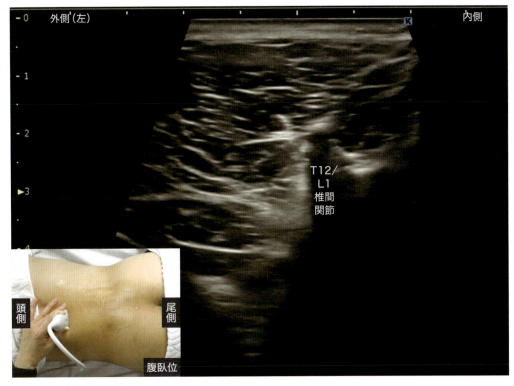

図13-2　高位確認法B

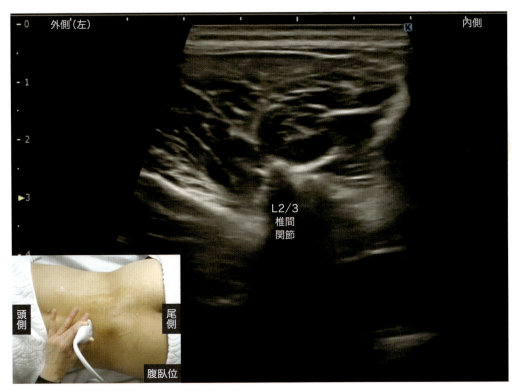

図13-3　高位確認法B

2　腰背部痛に対する超音波ガイド下注射 ― TARGET and INTERVENTION ―

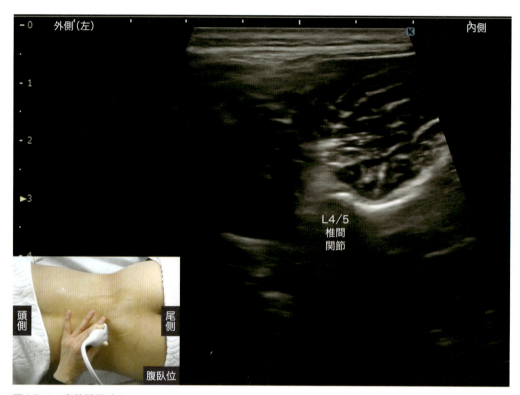

図13-4　高位確認法B

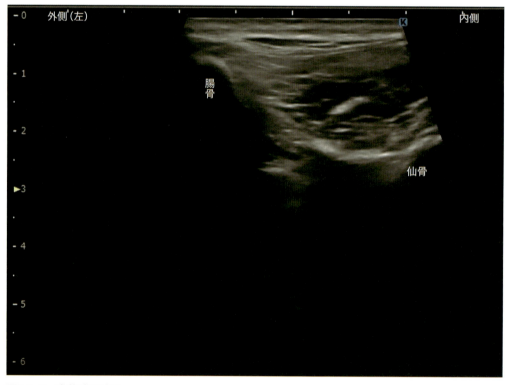

図13-5　高位確認法B

C L5／S椎間関節より体幹に対して短軸像で頭側へ向けて確認する方法

　仙骨の高位で短軸でプローブを当て，ゆっくりと頭側へプローブをSweep（Sliding）させると，S1後仙骨孔が見えて（**図14-1**），最初に立ち上がってくるS1の上関節突起が描出され，L5／S椎間関節が確認できる。そこからさらに頭側へ移動させると最初に出現する横突起が，L5横突起あるいはL4/5椎間関節（**図14-2, 14-3**）となる。そこから頭側に進めると順番に横突起が出現し，最後に先ほどの B にて述べた肋骨が付着するT12が確認できる（**図14-4**）。

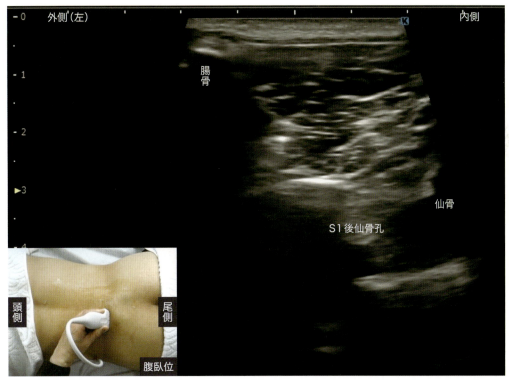

図14-1　高位確認法C

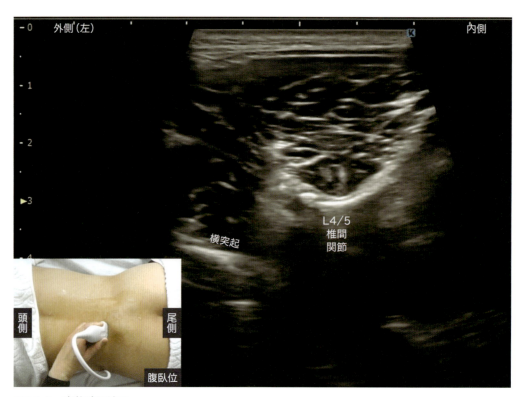

図14-2　高位確認法C

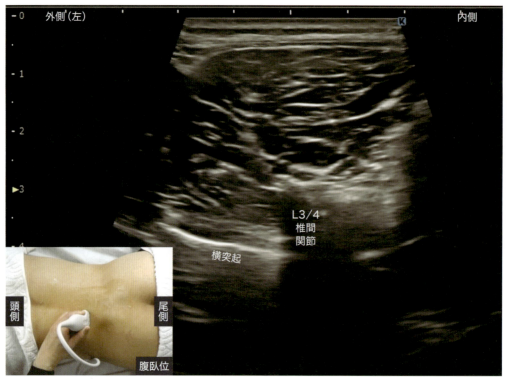

図14-3　高位確認法C

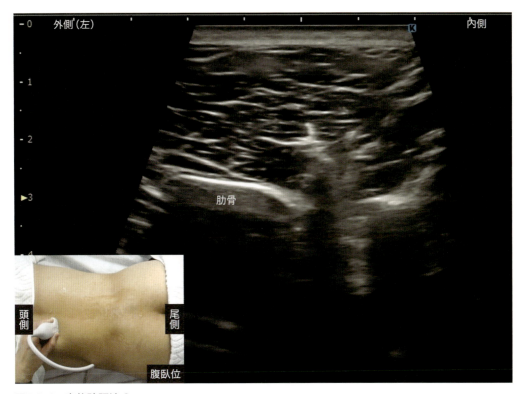

図14-4　高位確認法C

Target 203：横突起

動画37
腰椎(後方)，脊髄神経後枝内側枝

動画38
腰椎横突起

超音波ガイド下インターベンションのターゲットというよりは，前述の高位確認の目印や〔「【最重要】高位確認法」の項 (p.237)〕，後述の脊髄神経後枝内側枝〔「Target 207：脊髄神経後枝内側枝」の項 (p.259)〕，最長筋・腸肋筋〔「Target 205：最長筋・腸肋筋」の項 (p.253)〕，腰方形筋〔☞「Ⅲ-2 鼡径部・腰殿部・下肢痛に対する超音波ガイド下注射－TARGET and INTERVENTION－」，「Target 306：腰方形筋」の項 (p.349) 参照〕，腸腰靱帯〔☞「Ⅲ-2 鼡径部・腰殿部・下肢痛に対する超音波ガイド下注射－TARGET and INTERVENTION－」，「Target 304：腸腰靱帯」の項 (p.344) 参照〕を確認するためのランドマークとして重要であるため，プレスキャンとしての描出方法を再度記載し，それぞれに対するインター

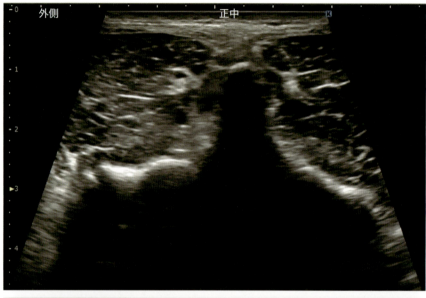
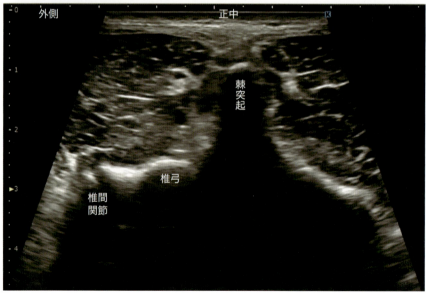

図15　横突起の描出①

ベンションについては，各々のTargetの項で記載させて頂く。

0 プレスキャン

〔☞「Ⅱ-1 腰背部痛に関連する超音波解剖－SONOANATOMY－」,「横突起」の項(p.213)参照〕

腹臥位で体幹に対して短軸にプローブを当て，棘突起，椎弓，椎間関節を描出した後(**図15**)，プローブを外側にSlide(Sliding)させると椎間関節の外側やや深部に横突起が描出される(**図16**)。きれいに描出されない場合には，頭尾側に少しSweep(Sliding)させたり，内側を少し押し込むようにRock(Rocking)させたりすると線状高エコー像がきれいに描出される。

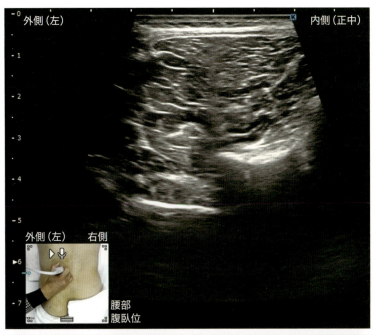
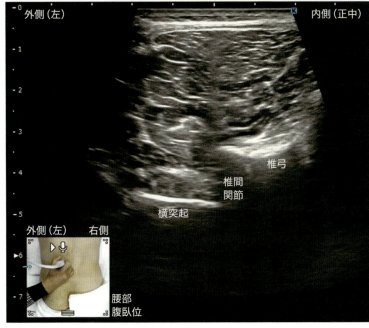

図16　横突起の描出②

重要　腰椎と神経根・脊髄神経の位置関係

　下肢神経症状を有する症例におけるMRI像診断では、図17に示す解剖学的位置関係に留意し、椎間板、外側陥凹、椎間孔内、椎間孔外のすべての部位において異常所見の有無を確認する必要がある。たとえば右L5神経根症状を呈している場合、L4/5椎間板高位（図18）、L4/5外側陥凹部（図19）、L5/S椎間孔内（図20）、L5/S椎間孔外（図21）のようにL5神経の走行に沿って、すべての部位において画像異常の有無を確認することが重要である。神経走行に沿った冠状断像や三次元MRIは、椎間孔内や椎間孔外のようないわゆる脊柱管外での神経圧迫病変をとらえやすい［図21は右L5/S外側ヘルニア（**赤矢印**）による右L5神経根症の症例］。一方、超音波検査では、骨の向こう側に超音波が届かないため、残念ながらこの位置関係を確認することはできない。

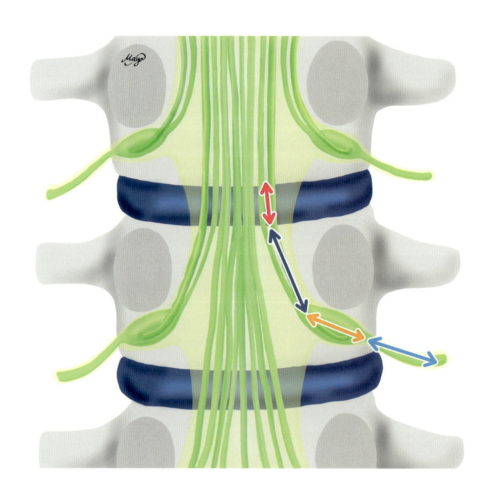

図17　腰椎と神経根・脊髄神経の位置関係
赤矢印：椎間板，青矢印：外側陥凹，黄矢印：椎間孔内，水色矢印：椎間孔外

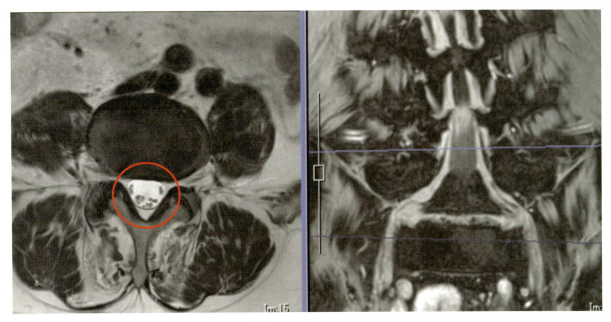

図18　L4/5椎間板高位（左：軸写像，右：冠状断像）

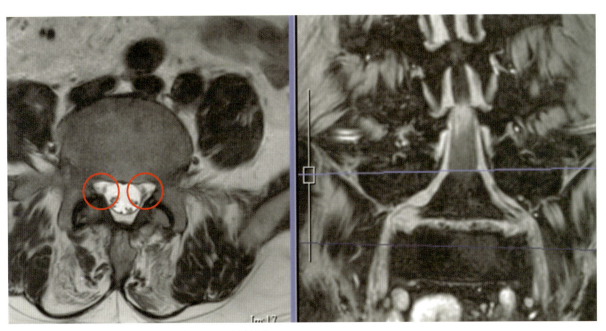

図19　L4/5外側陥凹部（左：軸写像，右：冠状断像）

重要　腰椎と神経根・脊髄神経の位置関係

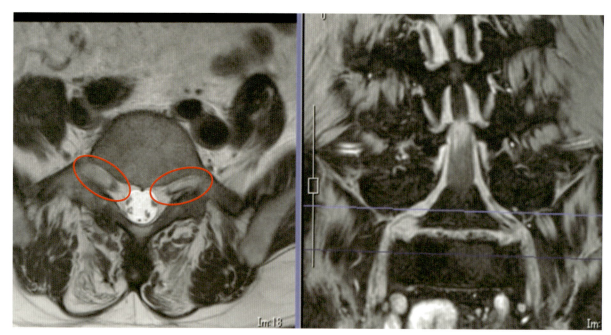

図20　L5/S椎間孔内（左：軸写像，右：冠状断像）

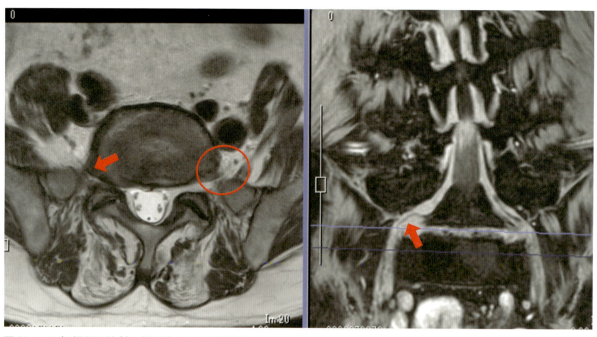

図21　L5/S椎間孔外（左：軸写像，右：冠状断像）
赤矢印：右L5/S外側ヘルニア

Target 204〜206：腰背部の筋・筋膜

『腰痛診療ガイドライン2019』(改訂第2版)のBackground Question 1「腰痛はどのように定義されるか」の解説文中に，原因鑑別の最後に脊柱を構成するいずれの組織から生じる腰痛であるかの検討も重要であり，それは椎間板性，椎間関節性，筋・筋膜性，神経根性，靱帯性腰痛などと呼ばれる腰痛であると記載されている。この筋・筋膜性腰痛に分類されるであろう痛みに対する超音波ガイド下インターベンションとして，筋・筋膜をターゲットとしてこれを意識して注射する方法や，その周囲を走行あるいはそれを支配する脊髄神経後枝をターゲットとしてこれを意識して注射する方法が行われている。「**Target 204〜206：腰背部の筋・筋膜**」では筋肉を中心に，そして「**Target 207〜210：脊髄神経後枝**」の項(p.259)では脊髄神経後枝を中心に記載させて頂く。

Target 204：多裂筋

動画 41
多裂筋，最長筋，腸肋筋，腰方形筋，胸腰筋膜

動画 47
注射：多裂筋・最長筋，脊髄神経後枝内側枝

多裂筋は，筋線維の特徴やその解剖学的付着部位などより，前後方向や側方への力には大きな関与はせず，主に脊柱の安定化や後方への回旋に寄与していると考える。この多裂筋のMRI像上の萎縮や脂肪変性と腰痛との関係は大変興味深く，腰痛の原因解明のためにも重要な研究テーマである。大規模コホート研究Research on Osteoarthritis Against Disability (ROAD)のサブコホートとして設立されたThe Wakayama Spine Study (WSS)において，明瞭なMRIが得られた796名の脊柱起立筋・多裂筋・大腰筋の横断面積と脂肪浸潤割合の解析が行われている[5]。その中で多裂筋変性が脊柱起立筋変性に先立ち，男女とも50歳以前から始まり，加齢とともに進行することが判明している。

こんなときに狙う！

下肢症状を伴わない腰痛で，体幹伸展や回旋・側屈時に上位腰椎を中心に正中の棘突起より外側に疼痛を訴える場合に狙う。

準備

- ポジション：腹臥位・側臥位
- プローブ：リニア・コンベックス
- シリンジ：5mL・10mL
- 注射針：25Gカテラン針

基本的には腹臥位で施行するが，疼痛が強い場合には腹部にクッションやタオルなどを入れるか，側臥位で行っている。平行法で外側から刺入を行う場合には，患側に術者・反対側にモニターの配置で行っている。

0 プレスキャン

[☞「Ⅱ-1 腰背部痛に関連する超音波解剖－SONOANATOMY－」，「多裂筋」の項(p.219)参照]

棘突起上で正中にプローブを当て短軸で観察すると，棘突起と棘突起深部の椎弓が線状高エコー像として確認できる。棘突起の外側・椎弓の背側に多裂筋が描出される。

1 短軸像(平行法)

棘突起を画面端に移動させ，多裂筋を画面中央に描出した後にプローブ外側の皮膚を消毒し，平行法で針を刺入する(**図22**)。薬液を注入する部位としては，多裂筋背側，多裂筋－棘突起間，多裂筋－最長筋間，多裂筋－椎間関節間，多裂筋付着部など(**図23**)が挙げられるが，前述の椎間関節[「**Target 202：椎間関節**」の項(p.234)]，あるいは後述の脊髄神経後枝[「**Target 207〜210：脊髄神経後枝**」の項(p.259)]や胸腰筋膜[「**Target 206：胸腰筋膜**」の項(p.257)]へのインターベンションと同様の部位であり，筋・筋膜に対する作用か脊髄神経後枝への作用か，または両者への効果であるかの答えを現時点では持ち合わせていない。

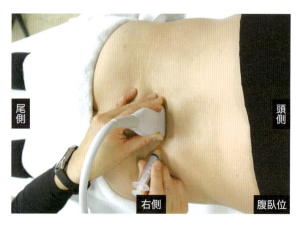

図22 多裂筋に対する超音波ガイド下注射の穿刺イメージ（短軸像・平行法）

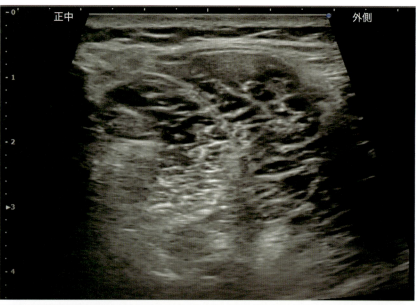

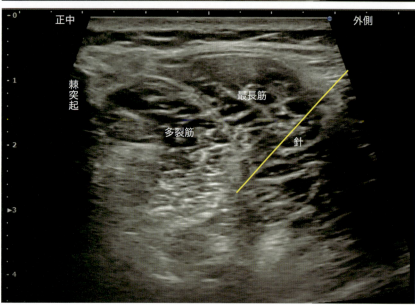

図23 多裂筋に対する超音波ガイド下注射のイメージ（短軸像・平行法）

Target 205：最長筋・腸肋筋

動画41
多裂筋，最長筋，腸肋筋，腰方形筋，胸腰筋膜

動画42
最長筋，腸肋筋，腸骨の位置関係

動画48
注射：最長筋・腸肋筋，脊髄神経後枝中間枝

動画49
注射：最長筋・腸肋筋などの腸骨付着部

脊柱起立筋を構成する筋肉で，棘筋を除く2つの筋肉のうち，内側に位置するのが最長筋，外側に位置するのが腸肋筋である。最長筋は線維方向が多裂筋より前後方向にあるため，椎体の前方へのすべりを保持する方向への力を有していると考えられている[6]。固有背筋群を超音波で観察し，最長筋は体幹伸展時，腸肋筋は回旋・側屈時に筋厚が大きく変化することが知られている[7]。

ひとりごと

腰椎背筋群は，胸腰筋膜および腰椎によって1つのコンパートメントを形成しており，そこに含まれる多裂筋・最長筋・腸肋筋に関して，下位腰椎では多裂筋がコンパートメントの大部分を占め（図24），頭側ほど多裂筋が占める割合が減少し（図25），胸腰移行部では脊柱起立筋が大部分を占めている。

こんなときに狙う！

下肢症状を伴わない腰痛で，体幹伸展や回旋・側屈時に上位腰椎を中心に正中の棘突起より外側に疼痛を訴える場合に狙う。

準備

- ポジション：腹臥位・側臥位
- プローブ：リニア・コンベックス
- シリンジ：5mL，10mL
- 注射針：25Gカテラン針

基本的には腹臥位で施行するが，疼痛が強い場合には腹部にクッションやタオルなどを入れるか，側臥位で行っている。平行法で外側から刺入を行う場合には，患側に術者・反対側にモニターの配置で行っている。

0 プレスキャン

〔☞「Ⅱ-1 腰背部痛に関連する超音波解剖－SONOANATOMY－」，「最長筋」の項（p.220），「腸肋筋」の項（p.223）参照〕

棘突起上で正中にプローブを当て体幹に対して短軸で観察すると，棘突起の外側・椎弓の背側に多裂筋が描出される。ここから外側へプローブをSlide（Sliding）させると，多裂筋の外側に最長筋が現れ，さらにその外側に腸肋筋が観察できる。

ポイント

多裂筋・最長筋・腸肋筋それぞれの筋間がわかりにくい際には，少し回旋動作を加えてもらうことで，筋肉の動きに違いが生まれ，筋間が見えてくることがある。また尾側へプローブをSweep（Sliding）させると多裂筋が占める割合が大きくなるため，頭尾側へプローブを移動させることで多裂筋－最長筋間がわかりやすくなることがある。あるいは，最長筋と腸肋筋との間には隔壁が形成され，脊柱起立筋背側の膜様構造物にT字型につながっており，短軸像では両筋間背側に軽いくぼみを形成している[6]。ため，これをメルクマールとすることもある。

1 短軸像（平行法）

多裂筋－最長筋間あるいは最長筋－腸肋筋間を画面中央に描出した後にプローブ外側の皮膚を消毒し，平行法で針を刺入する（図26）。腸肋筋周囲をターゲットとする場合には，内側から平行法でインターベンションを行うことも多い。薬液を注入する部位としては，多裂筋－最長筋間，最長筋－腸肋筋間（図27），横突起周囲，腸肋筋－腰方形筋間（図28）などが挙げられる。後述の「Target 207〜210：脊髄神経後枝」の項（p.259）も参考にして頂きたい。

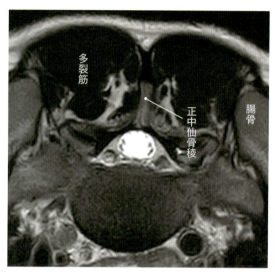

図24 多裂筋（MRI軸写像・S1高位）

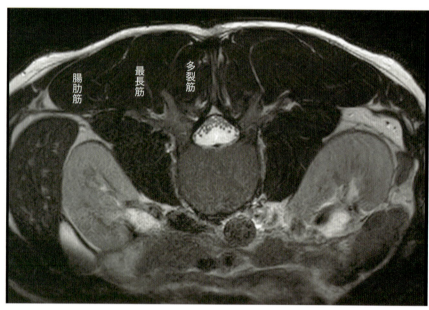

図25 多裂筋・最長筋・腸肋筋（MRI軸写像・L2高位）

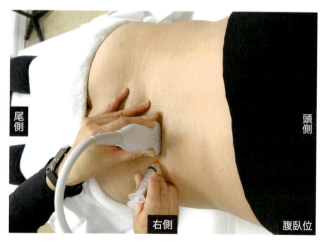

図26 最長筋－腸肋筋間への超音波ガイド下注射の穿刺イメージ（短軸像・平行法）

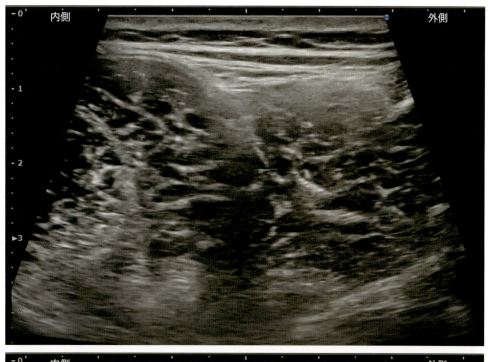
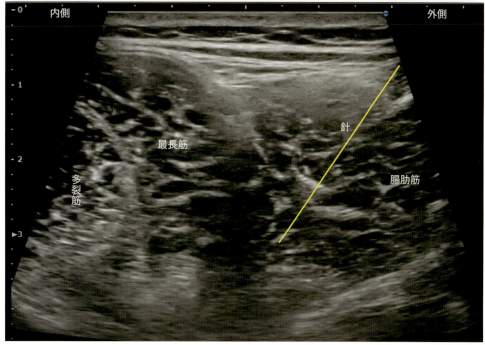

図27　最長筋−腸肋筋間への超音波ガイド下注射のイメージ（短軸像・平行法）

2　腰背部痛に対する超音波ガイド下注射 ― TARGET and INTERVENTION ―

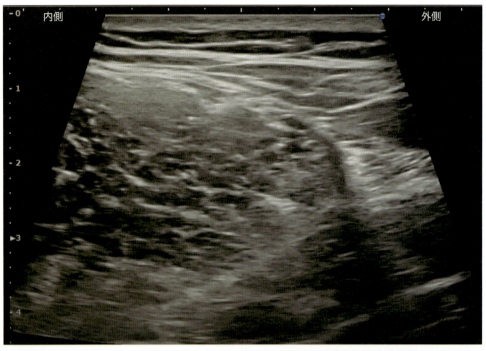
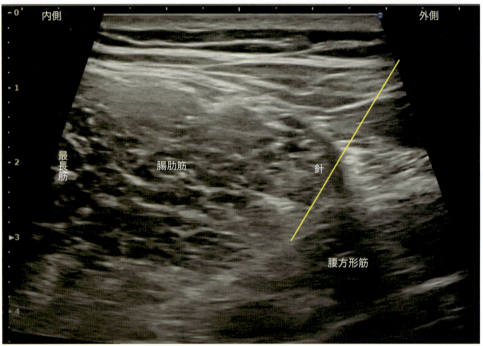

図28　腸肋筋－腰方形筋間への超音波ガイド下注射のイメージ（短軸像・平行法）

Target 206：胸腰筋膜

動画 41
多裂筋，最長筋，
腸肋筋，腰方形筋，
胸腰筋膜

動画 50
注射：胸腰筋膜

多裂筋・最長筋・腸肋筋は胸腰筋膜に取り囲まれるように包み込まれており，1つのコンパートメントを形成している。そのためこのコンパートメント内の筋内圧上昇は腰痛の要因になると考えられる。紺野は，姿勢と筋内圧，筋血流量と筋内圧の関係について述べており[8]，近年手術対象となることも多い成人脊柱変形（変性後側弯や骨盤前傾・後傾）による脊椎アライメント変化は筋内圧上昇を引き起こし腰痛の原因となることは想像に難くない。また，筋内圧の上昇に伴い筋血流は著明に減少し[8]阻血性の疼痛を引き起こす。また川村は[7]，多裂筋の筋内圧上昇が生じると脊髄神経内側枝を，最長筋・腸肋筋の筋内圧が上昇すると脊髄神経外側枝を圧迫すると報告している。

こんなときに狙う！

腰椎前屈時に増強する腰殿部のつっぱるような疼痛を訴える場合。あるいは腰椎変性後側弯症が疑われ，起立や歩行の継続で前屈位が増悪し腰殿部痛が増強し，キッチンエルボーサイン[9][10]を認めるような症例の場合に狙う。

ひとりごと

筆者らは，成人脊柱変形の症状の程度や手術適応のひとつの判断材料としてキッチンエルボーサインを使用している[9][10]。

準備

- ポジション：腹臥位・側臥位・坐位
- プローブ：リニア
- シリンジ：5mL
- 注射針：23G・25G

基本的には腹臥位で施行するが，疼痛が強い場合には腹部にクッションやタオルなどを入れるか，側臥位あるいは坐位で行っている。側臥位の場合には，患側上の側臥位とし，術者は患者の背側に座り，モニターは対側である腹側に配置し行っている。

1 短軸像・長軸像（交差法・平行法）

疼痛の強い部分や圧痛の強い部分を中心にプレスキャンを行い，皮下脂肪層と多裂筋・最長筋・腸肋筋の間に交差法や平行法で薬液を注入する（**図29**）。

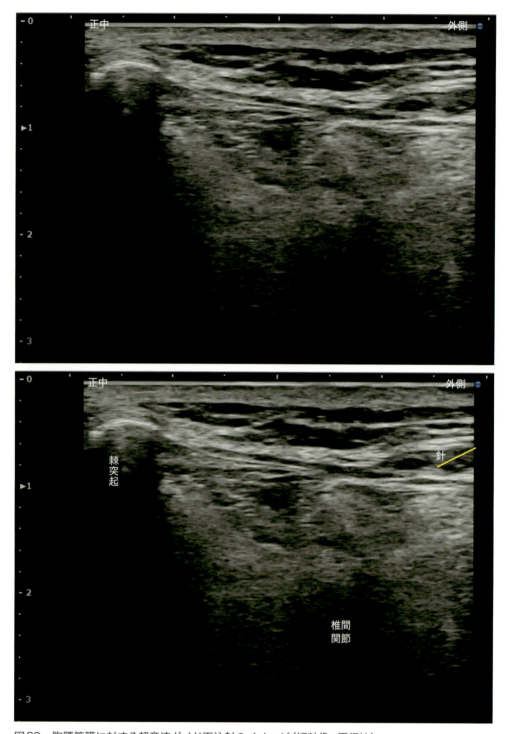

図29 胸腰筋膜に対する超音波ガイド下注射のイメージ（短軸像・平行法）

Target 207～210：脊髄神経後枝
　（内側枝，中間枝，腰神経後枝外側枝，仙骨神経後枝外側枝）

☞「Ⅱ-1 腰背部痛に関連する超音波解剖－SONOANAT-OMY－」，「3 脊髄神経後枝」の項（p.224）に記載した通り，腰椎脊髄神経後枝を内側枝と外側枝の2分枝とするものと3分枝とする報告があるが，ここでは3分枝の報告を参考に記載する。

　脊髄神経後枝は，椎間孔を出た後，上関節突起の外側面に沿って斜め後下方へと走り横突起の背側に出たところで分岐する。内側枝は，関節枝を分岐し椎間関節を支配するとともに，棘突起近くを走り多裂筋を支配した後，皮枝となり棘突起先端付近から皮下に出て皮膚を支配し，中間枝は最長筋と腸肋筋の一部および皮膚を，外側枝は最初に分岐して腸肋筋を支配していたと報告されている[11]。

準備
・ポジション：腹臥位・側臥位
・プローブ：リニア・コンベックス
・シリンジ：5mL，10mL
・注射針：23G・25Gカテラン針

　基本的には腹臥位で施行するが，疼痛が強い場合には腹部にクッションやタオルなどを入れるか，側臥位で行っている。腹臥位でプローブの外側より針を刺入する場合には，術者が患側でモニターを健側の配置としている。側臥位で行う場合には，患側上の側臥位とし，術者は患者の背側に座り，対側である腹側にモニターを置いて行っている。

Target 207：脊髄神経後枝内側枝

動画 37 腰椎（後方），脊髄神経後枝内側枝	動画 38 腰椎横突起
動画 41 多裂筋，最長筋，腸肋筋，腰方形筋，胸腰筋膜	動画 47 注射：多裂筋・最長筋，脊髄神経後枝内側枝
動画 51 注射：横突起基部，脊髄神経後枝内側枝	

　内側枝は，多裂筋への筋枝，椎間関節への関節枝，皮膚を支配する皮枝と分岐するため，同部の疼痛に関連していると考えられ，腰痛治療において重要な神経と考えている。

⊕ こんなときに狙う！
起立時や後方への回旋時に下肢症状を伴わない疼痛を訴え，正中の棘突起に近い部分の疼痛である場合に狙う。または，片側の腰痛で，腰椎伸展や伸展位での回旋などで疼痛が誘発増強し，患者が指し示す疼痛部位が椎間関節周辺で，同部に限局的な圧痛が存在する場合にもターゲットの候補としている。

⓪ プレスキャン
〔☞「Ⅱ-1 腰背部痛に関連する超音波解剖－SONOANAT-OMY－」，「横突起」の項（p.213）参照〕

　腹臥位で体幹に対して短軸にプローブを当て，棘突起，椎弓，椎間関節を描出した後，プローブを外側にSlide（Sliding）させると椎間関節の外側やや深部に横突起が描出される。

1 短軸像（平行法）・横突起描出法

　固定術などの腰椎手術中にも目印とする副突起であるが，上位腰椎であってもきれいに超音波像として描出できないことも多い。そこでプレスキャンの方法で横突起を描出し，その基部に向けてプローブ外側から平行法で針を刺入する（**図30**）。横突起基部に針先があることを確認し薬液を注入している（**図31**）。

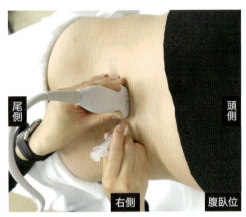

図30　腰椎脊髄神経後枝内側枝に対する超音波ガイド下注射の穿刺イメージ（短軸像・平行法・横突起描出法）

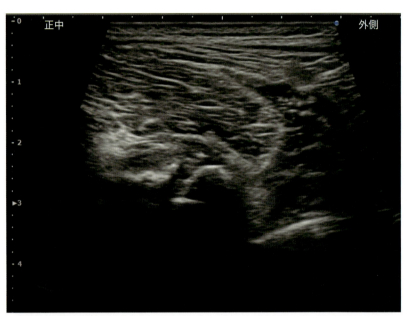

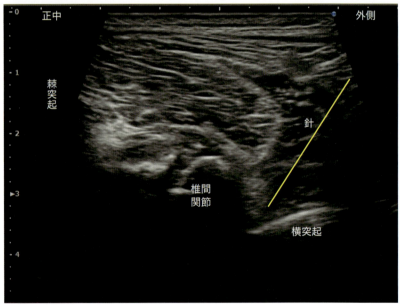

図31　腰椎脊髄神経後枝内側枝に対する超音波ガイド下注射（短軸像・平行法・横突起描出法）

0 プレスキャン

[☞「Ⅱ-1 腰背部痛に関連する超音波解剖－SONOANATOMY－」,「椎間関節」の項(p.211) 参照]

圧痛を認める高位で，プローブ外側端を棘突起に当て，線状高エコー像として椎弓を描出させる。プローブをゆっくりと頭尾側へSweep (Sliding) させると椎弓の外側が背側へ膨隆し，椎間関節が確認できる。椎間関節が画面中央に位置するようにプローブを外側にSlide (Sliding) させる。

1 短軸像（交差法・平行法）・椎間関節描出法

プローブ外側より平行法で針を刺入する（図32）。もちろん手技に慣れてくればプローブ頭側や尾側より交差法で針を刺入してもよい。椎間関節内への注入と関節外への注射の間に差がないとする報告もあることから，最近は椎間関節内への注入ではなく，後枝内側枝を意識して多裂筋－椎間関節間などの椎間関節周囲へ薬液を注入している（図33, 34）。

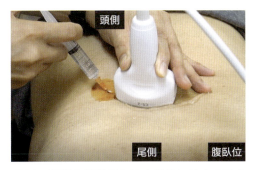

図32 腰椎脊髄神経後枝内側枝に対する超音波ガイド下注射の穿刺（短軸像・平行法・椎間関節描出法）

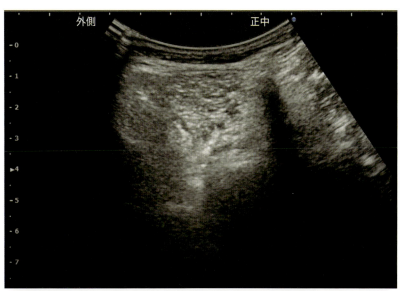

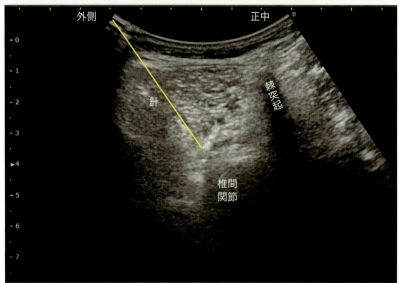

図33 腰椎脊髄神経後枝内側枝に対する超音波ガイド下注射（短軸像・平行法・椎間関節描出法）

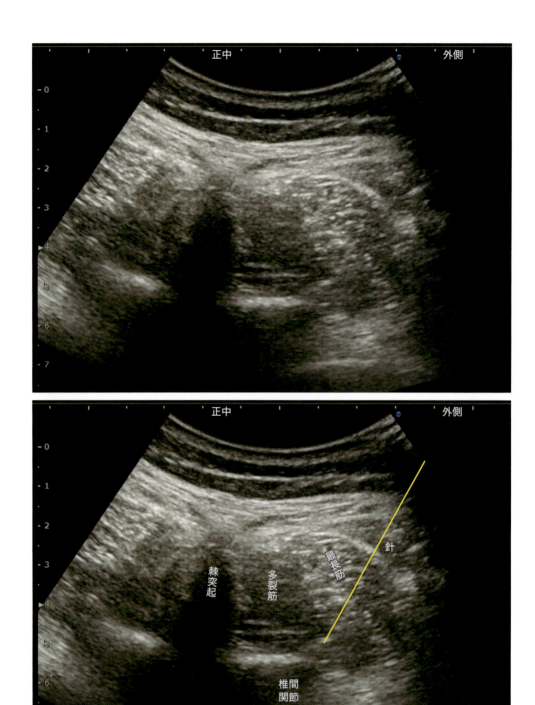

図34 腰椎脊髄神経後枝内側枝に対する超音波ガイド下注射（短軸像・平行法・椎間関節描出法）

262　第Ⅱ章　腰背部痛

Target 208：脊髄神経後枝中間枝

動画 41
多裂筋，最長筋，
腸肋筋，腰方形筋，
胸腰筋膜

動画 42
最長筋，腸肋筋，
腸骨の位置関係

動画 48
注射：最長筋・腸
肋筋，脊髄神経後
枝中間枝

中間枝が超音波像で描出し確認できるわけではないが，多裂筋－最長筋間をターゲットとするHand[12]が報告したTLIPブロック（thoracolumbar interfacial plane block）や，最長筋－腸肋筋間をターゲットとしたAhiskalioglu[13]が報告するmodified TLIPブロックを参考にインターベンションを行っている（図35）。鈴木は，これらを含めた脊髄神経後枝に対するブロックをわかりやすく報告している[14]。

こんなときに狙う！

下肢症状を伴わない腰痛で，主に体幹伸展時に上位腰椎を中心に正中より外側に疼痛を訴える場合に狙う。

0 プレスキャン

〔☞「Ⅱ-1 腰背部痛に関連する超音波解剖－SONOANATOMY－」，「最長筋」の項（p.220），「腸肋筋」の項（p.223）参照〕

棘突起上で正中にプローブを当て体幹に対して短軸で観察すると，棘突起の外側・椎弓の背側に多裂筋が描出される。ここから外側へプローブをSlide（Sliding）させると，多裂筋の外側に最長筋が現れ，さらにその外側に腸肋筋が観察できる。

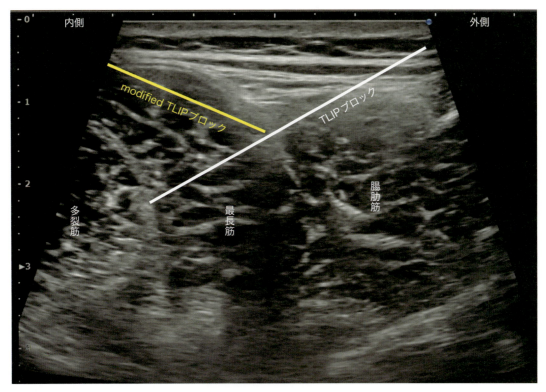

図35　TLIPブロックとmodified TLIPブロックのイメージ図

1 短軸像（平行法）

プレスキャンで，内側より多裂筋・最長筋・腸肋筋を描出する。modified TLIPブロックの報告[13]に準じプローブ内側から針を刺入し（図36），最長筋−腸肋筋間に針先を進め薬液を注入する（図37）。報告[13]とは異なり，プローブ外側から同部位に針先を進めることでも施行可能である。外側から行い，多裂筋−最長筋間にもインターベンションを追加することも多い。リニアプローブでも可能であるが，コンベックスプローブを用いるとこれらの筋肉の全体像を把握することが容易となるため，好んで使用している。

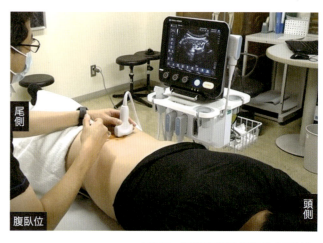

図36 腰椎脊髄神経後枝中間枝に対する超音波ガイド下注射の穿刺（短軸像・平行法）

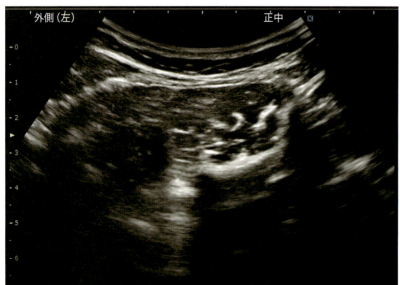

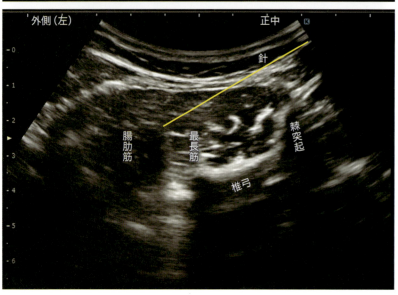

図37 腰椎脊髄神経後枝中間枝に対する超音波ガイド下注射（短軸像・平行法）

Target 209：脊髄神経後枝外側枝（腰神経）

動画 41
多裂筋，最長筋，腸肋筋，腰方形筋，胸腰筋膜

動画 52
注射：腸肋筋・腰方形筋 脊髄神経前枝・後枝外側枝

腰椎における脊髄神経後枝外側枝をターゲットとする場合には，その走行から考え，横突起基部や腸肋筋－腰方形筋間に薬液を注入している。皮枝のひとつである上殿皮神経へのインターベンションは，☞「Ⅲ-2 鼠径部・腰殿部・下肢痛に対する超音波ガイド下注射－TARGET and INTERVENTION－」，「Target 317：上殿皮神経」の項（p.385）を参照して頂きたい。

こんなときに狙う！
下肢症状を伴わない腰痛で，体幹側屈時に上位腰椎を中心に正中から離れた部位に疼痛を訴える場合に狙う。

⓪ プレスキャン
〔☞「Ⅱ-1 腰背部痛に関連する超音波解剖－SONOANATOMY－」，「腸肋筋」の項（p.223），「Ⅲ-1 鼠径部・腰殿部・下肢痛に関連する超音波解剖－SONOANATOMY－」，「4 腰方形筋，大腰筋，腸骨筋」の項（p.290）参照〕

棘突起および多裂筋を描出した後，プローブを外側にSlide（Sliding）させて多裂筋・最長筋より外側の腸肋筋を描出させ，その外側深部の腰方形筋との境界を確認する。

① 短軸像（平行法）
プレスキャンで腸肋筋と腰方形筋を描出した後，Jacoby線より尾側の場合には，腸肋筋の腹側面と腰方形筋の背側面の間に薬液を注入している（図38）。プローブ内側から平行法で針を進める場合には（図39），腰方形筋の外側や前方に針先が進まないよう注意が必要である。

Jacoby線より頭側の高位で，超音波像で腰方形筋の外側への張り出しが少ない場合には，腹腔内への誤穿刺を防ぐためにもなるべく横突起先端に近い位置で薬液を注入するように心がけている。

または，図40の解剖学的走行より，横突起基部やや頭側（脊髄神経後枝内側枝のやや外側）の部分を狙って針を進めることもある。

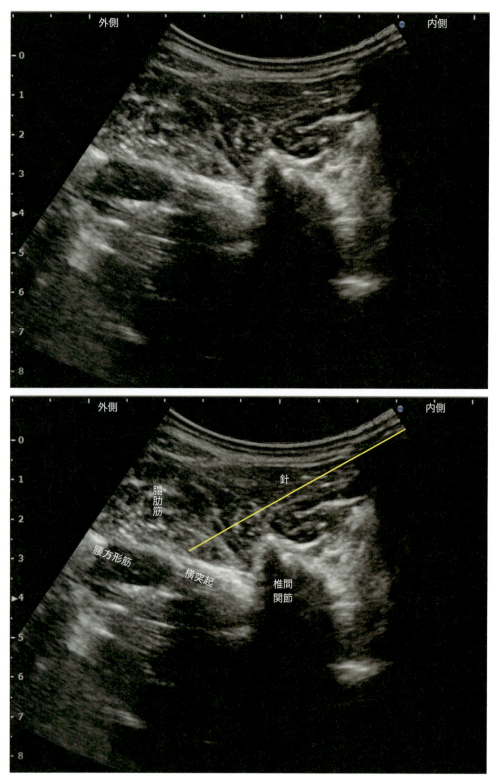

図38 腰椎脊髄神経後枝外側枝に対する超音波ガイド下注射のイメージ（短軸像・平行法）

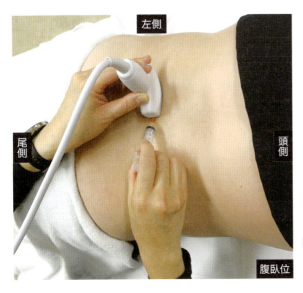

図39 腰椎脊髄神経後枝外側枝に対する超音波ガイド下注射の穿刺イメージ（短軸像・平行法）

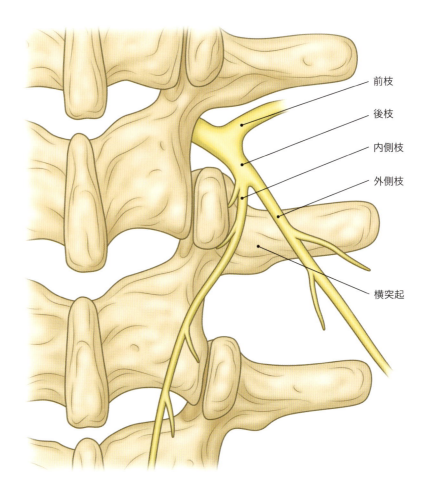

図40 脊髄神経後枝外側枝
(Zhou L, et al：The anatomy of dorsal ramus nerves and its implications in lower back pain. Neuroscience & Medicine. 2012；3：192-201より改変)

Target 210：脊髄神経後枝外側枝（仙骨神経）

動画 53 仙腸関節，後仙腸靱帯，脊髄神経後枝（仙骨）	動画 54 上後腸骨棘（PSIS）を中心にあっちこっち
動画 55 注射：仙腸関節・後仙腸靱帯1	動画 56 注射：仙腸関節・後仙腸靱帯2

山内によれば[15]，仙腸関節の疼痛を伝える神経は，背面をL5神経後枝内側枝およびS1-S3神経後枝外側枝が主に分布しており，仙骨神経後枝はそれぞれの後仙骨孔から放射状に広がる。このターゲットを狙う際には，☞「Ⅲ-2 鼠径部・腰殿部・下肢痛に対する超音波ガイド下注射－TARGET and INTERVENTION－」，「Target 303：仙腸関節・後仙腸靱帯」の項（p.340）も参照して頂きたい。

ポイント

Unokiは，腰椎・腰仙椎固定術と仙腸関節痛の関係に着目し，腰椎固定椎間数が多くなるほど仙腸関節痛の頻度が高くなることを報告している[16]。手術手技の低侵襲化により脊柱変形に対しても積極的に手術が行われるようになり，固定椎間数が多い手術であるため，隣接部のひとつである仙腸関節や後方靱帯障害に対する治療もさらに必要性が高まっている。

こんなときに狙う！

鼠径部に痛みを自覚し，疼痛部位として上後腸骨棘を指し示すone finger test陽性・Gaenslen test陽性や股関節の屈曲・内転・内旋などによる疼痛誘発・増強を認める場合に狙う。腰椎・腰仙椎固定術後の症例では，これらの所見の有無を確認する必要がある。

⓪ プレスキャン

〔☞「Ⅲ-1 鼠径部・腰殿部・下肢痛に関連する超音波解剖－SONOANATOMY－」，「後仙骨孔」の項（p.277），「仙腸関節，関節後方靱帯（骨間仙腸靱帯・長後仙腸靱帯・短後仙腸靱帯）」の項（p.281）参照〕

正中でプローブを体幹に対して短軸に当て腰椎棘突起を描出したのち，外側にSlide（Sliding）させて腸骨の山を描出した後に，尾側にプローブを移動させると腸骨の山は小さくなっていき，腸骨と仙骨の間をつなぐ形で仙腸関節後方靱帯が確認できる。この尾側へのプローブ移動の際に，始めに仙骨後面の連続性がとぎれる部位がS1後仙骨孔であり，S1後仙骨孔は外に向いて開口していることも高位診断に有用な解剖学的特徴である。さらに尾側にプローブをSweep（Sliding）させS2後仙骨孔を確認する。

① 短軸像（平行法）

プレスキャンで後方靱帯および後仙骨孔が確認できればプローブをやや外側にSlide（Sliding）させ針穿刺部を確保し，同部を消毒後，プローブ内側より平行法で針を刺入する。後仙骨孔と低エコー像で描出される後仙腸靱帯の周囲へ針先を進め，その位置で血液の逆流などがないことを確認後，抵抗の程度を感じながら薬液を注入する（図41）。

ひとりごと

前述の腰（仙）椎固定術後仙腸関節痛の特徴と異なり，成人脊柱変形に対する胸椎から骨盤にかけての矯正固定術でS2-alar-iliac（S2AI）スクリューを行った症例で（図42），術後早期に殿部痛を訴えることが多いことを村田が報告している。このような症例に対して，後仙骨孔から放射状に広がる仙骨神経後枝を意識して，超音波ガイド下にインターベンションを行うことを始めており，手ごたえを感じている（図43）。

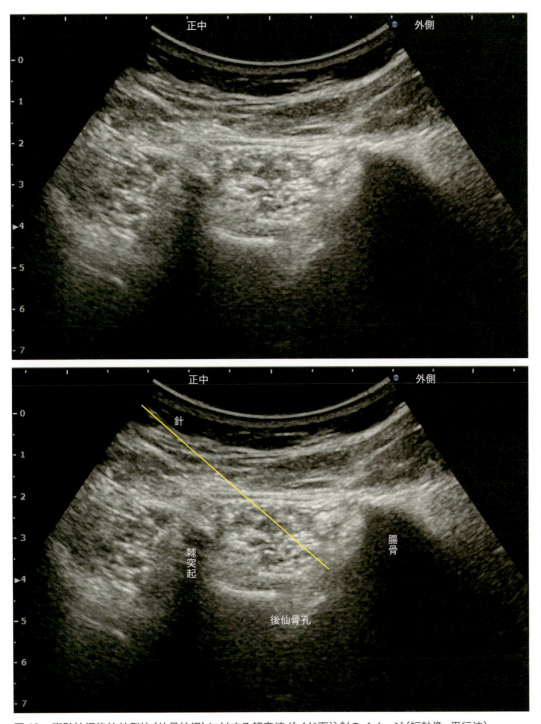

図41　脊髄神経後枝外側枝（仙骨神経）に対する超音波ガイド下注射のイメージ（短軸像・平行法）

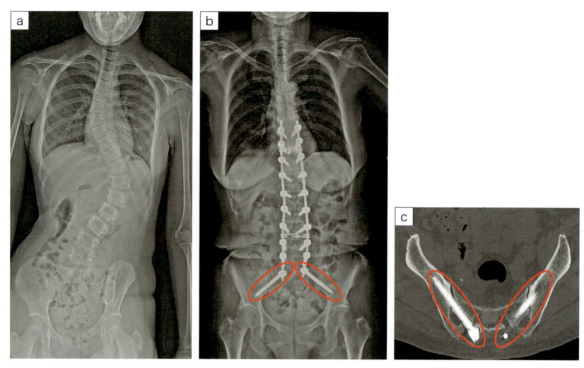

図42 成人脊柱変形症例
a：術前立位単純X線像，b：術後立位単純X線像，c：S2AI スクリューのCT像

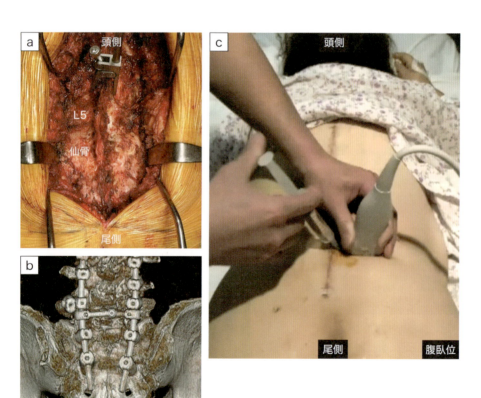

図43 成人脊柱変形矯正固定術
a：術中展開時の外観，b：固定金属の位置，c：術後インターベンション時外観

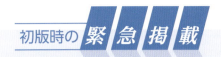

椎間板性腰痛・神経根性腰痛・洞脊椎神経・脊髄神経硬膜枝に関する話

　まだまだ技術が未熟でリスクが高いと考え，2021年現在において筆者は，超音波ガイド下椎間板ブロックを行ったことがない。そのため本書にも椎間板という項目やTargetは企画せず，気になりながらも記述することなく最終校正の段階まで来てしまったが，この段階で1ページ余裕ができたと連絡が入り，緊急掲載を決めた。

　腰痛の発現部位の中で，椎間板性腰痛と神経根性腰痛は忘れてはならないと考えている。高橋[1]は，椎間板性腰痛とは，椎間板を構成する線維輪，髄核（正常髄核に神経は存在しない），あるいは軟骨終板の神経終末が刺激されて生ずる腰痛であり，椎間板背側の神経支配が神経叢から構成され，洞脊椎神経の支配を受けていると述べている。また紺野[2]は，神経根性腰痛の存在を示唆する解剖学的事実として，洞脊椎神経と脊髄神経後枝の存在を挙げている。佐藤[3]は，洞脊椎神経が椎体後方の靱帯や椎間板の最外層の線維輪に分布して椎体や椎間板の知覚を司っているだけでなく，神経根を包む硬膜に知覚枝を送り分布しており，神経の神経（nervi nervorum）とも呼ばれていると記述している。

　『脊椎脊髄病用語辞典』（南江堂）において，洞脊椎神経はsinu vertebral nerveとして，椎体後方の靱帯や椎間板の最外層の線維輪に分布して椎体や椎間板の知覚を司っていると記載されている。そして，このsinu-vertebral nerveと呼称される神経は，Luschka[4]による命名以来，いくつかの名称で記載されてきたが，これらはいずれもramus meningeus nervi spinalis（脊髄神経硬膜枝）を指すものであるとして，久良木はその解剖学的特徴を詳細に報告[5]しているので是非目を通して頂きたい。

　これらのことより，腰痛のターゲットとして洞脊椎神経はとても重要であると考えるようになった。現時点では，本書の「Ⅲ-2 鼠径部・腰殿部・下肢痛に対する超音波ガイド下注射－TARGET and INTERVENTION－」，「Target 301：仙骨硬膜外・腰部硬膜外」の項（p.329）と「Target 313：神経根・脊髄神経」の項（p.363）が洞脊椎神経への効果を有すると考えている。

文献

1) 高橋和久：椎間板性腰痛：腰痛．第2版．菊地臣一，編．医学書院．2014. p163-4.
2) 紺野慎一：神経根性腰痛．日本腰痛会誌．2007；13(1)：48-51.
3) 佐藤勝彦：神経根性腰痛：腰痛．第2版．菊地臣一，編．医学書院．2014. p165-8.
4) Luschka H:Die Nerven des menschlichen Wirbelkanale. H. Laupp'sche Buchandlung. 1850.
5) 久良木孝晃：腰部の脊髄神経硬膜枝に関する研究．日医大誌．1973；40(2)：65-74.

新規掲載③

腰椎・大腰筋を前方および側方から確認してみよう！

動画 40 腰椎（前方・側方），大腰筋，腰神経叢

動画 57 側方からの観察。大腰筋（股関節屈曲・伸展での変化）

動画 58 腸骨鼠径神経，腸骨下腹神経

☞「Ⅱ-1 腰背部痛に関連する超音波解剖－SONOANATOMY－」，「椎体」の項（p.217）でも少し側方からの観察に関して記述しているが，まえだ整形外科前田 学先生より前方からの腰椎周囲の描出を教えて頂く機会があり，「前方からでも見えるんだ！」と驚いたのは少し前のことである。

そこで今回，腰椎・大腰筋を前方および後方から確認した動画を新規掲載させて頂くこととした。後方からだけでなく，ぜひ前方や側方から腰椎を確認して頂きたい！

文献

1) 日本整形外科学会診療ガイドライン委員会，腰痛診療ガイドライン策定委員会，編：腰痛診療ガイドライン2019. 改訂第2版. 日本整形外科学会，日本腰痛学会，監. 南江堂, 2019, p22.
2) 藤田秀和，他：腰椎分離症は超音波検査でスクリーニングできるのか：腰椎分離症と腰痛群の比較からの検討. 日整外超音波会誌. 2019; 31(1): 88-92.
3) 日本整形外科学会診療ガイドライン委員会，腰痛診療ガイドライン策定委員会，編：腰痛はどのように定義されるか. 腰痛診療ガイドライン2012. 日本整形外科学会，日本腰痛学会，監. 南江堂, 2012, p12-4.
4) Suzuki H, et al：Diagnosis and characters of non-specific low back pain in Japan：The Yamaguchi Low Back Pain Study. PLoS One. 2016; 11(8): e0160454.
5) Sasaki T, et al：MRI-defined paraspinal muscle morphology in Japanese population：The Wakayama Spine Study. PLoS One. 2017; 12(11): e0187765.
6) 張 漢秀：腰椎後方の筋肉の解剖と機能. 脊椎脊髄. 2019; 32(4): 285-91.
7) 川村和之：運動療法の「なぜ？」がわかる超音波解剖. 工藤慎太郎，編. 医学書院, 2014, p84-97.
8) 紺野慎一，編：腰痛. 第2版. 菊地臣一，監. 医学書院, 2014, p90-106.
9) 宮本 敬，他：腰痛を有する高齢女性における肘～前腕伸側の皮膚診察の意義 Kitchen elbow sign (KE-Sign) と矢状面バランス異常との関連：中部整災誌. 2013; 56(4): 1060-1.
10) 村田鎮優，他：キッチンエルボーサインは，成人脊柱変形手術の予後予測に有用である. Journal of Spine Research. 2019; 10(3): 469.
11) 齋藤敏之，他：外科手技上有用な脊髄神経後枝の解剖学的研究. 臨床解剖研究会記録. 2010; 10: 30-1.
12) Hand WR, et al：Thoracolumbar interfacial plane (TLIP) block：a pilot study in volunteers. Can J Anaesth. 2015; 62(11): 1196-200.
13) Ahiskalioglu A, et al：Ultrasonography-guided modified thoracolumbar interfascial plane block：a new approach. Can J Anaesth. 2017; 64(7): 775-6.
14) 鈴木興太，他：脊髄神経後枝をターゲットにした新しい神経ブロック－脊椎手術後のマルチモーダル鎮痛の新しい選択肢としての期待. 臨整外. 2019; 54(4): 402-6.
15) 山内正憲：仙腸関節ブロック，仙腸関節枝ブロック. 神経ブロックに必要な画像解剖. 表 圭一，編. 文光堂, 2014, p186-91.
16) Unoki E, et al：Fusion of multiple segments can increase the incidence of sacroiliac joint pain after lumbar or lumbosacral fusion. Spine (Phila Pa 1976). 2016; 41(12): 999-1005.

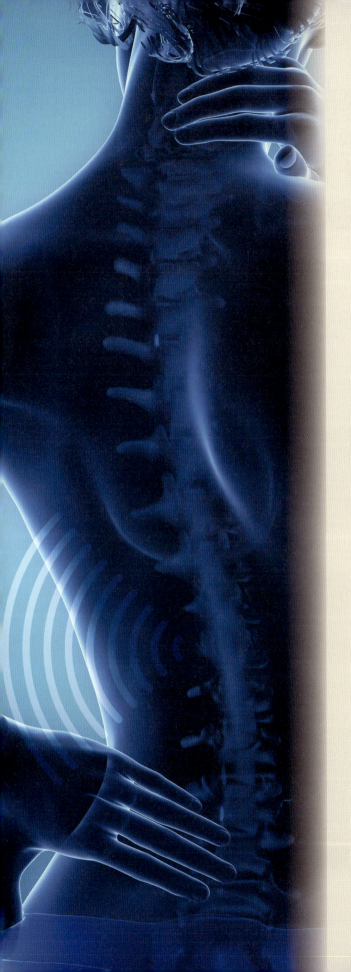

第 III 章

鼡径部・腰殿部・下肢痛

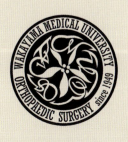

第Ⅲ章 鼡径部・腰殿部・下肢痛

1 鼡径部・腰殿部・下肢痛に関連する超音波解剖
―SONOANATOMY―

1 ― 仙骨・寛骨

動画 39
腰椎(後方), 後仙骨孔, 腰椎神経根・脊髄神経

動画 54
上後腸骨棘(PSIS)を中心にあっちこっち

動画 59
仙骨硬膜外

骨盤は左右の寛骨(腸骨・坐骨・恥骨), 仙骨, 尾骨から形成され, エコーを行う際に体表から触知できるメルクマールとして腸骨稜・上後腸骨棘・上前腸骨棘・坐骨結節が重要である。左右の腸骨稜頂部を結ぶ線はJacoby線と呼ばれL4棘突起の高さを通り, 上後腸骨棘を結ぶ線はS2の棘突起にあたる高さを通ることが多い。一般的に左右殿部の間にある殿裂の頂部はS3の棘突起の高さにあるとされている[1]。

仙骨・仙骨裂孔

5個の仙椎は癒合して1個の仙骨となる。正中部にある隆起は正中仙骨稜(棘突起由来), その両側にある隆起は中間仙骨稜(関節突起由来), 最も外側にある隆起は外側仙骨

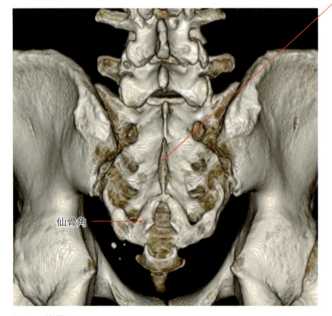
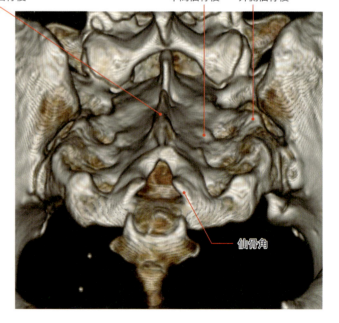

図1 仙骨

稜（横突起由来）と呼ばれる。中間仙骨稜の下端は下方に伸びて仙骨角となり，仙骨管の下口である仙骨裂孔を左右から囲んでいる（図1）。

▶ **超音波像（短軸像）**

左右の上後腸骨棘を結ぶ高さにおいて，正中に短軸でプローブを当てると，正中仙骨稜が音響陰影を伴った高エコー像として描出される。尾側にプローブをSweep（Sliding）させると，仙骨後面の線状高エコーと両側仙骨角の線状高エコーと後方音響陰影による低エコー像から形成されるカタカナのコの字を90°時計回りに回転させた凹部が確認できる。仙骨角間に確認できる仙尾靱帯と仙骨後面の間の低エコー領域が仙骨裂孔部における硬膜外腔となる（図2）。

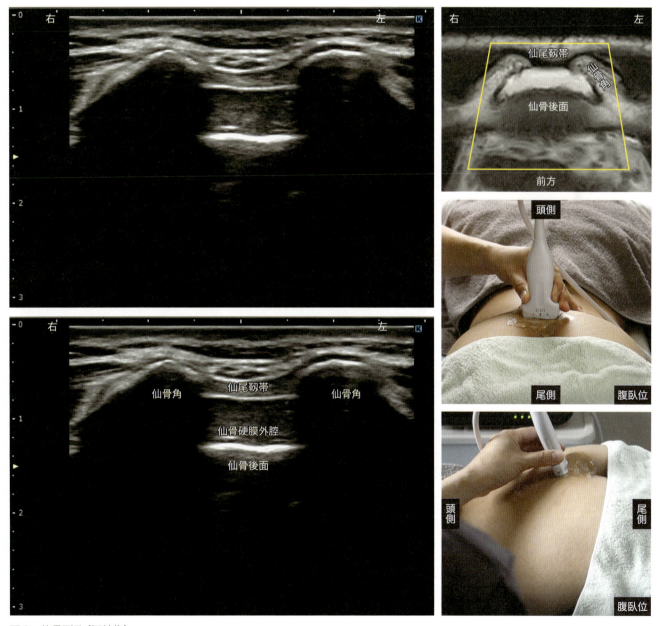

図2　仙骨裂孔（短軸像）

▶ **超音波像（長軸像）**

短軸像で凹部を確認した後，プローブを凹部正中で90°Rotation（Rotating）させ長軸像とする。線状高エコーの仙骨後面と仙尾靱帯が描出され，その間の低エコー領域が注射の際に狙う仙骨硬膜外腔となる（**図3**）。

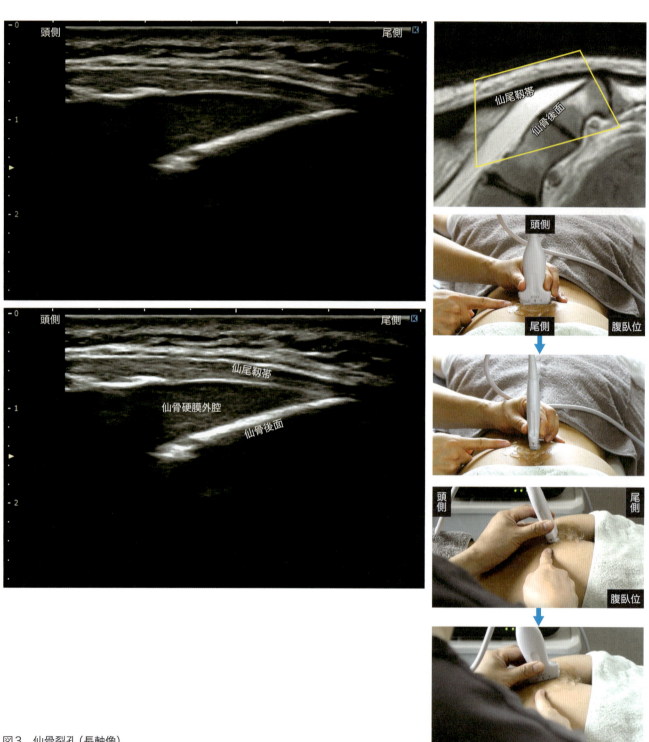

図3　仙骨裂孔（長軸像）

後仙骨孔

中間仙骨稜と外側仙骨稜の間には後枝が通る後仙骨孔が4対存在する。体表から触知しやすい上後腸骨棘(PSIS)から第2後仙骨孔の位置を推測するために，McGrathらは体表から触知しやすい左右の上後腸骨棘を結ぶ線から45°尾側方向へ2〜3cmの部位に第2後仙骨孔が存在し，その幅は0.7cmであることを報告[2])しており，メルクマールのひとつとなる(**図4**)。

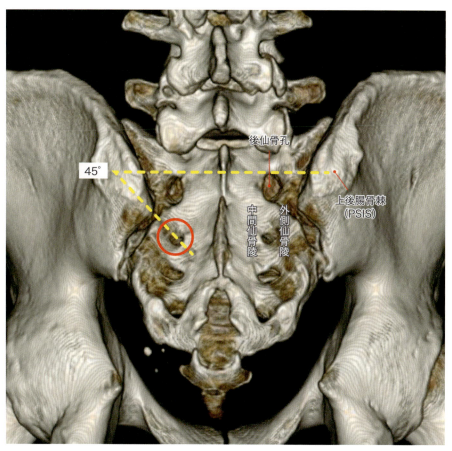

図4　上後腸骨棘と第2後仙骨孔(赤丸)の位置関係

▶超音波像（短軸像）

☞「Ⅱ-1 腰背部痛に関連する超音波解剖－SONOANATOMY－」，「棘突起・椎弓」(p.206)に記載した方法でL5/S椎弓間を確認する。その位置でプローブを回転させ短軸像としてS1正中仙骨稜を画面真ん中に描出させる（図5-1）。プローブを外側へSlide（Sliding）させ，画面の端に正中仙骨稜が描出される位置でゆっくりと尾側へ動かしていくと，はじめに連続性が途切れる部位がS1後仙骨孔となる（図5-2）。さらに尾側にプローブをSweep（Sliding）させS2およびS3後仙骨孔を確認する。一般的にS2後仙骨孔の外側には腸骨が確認でき，仙腸関節が存在するが，S3後仙骨孔高位で腸骨は描出されない（図5-3）。

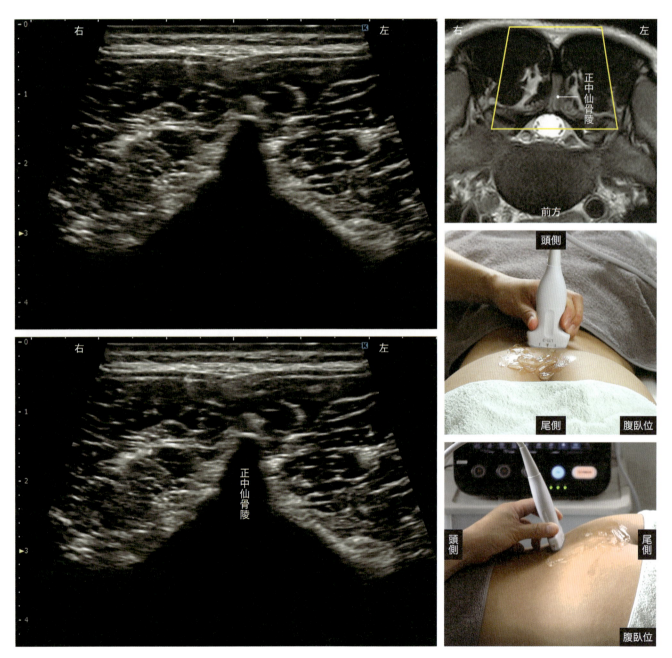

図5-1　S1正中仙骨稜

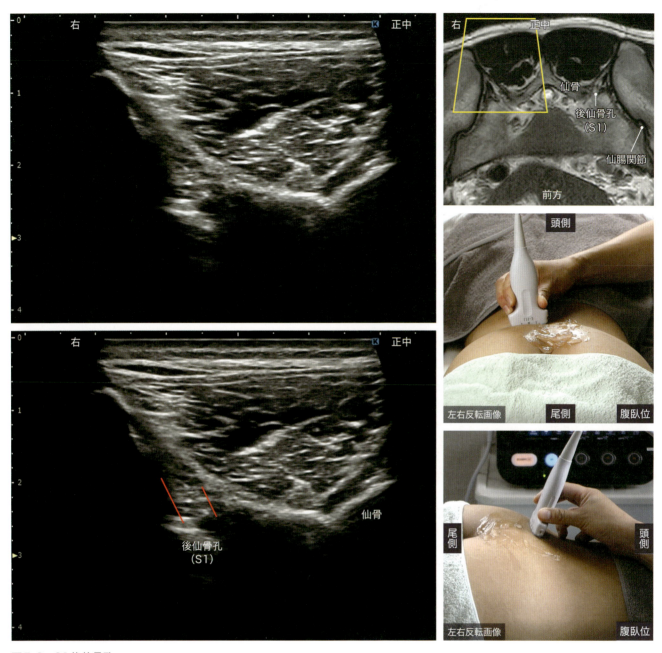

図5-2 S1後仙骨孔

1 鼠径部・腰殿部・下肢痛に関連する超音波解剖 — SONOANATOMY —

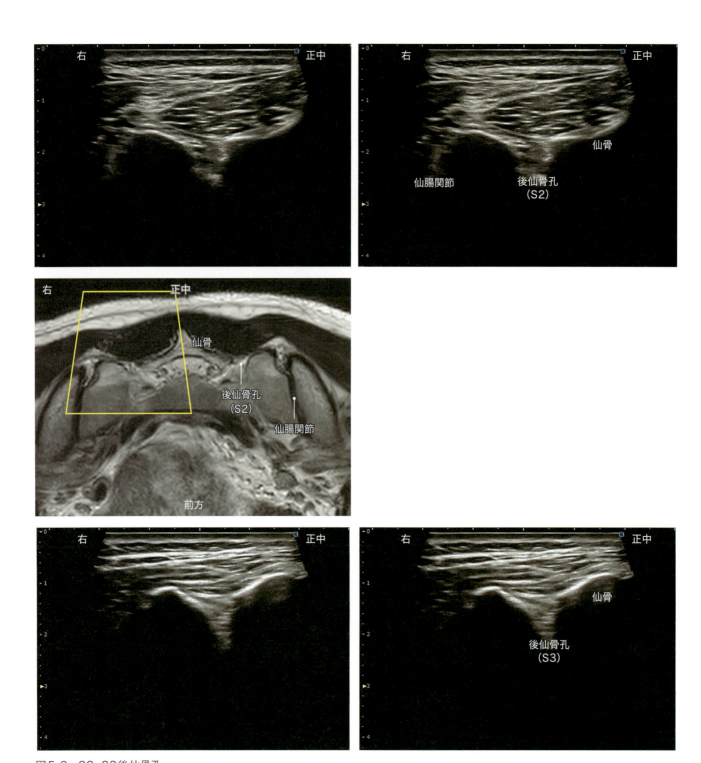

図5-3 S2・S3後仙骨孔

2 ─ 仙腸関節・周囲靱帯
（図6-1，6-2）

動画 53 仙腸関節，後仙腸靱帯，脊髄神経後枝（仙骨）

動画 54 上後腸骨棘(PSIS)を中心にあっちこっち

　村上によると，肉眼的解剖で，仙腸関節は前方が仙骨と腸骨の関節面で関節腔を形成し，関節後方は人体の中で最も強靱と言われる骨間仙腸靱帯と後仙腸靱帯が占めている[3]。仙腸関節は体幹の重量を受け，これを支持するとともに下方に伝達する。このような荷重に対応するため，仙腸関節の運動は制限され，強化・固定され，同時に加わる衝撃を緩衝する作用を持っている[4]。

仙腸関節，関節後方靱帯
（骨間仙腸靱帯・長後仙腸靱帯・短後仙腸靱帯）

　仙腸関節は前・後仙腸靱帯および骨間仙腸靱帯の3つの靱帯によって安定化している。このうち骨間仙腸関節は最大かつ最強で仙腸関節の後上方にあり，腸骨と仙骨の骨の間を埋めている。腸骨粗面と仙骨粗面の間を走る強靱な靱帯であり，後仙腸靱帯に完全に覆われている。後仙腸靱帯は，内側深層にある短後仙腸靱帯と外側浅層にある長後仙腸靱帯で構成され，骨間仙腸靱帯の後にあるきわめて強い靱帯である（図6-2）。

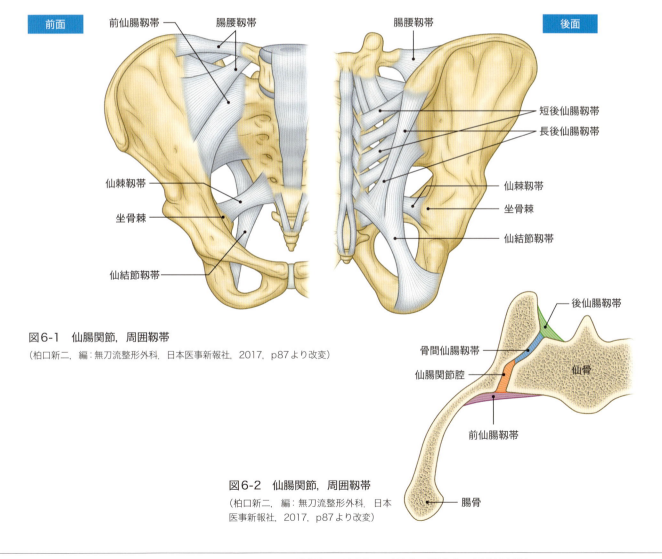

図6-1　仙腸関節，周囲靱帯
（柏口新二，編：無刀流整形外科．日本医事新報社，2017，p87より改変）

図6-2　仙腸関節，周囲靱帯
（柏口新二，編：無刀流整形外科．日本医事新報社，2017，p87より改変）

▶ **超音波像（短軸像）**

正中にプローブを当て腰椎棘突起を描出したのち，尾側にSweep (Sliding) させると正中仙骨稜が確認できる。プローブを外側にSlide (Sliding) させると，線状高エコーの後方に音響陰影を伴う腸骨がまるで山のように出現する。プローブを頭尾側に少しに移動させ，山が高い部分が上後腸骨棘である。この位置からさらに尾側にプローブを移動させると腸骨の山は小さくなっていき，仙骨後面と腸骨の高さがほぼ等しくなる部分が下後腸骨棘であり，そのさらに尾側が仙腸関節の尾側端となる（**図7-1**）。腸骨と仙骨の間をつなぐ形で後仙腸靱帯が確認でき（**図7-2**），その深部（腹側）に骨間仙腸靱帯が存在する（**図7-3**）。

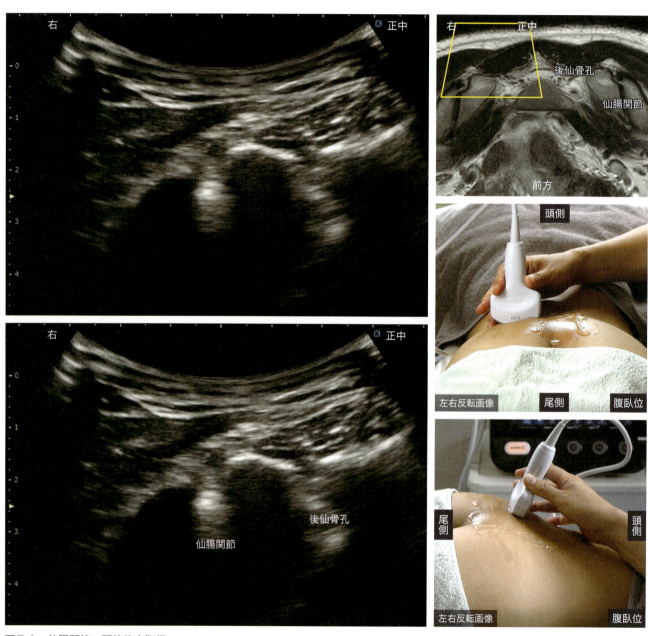

図7-1　仙腸関節，関節後方靱帯

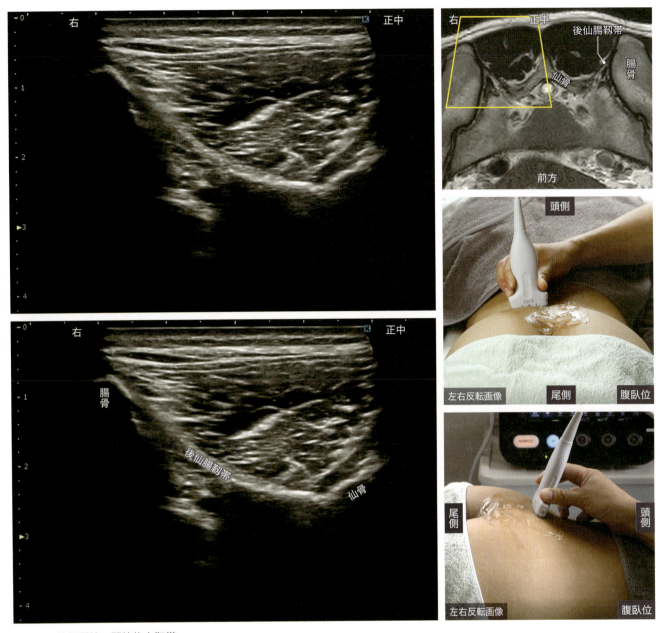

図7-2　仙腸関節，関節後方靱帯

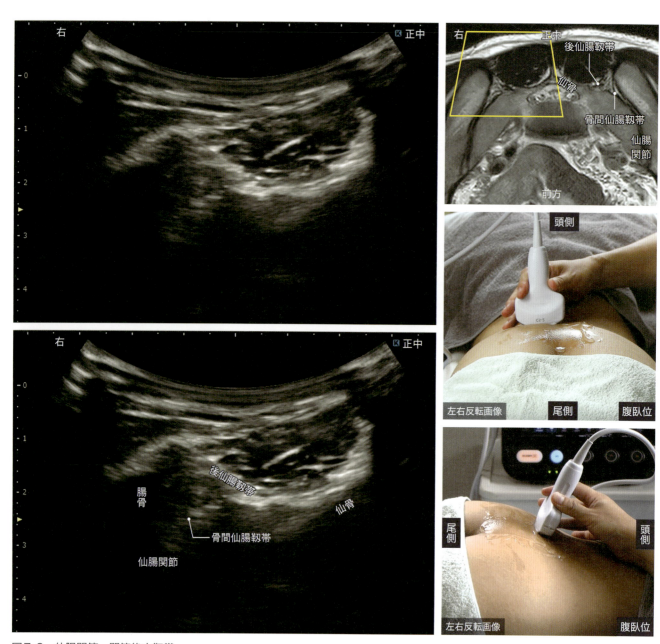

図7-3 仙腸関節，関節後方靱帯

仙結節靱帯

仙結節靱帯は坐骨結節より起こり，下後腸骨棘および仙骨下半分の外側縁・尾骨に付着する。仙棘靱帯は，仙結節靱帯の前方にあり，仙骨下部の外側縁から起こり仙骨棘に付着する（図6-1）。Vleemingらは，仙骨の前屈時に仙結節靱帯が緊張し，逆に後屈時には長後仙腸靱帯が緊張しこれらの動きを制していると報告している[5]。

▶超音波像（長軸像）

前述の方法で仙腸関節の短軸像を描出し，尾側へプローブをSweep（Sliding）させ，仙腸関節の尾側端よりさらに尾側まで移動させた後に，仙骨下部と坐骨結節を結ぶ方向にプローブをRotation（Rotating）させると，大殿筋の深層に仙結節靱帯の長軸像が描出される（図8）。痩せた人では大殿筋を介して触知可能であるが，深くて描出しがたいときはまず仙骨下部で描出させるとよい。仙骨孔が確認し

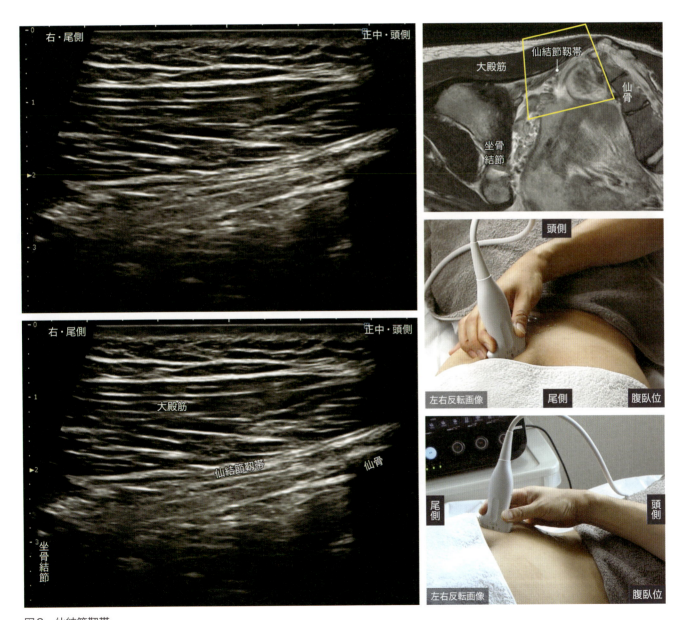

図8　仙結節靱帯

やすい場合には第1仙骨孔から尾側にプローブをSweep (Sliding) させ，第4仙骨孔が描出される高位で外側へプローブをSlide (Sliding) させ，仙骨孔と坐骨結節を結ぶ方向にプローブを当てることで長軸像が描出される。

腸腰靱帯

腸腰靱帯は主にL5，一部がL4の横突起から出て外方に向かい腸骨稜内唇の後端部に付く強力な靱帯である[6] (**図6-1**)。

▶ **超音波像（短軸像）**

正中あるいは傍正中における長軸像でL5/S椎間を確認後，L4棘突起上でプローブをRotation (Rotating) させ短軸像で画面中央にL4棘突起を描出する。外側にプローブをSlide (Sliding) させL4/5椎間関節およびその外側のL5横突起を確認した後，さらに外側へ移動させることでL5横突起から腸骨に連続する腸腰靱帯が描出可能である (**図9**)。

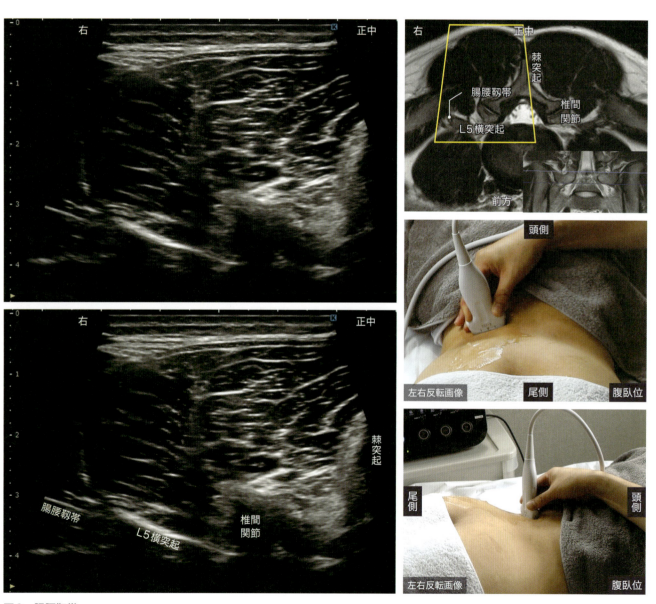

図9　腸腰靱帯

3 — 股関節・鼠径靱帯
（図10-1, 10-2）

動画60
股関節，腸骨筋，
大腿神経，外側
大腿皮神経

外腹斜筋腱膜下縁は上前腸骨棘と恥骨結節の間で索状肥厚し鼠径靱帯と言われる。股関節は，この鼠径靱帯中点の数cm尾側に位置するため体表から確認する際のメルクマールとなる。鼠径部・殿部・下肢痛をきたす脊椎および脊柱周囲疾患の診断において股関節疾患の鑑別は重要であり，超音波ガイド下股関節ブロックは是非修得しておきたい手技である。

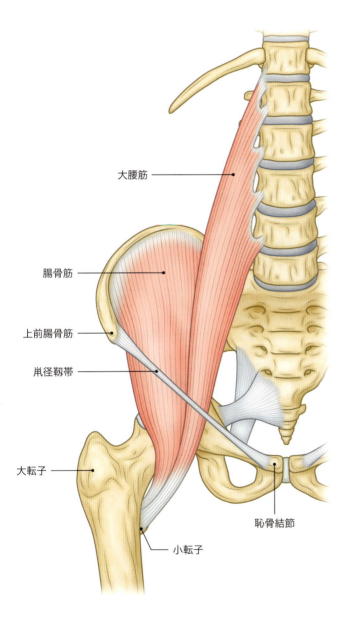

図10-1　股関節・鼠径靱帯
（グレイ解剖学．原著第1版．Drake RL, et al, 塩田浩平，訳．エルゼビア・ジャパン，2008, p519, 図6.56より改変）

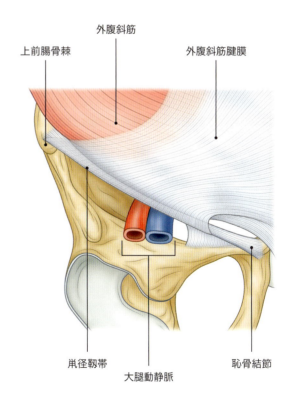

図10-2　股関節・鼠径靱帯
（グレイ解剖学．原著第1版．Drake RL, et al, 塩田浩平，訳．エルゼビア・ジャパン，2008, p247, 図4.28より改変）

▶ **超音波像(短軸像・長軸像)**

大転子頭側端と恥骨結節を結ぶ直線の中点のやや頭側に前方からプローブを短軸で当てて観察すると,画面中央に腹側凸の弧状高エコー像が確認できる。これが骨頭であり,その腹側に腸腰筋と大腿直筋が描出される(**図11**)。プローブ内側端を骨頭に固定して外側端を尾側へ回転させることで,大腿骨頚部の長軸像として臼蓋・大腿骨頭・大腿骨頚部の輪郭が線状高エコーとして描出可能となる。大腿骨頚部の線状高エコーの前方に低エコーの前方関節腔が観察でき,その表層に腸骨大腿靱帯が線状高エコーとして存在するため(**図12**),皆川は大腿骨頚部前方が白・黒・白の縞模様(stripe sign)を示すと表現している[7]。

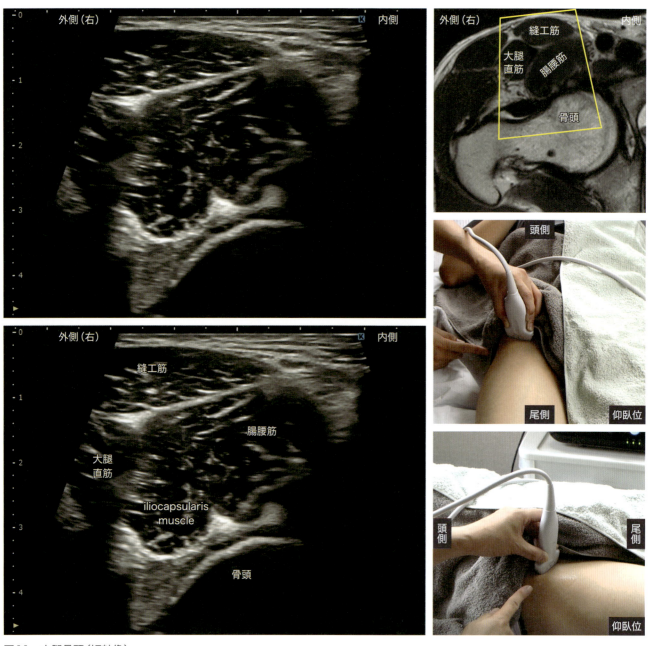

図11 大腿骨頭(短軸像)

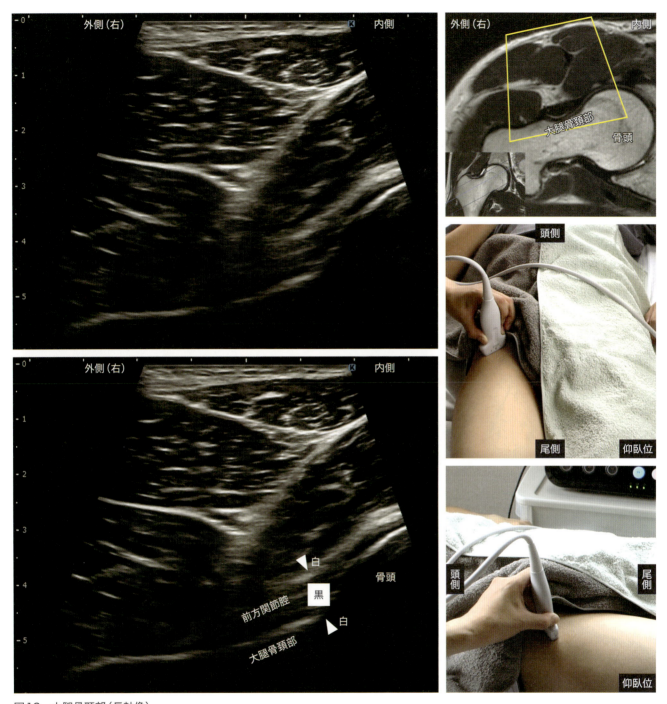

図12 大腿骨頸部（長軸像）

4 — 腰方形筋，大腰筋，腸骨筋

動画40
腰椎(前方・側方)，
大腰筋，腰神経叢

動画57
側方からの観察。
大腰筋(股関節屈
曲・伸展での変化)

動画61
腰方形筋，大腰筋

腰椎の外側では，腰方形筋，大腰筋，腸骨筋が後方の腹壁を補強している(図13)。

腰方形筋

腰方形筋は，L5横突起・腸腰靱帯・腸骨稜から起こり，頭側でL1-L4の横突起と第12肋骨下縁に停止する。
作用：第12肋骨の下制・安定化および体幹の側屈
支配神経：T12とL1-L4の前枝

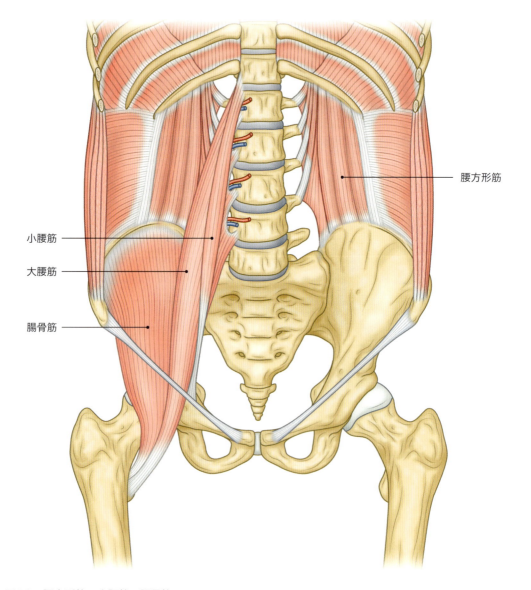

図13　腰方形筋，大腰筋，腸骨筋
(グレイ解剖学，原著第1版，Drake RL, et al, 塩田浩平，訳，エルゼビア・ジャパン，2008, p316, 図4.115より改変)

▶ 超音波像（短軸像）

腰背部痛の筋の項で記載した通りに，棘突起および多裂筋を描出した後，プローブを外側にSlide（Sliding）させて多裂筋・最長筋の外側の腸肋筋を描出させると，その外側深部（横突起の先端から外側）に腰方形筋が確認できる（図14）。

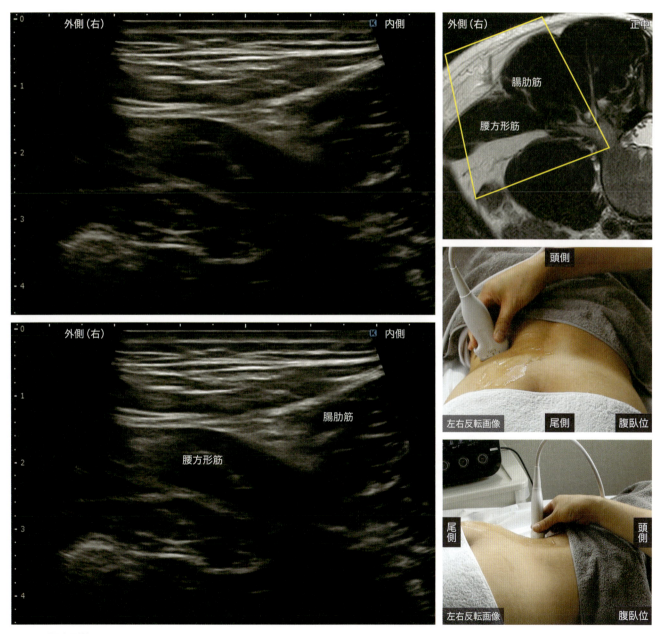

図14　腰方形筋

▶ **超音波像（長軸像）**

腰部正中で棘突起を触知して，プローブをその直上に体軸に対して長軸であてる。外側にSlide（Sliding）させて椎弓，椎間関節，横突起を順に描出する。ゆっくりと外側へSlide（Sliding）させ，横突起が消失するとその部位に腰方形筋があらわれ，その腹側には大腰筋や腎臓などが描出される（図15）。

大腰筋

大腰筋は，T12とL1-L5椎体外側面・椎間板・腰椎横突起から起こり，鼠径靱帯の下を通って大腿骨小転子に停止する（図13）。

作用：股関節の屈曲作用

支配神経：L1-L3

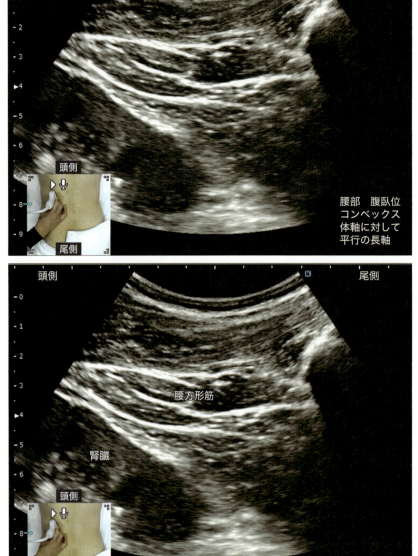

図15 腰方形筋（体軸に平行の長軸）

▶ **超音波像（長軸像）**

　腰部正中で棘突起を触知して，プローブをその直上に体軸に対して長軸であてる。外側にSlide（Sliding）させて，椎弓，椎間関節，横突起を順に描出する。横突起の高エコーやや深部の位置で横突起間に存在する筋肉が大腰筋である（**図16**）。

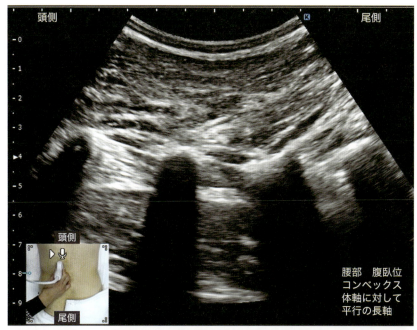

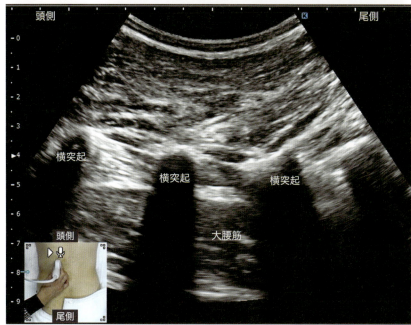

図16　大腰筋（体軸に平行の長軸）

▶ **超音波像（短軸像）**

Sauterによって報告された[8] Shamrock methodで大腰筋の描出が可能である。側腹部にコンベックスプローブを当て，腰椎を側方から観察すると腰椎側壁が線状高エコーで描出される。画面の上方に向かって突き出している横突起を中心に，前方の大腰筋・側方の腰方形筋・後方の脊柱起立筋がまるで三つ葉のクローバーのように見えることからShamrock methodと名付けられている（**図17**）。

腸骨筋

腸骨筋は，腸骨翼内面から起こり，鼠径靱帯の下を通り

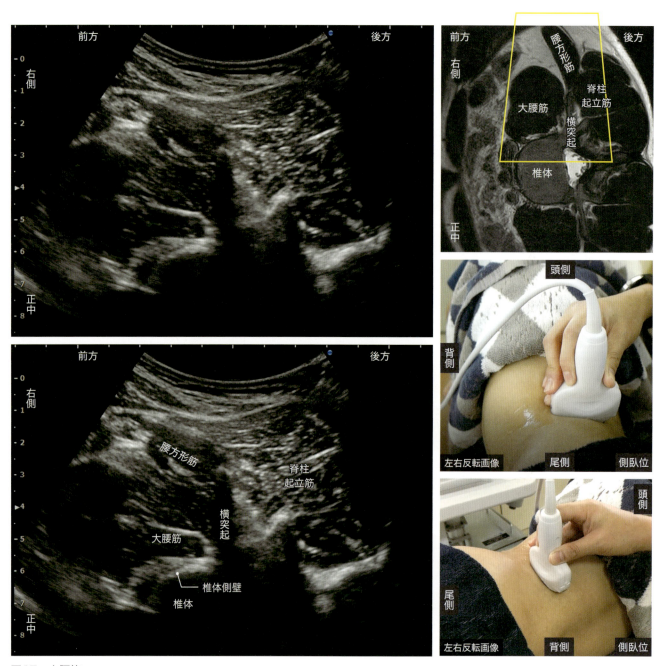

図17　大腰筋

大腰筋と一緒になって大腿骨小転子に停止する（**図13**）。
作用：股関節の屈曲作用（股関節での大腿の屈曲）
支配神経：大腿神経

▶ **超音波像（短軸像）**

　大腿骨頚部の長軸像として臼蓋・大腿骨頭・大腿骨頚部の輪郭を線状高エコーとして描出させた後，大腿骨頭を中心にプローブを回転させ体幹に短軸として確認すると，骨頭表面に位置する腸腰筋（大腰筋と腸骨筋）およびその外側の大腿直筋が観察できる。大腿動脈は鼡径靱帯の中点の左右1.5cmの部分より大腿前面に入る[1]ことから鼡径靱帯の尾側で大腿動脈を触知し，大腿動静脈を描出して（**図18-1**）からプローブを外側に移動させて大腿骨頭およびその表層の腸腰筋を描出してもよい（**図18-2**）。

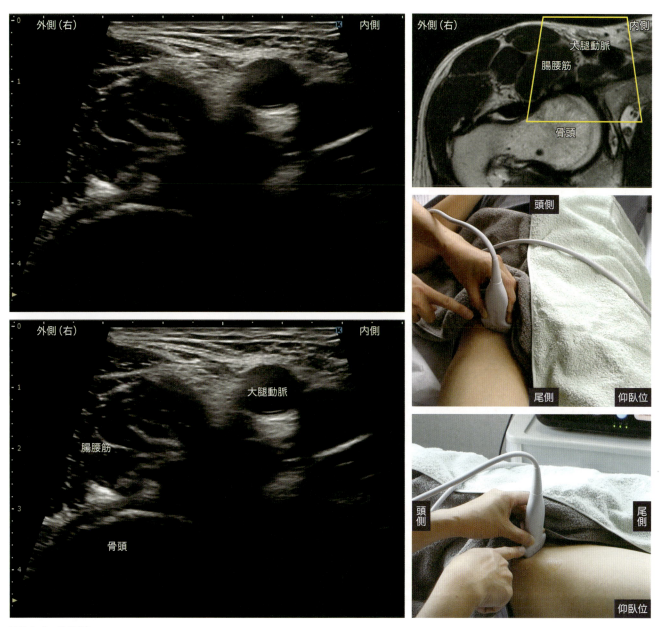

図18-1　腸腰筋

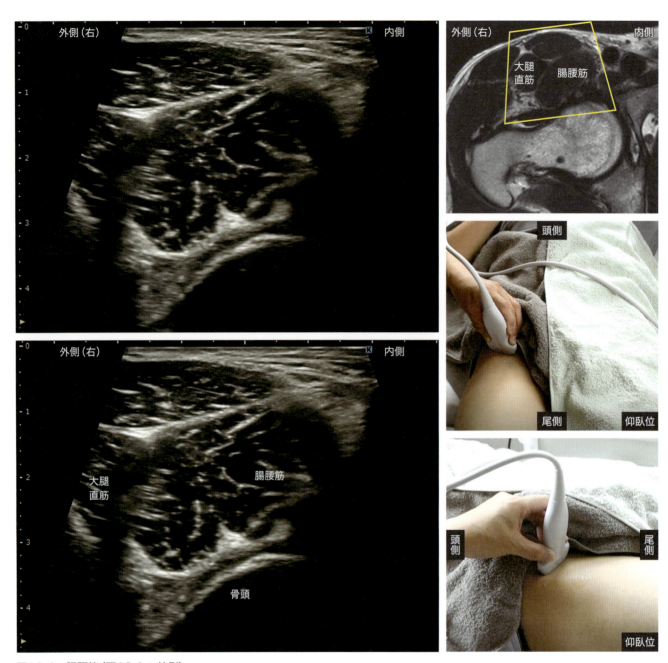

図18-2　腸腰筋（図18-1の外側）

5 — 梨状筋

動画 54
上後腸骨棘(PSIS)を中心にあっちこっち

動画 62
梨状筋，大・中・小殿筋，坐骨神経

梨状筋は仙骨前面から起こり，大腿骨の大転子先端後縁に付着する。仙棘靱帯と大坐骨切痕で囲まれる大坐骨孔は，骨盤腔から殿部に通じる通路であり，横切る梨状筋により梨状筋上孔と梨状筋下孔に分けられる。上孔には上殿動静脈と上殿神経，下孔には下殿動静脈，下殿神経，坐骨神経や陰部神経などが通る(**図19**)。

支配神経：仙骨神経叢(S1・S2)
作用：股関節の外旋(外転)

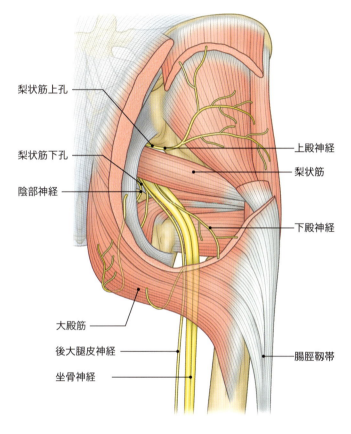
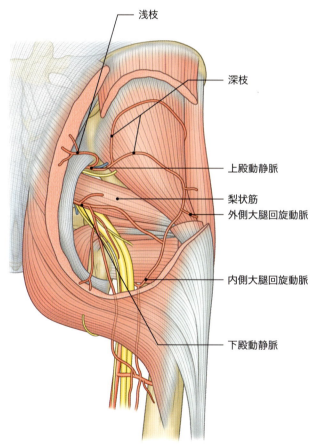

図19 梨状筋
〔グレイ解剖学．原著第1版．Drake RL, et al, 塩田浩平, 訳. エルゼビア・ジャパン, 2008, p509, 図6.47(左)とp511, 図6.48(右)より改変〕

▶超音波像（長軸像）

体表で上後腸骨棘を触知し，「2 仙腸関節・周囲靱帯」の項の「**仙腸関節，関節後方靱帯（骨間仙腸靱帯・長後仙腸靱帯・短後仙腸靱帯）**」(p.281)に記載した通り，体幹に対して短軸で仙腸関節と腸骨を描出させる。この位置からさらに尾側にプローブを移動させると腸骨の山は小さくなっていき，仙骨後面と腸骨の高さがほぼ等しくなる部分が下後腸骨棘であり，そのさらに尾側が大坐骨孔となる。この位置で画面端に仙骨外縁を描出した状態でプローブの反対側を大転子先端の方向へ回転させると梨状筋の長軸像が観察できる。画面内側に仙骨外縁，外側に腸骨が音響陰影を伴う線状高エコーとして確認できる。梨状筋の表層には大殿筋が描出される（図20）。

「**Target 314：坐骨神経**」(p.375)の項目で，最近著者が行っている梨状筋，坐骨神経描出方法を新たに追記しているので，是非参照して頂きたい。

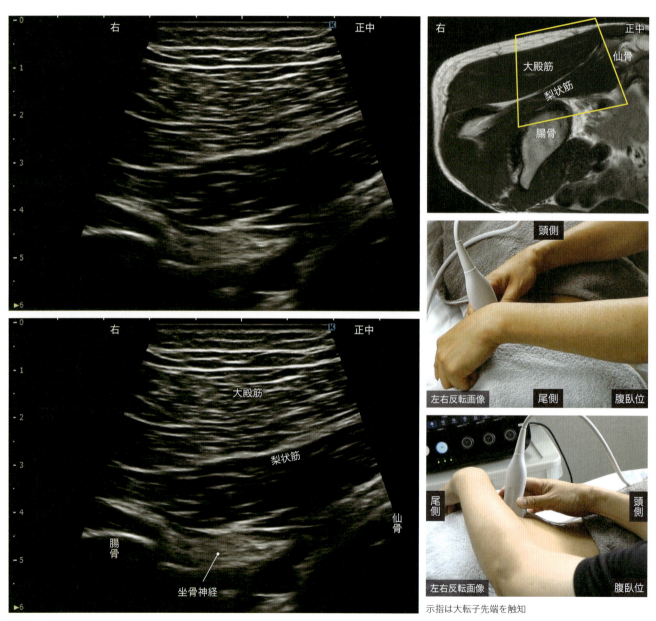

図20　梨状筋（長軸像）

6 — 大・中・小殿筋

動画54
上後腸骨棘(PSIS)を中心にあっちこっち

動画62
梨状筋，大・中・小殿筋，坐骨神経

　大殿筋は腸骨翼後部から仙骨外側縁にわたって起こり，3/4が腸脛靱帯に，残り1/4が大腿骨後面の殿筋粗面に付着する。中殿筋は腸骨翼の外面で大殿筋よりも前方から起こり，大腿骨大転子の外側面に停止する。小殿筋は中殿筋に覆われ，腸骨外面の下部から起こり大転子前方に付着する（**図21，22**）。

支配神経：大殿筋は下殿神経(L5-S2)，中・小殿筋は上殿神経(L4-S1)

作用：大殿筋は股関節の強力な外旋筋であるとともに股関節の伸筋である[9]。中・小殿筋の作用は同様であり，主な作用は股関節外転である。

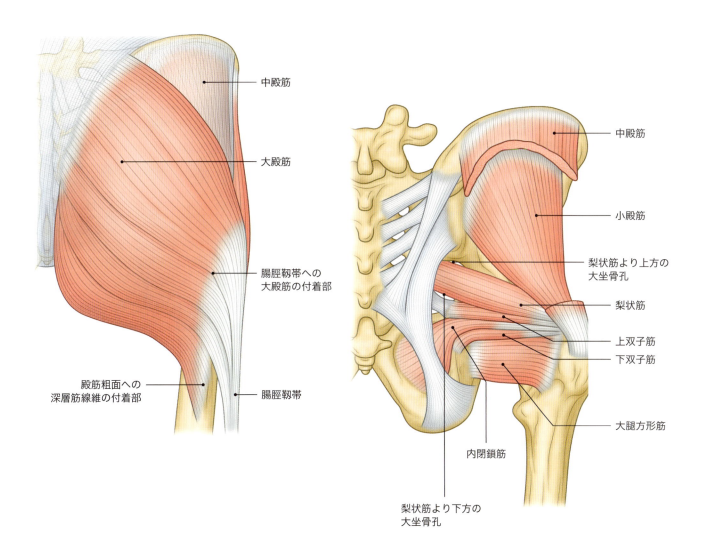

図21　大・中・小殿筋
〔グレイ解剖学．原著第1版．Drake RL, et al, 塩田浩平，訳．エルゼビア・ジャパン，2008, p507, 図6.45（左）とp506, 図6.44（右）より改変〕

1　鼠径部・腰殿部・下肢痛に関連する超音波解剖 —SONOANATOMY—

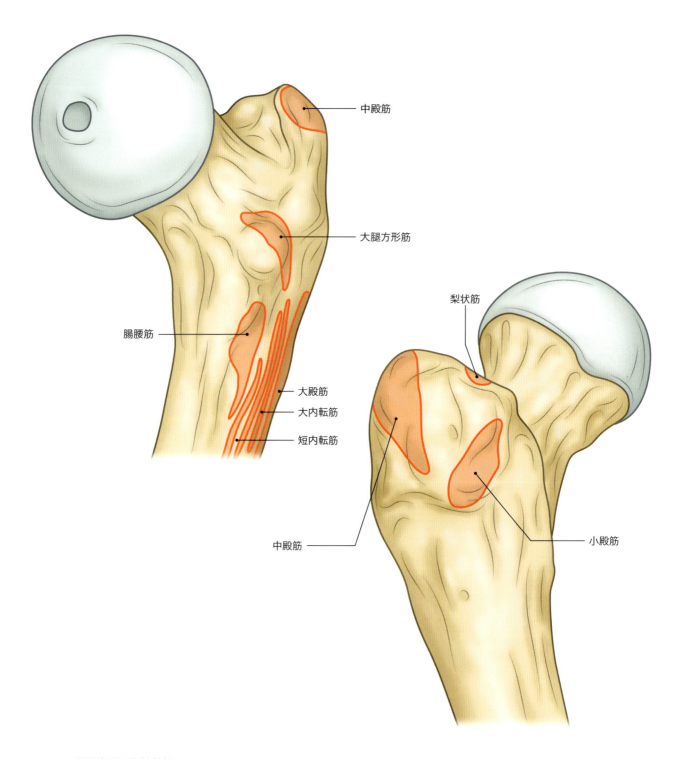

図22　股関節周囲筋付着部

〔Spalteholz. (http://cal.med.keio.ac.jp/funatoka/anatomy/spalteholz/J237.html) より改変〕

▶ **超音波像（中・小殿筋，短軸像・長軸像）**

大転子外側にプローブを当て短軸像を描出し，頭側尾側へ移動させながら大転子のfacetを確認する（図23）。長軸方向にプローブを当てると，前方部ではanterior facetに付着する小殿筋が，中央のlateral facetでは中殿筋腱前方線維が，後方のposterosuperior facetでは中殿筋腱後方線維が低エコー像で観察できる[7]（図24-1，24-2）。中殿筋および小殿筋の表層にはfibrillar patternを示す腸脛靱帯を観察可能である。大転子後方にプローブ尾側端を固定し頭側端を仙骨外縁にむけて回転させると，前述の梨状筋の表層に大殿筋が確認できる。

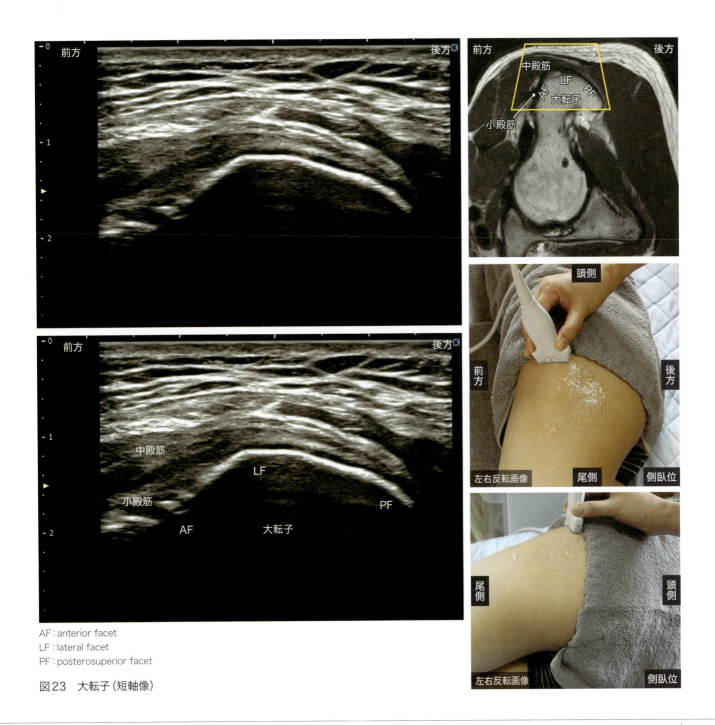

AF：anterior facet
LF：lateral facet
PF：posterosuperior facet

図23　大転子（短軸像）

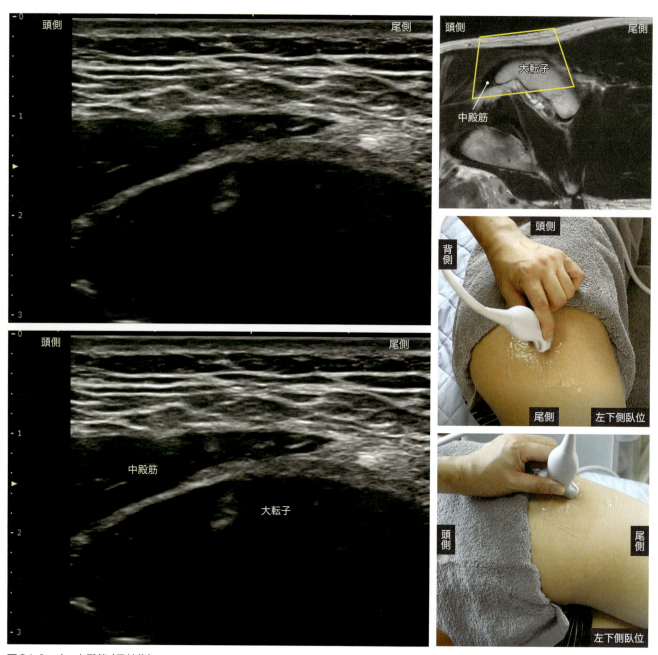

図24-1　中・小殿筋（長軸像）

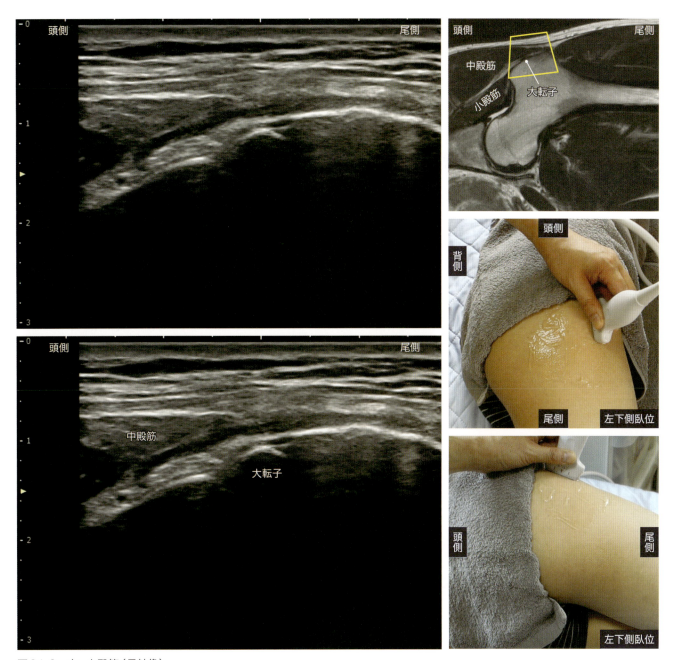

図24-2　中・小殿筋（長軸像）

7 ― 内転筋群

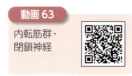
動画63 内転筋群・閉鎖神経

主として大腿を内転する内転筋群は薄筋，恥骨筋，長・短内転筋，大内転筋からなる。大内転筋は坐骨恥骨枝と坐骨結節から起こり，そのほかは恥骨から起始する。薄筋は脛骨に停止するが，そのほかは大腿骨に停止する（**図25**）。

支配神経：恥骨筋は大腿神経（L2-L4），そのほかは閉鎖神経（L2-L4）の支配を受ける。大内転筋内側部（ハムストリング部）は坐骨神経の支配を受ける。

作用：主に股関節で大腿を内転させる。長内転筋と大内転筋は大腿を内旋することもできる。

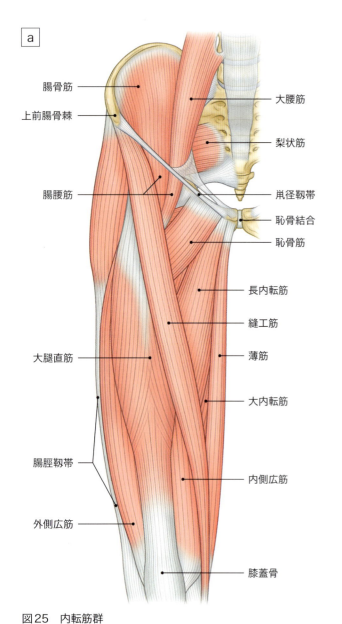

図25　内転筋群
a：前面より，b：内面より

（プロメテウス解剖学アトラス 解剖学総論/運動器系，第3版，坂井建雄，他監訳，医学書院，2017，p508，p509より改変）

▶ **超音波像（短軸像）**

　仰臥位で，股関節外転外旋膝屈曲位とし内側走査を行う。股関節を外転させると大腿動脈より内側に長内転筋を触知することができる。長内転筋を中心に短軸で確認すると，内側にある恥骨筋とその内側には表層から長・短・大内転筋が3層構造で描出できる。図26の表層では長内転筋のさらに内側に薄筋が確認できる。

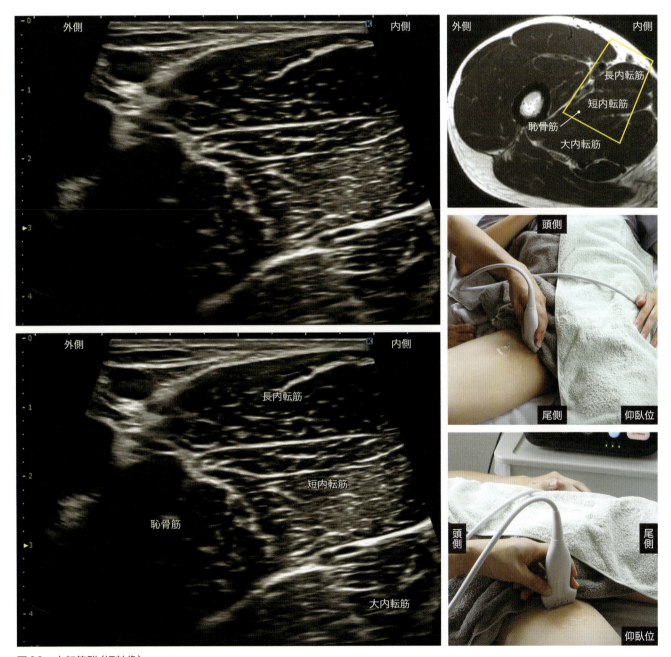

図26　内転筋群（短軸像）

▶ **超音波像（長軸像）**

長内転筋を中心に短軸で描出した後にプローブを90°Rotation（Rotating）させ長軸像を描出する。恥骨結節に付着する長内転筋とその深層の短内転筋が確認できる。長内転筋，短内転筋，大内転筋描出後（図27）にプローブを内側にSweep（Sliding）させると表層から薄筋，短内転筋，大内転筋の描出が可能となる。

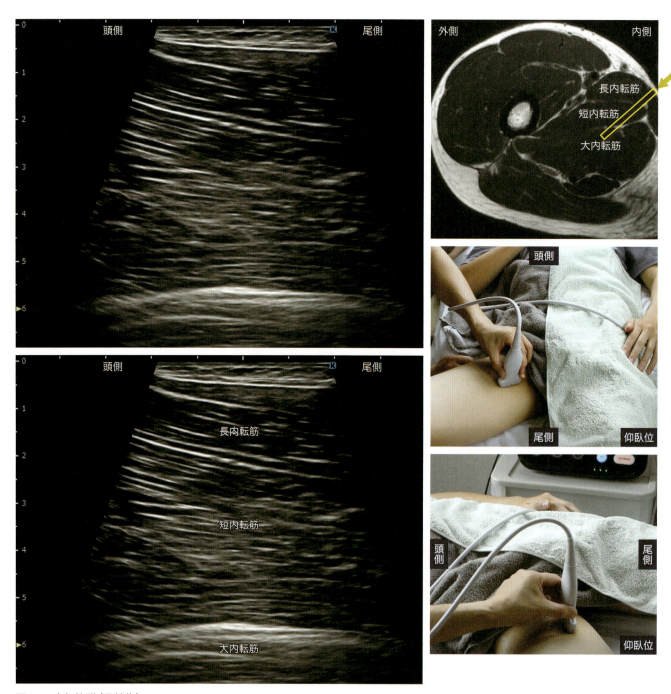

図27　内転筋群（長軸像）

8 — 神経根・脊髄神経

動画 39 腰椎(後方)，後仙骨孔，腰椎神経根・脊髄神経

動画 64 腰椎神経根・脊髄神経(体幹に対して長軸)

動画 65 腰椎神経根・脊髄神経(体幹に対して短軸)

動画 66 腰椎神経根・脊髄神経(MRIとエコー同一断面)

神経根は，脊髄から分岐し前根と後根で構成され椎間孔部で後根は神経節を形成し紡錘形を呈しており，一般に臨床的には硬膜分岐部から後根神経節末梢までの部位を指すことが多い。後根神経節より末梢は脊髄神経となり前枝と後枝に分岐し，後枝は腰殿部痛に関係する神経として重要である〔☞「Ⅱ-1 腰背部痛に関連する超音波解剖－SONOANATOMY－」，「3 脊髄神経後枝」の項(p.224)参照〕。また前枝からは洞脊椎神経が分岐し，再度脊柱管内に入り，髄膜・前縦靭帯・後縦靭帯・椎間板表層・脊柱管内血管に分布し(図28)感覚を司り，脊椎病変に由来する局所の痛みや筋緊張などの症状発現に関与している[10]。

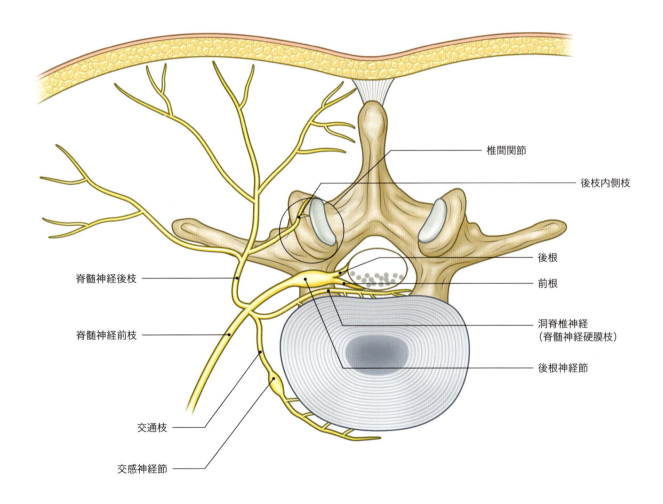

図28 神経根・脊髄神経

〔大場悠巳. 他：腰痛の手術療法. 関節外科, 2018；7(12)：1342-9より改変〕

▶ **超音波像（短軸像・体幹短軸）**

　痩せて筋肉の少ない高齢女性やカダバーでは，腰椎神経根をエコーで描出することが可能な場合もあるが，頚椎神経根とは異なり，実際の臨床現場で腰椎神経根を鮮明に描出することは困難なことも多い。そこで選択的神経根ブロックの際に意識しているように神経根・脊髄神経は，頭側横突起基部の尾側でかつ下位上関節突起の頭側において，横突起間や腰仙靱帯の腹側に位置しているという理解が重要となる。

　腰部背側において☞「Target 313：神経根・脊椎神経」（p.363）に記述した方法で高位を確認した後，短軸で棘突起・椎間関節・横突起を描出する。横突起に注目しながらプ

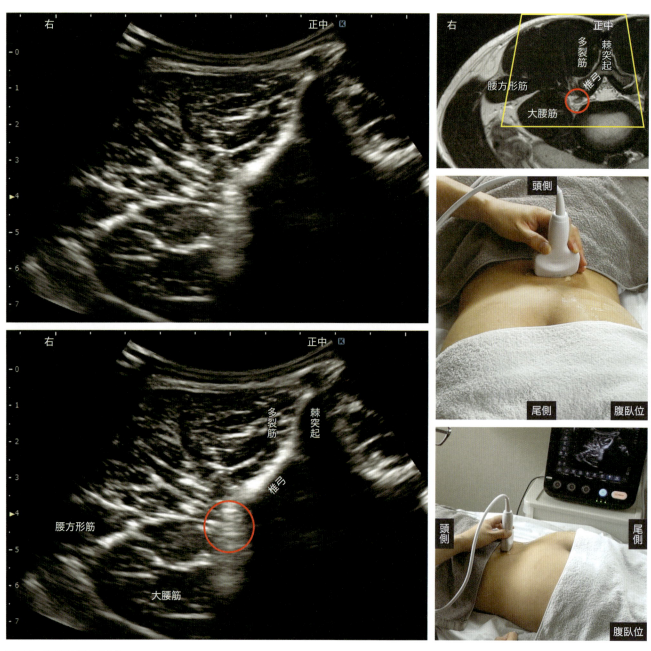

図29　脊髄神経（赤丸）

ローブをゆっくりと尾側へSweep (Sliding) させると，横突起の線状高エコー像が消失し深層に大腰筋が確認できる。横突起基部の尾側の高位に脊髄神経が存在するはずである(**図29**)。

もう1つの方法としてSauterによって報告された[8] Shamrock methodでの観察方法がある。**図17**のごとく，大腰筋・腰方形脊柱起立筋を描出する。横突起を画面中心にもってきた後に，尾側へプローブをSweep (Sliding) させる。大腰筋の後方の脂肪層内がターゲットとなる(**図30-1**)。横突起基部の尾側の高位で前方に脊髄神経が存在することになる(**図30-2**)。

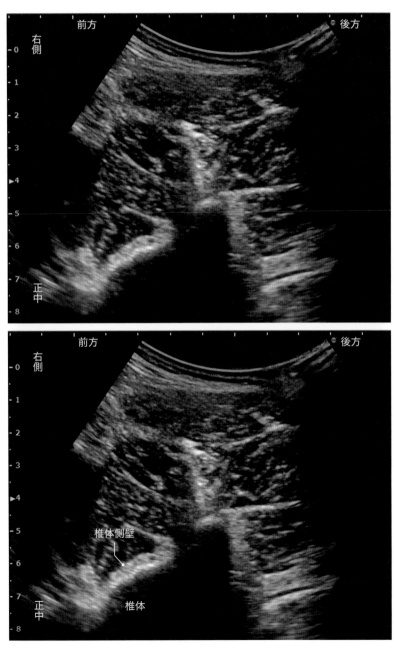

図30-1　Shamrock method

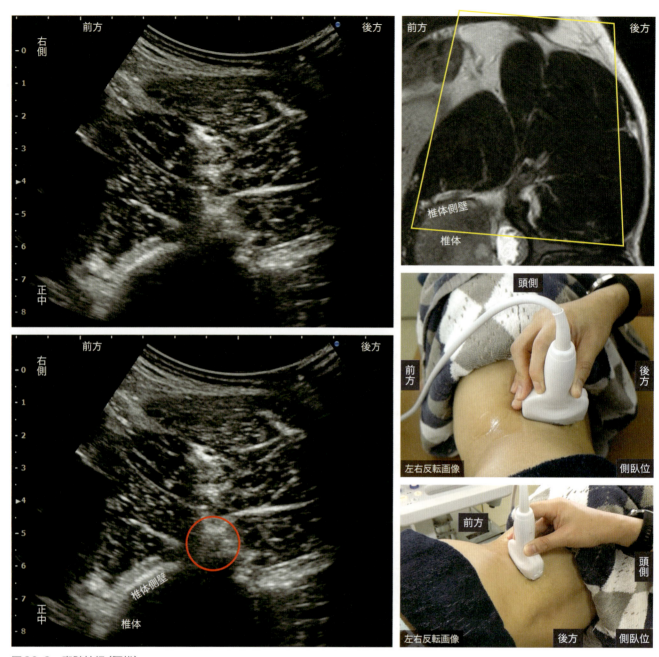

図30-2 脊髄神経（腰椎）

▶ 超音波像（短軸像・体幹長軸）

体幹に長軸にプローブを当て椎間関節を観察した状態から少し外側へプローブをSweep（Sliding）させると（正中から4～5cm外側）横突起を観察することができる。脊柱起立筋の腹側少し上方に凸の線状高エコー像として描出さ れ，後方には音響陰影による無エコー像を伴う。横突起の線状高エコーの腹側（深部）に横突起間をつなぐ線状高エコー像が確認できる。これは横突間靱帯が描出されており，腰椎脊髄神経は頭側横突起基部の尾側でこの靱帯より腹側に存在することとなる（図31）。

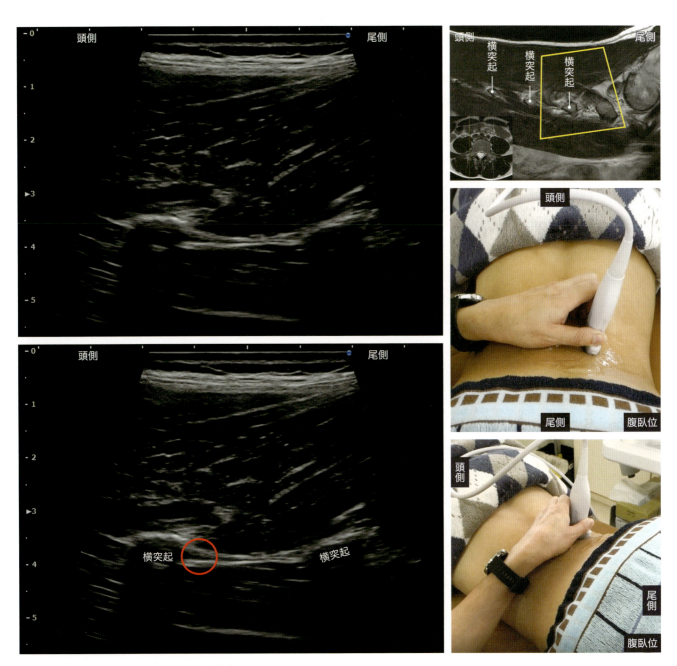

図31 脊髄神経（腰椎，短軸像・体幹長軸）

9 — 坐骨神経（殿部）

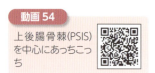
動画54 上後腸骨棘(PSIS)を中心にあっちこっち

動画62 梨状筋，大・中・小殿筋，坐骨神経

脛骨神経と総腓骨神経から構成される坐骨神経は，大坐骨孔を通り前述の梨状筋下孔から出て大腿後面を下行する（図19）。坐骨神経と梨状筋などとの位置関係には破格が存在するため注意を要する。体表からのメルクマールとして，上後腸骨棘・坐骨結節・大転子が重要である。坐骨神経が梨状筋下孔から出る部位は，体表において上後腸骨棘と坐骨結節を結ぶ線のほぼ中点にあたり，大殿筋の下縁に出る部位は坐骨結節と大転子を結ぶ線の中央1/3と内側1/3との境にあたると述べられている[4]。

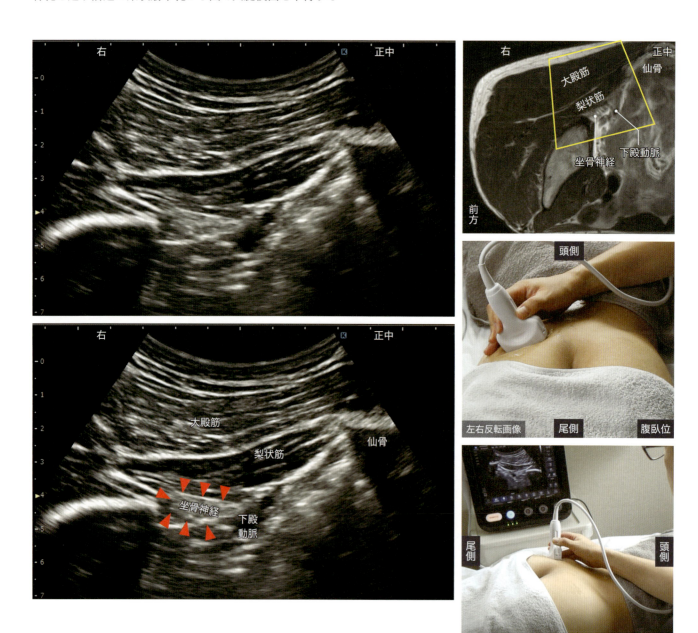

図32-1　坐骨神経（短軸像，赤矢頭）

第Ⅲ章　鼠径部・腰殿部・下肢痛

▶ 超音波像（短軸像）

　傍仙骨部において坐骨神経は大殿筋や梨状筋の腹側に存在し深い位置を走行しているため通常のリニアプローブでは描出が難しく，描出にはコンベックスプローブが適している（図32-1）が，輪郭の鮮明な描出は難しいことが多い[11]。殿下部においては，大腿骨大転子と坐骨結節を結ぶ形で短軸にプローブを当てると，これら2つの音響陰影を伴う線状高エコー像の間で，大殿筋と外旋筋の間に坐骨神経が存在する（図32-2）。

　「**Target 314：坐骨神経**」(p.375) の項目で，最近著者が行っている梨状筋，坐骨神経描出方法を新たに追記しているので，是非参照して頂きたい。

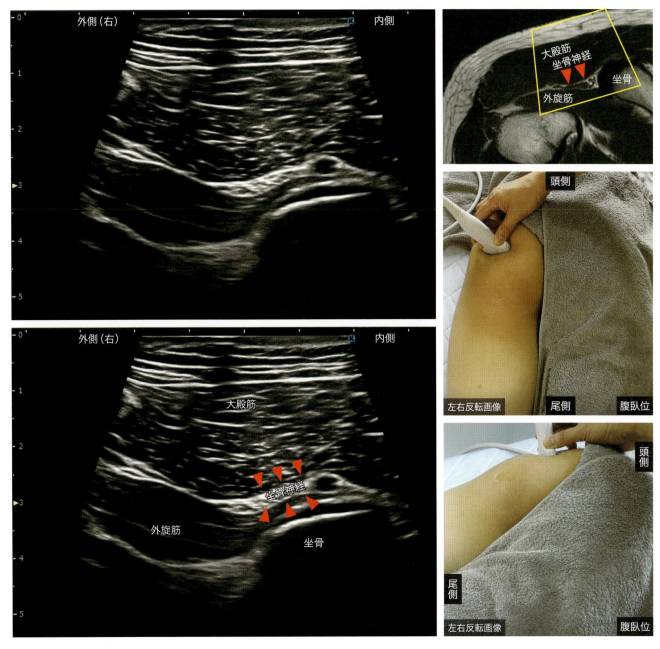

図32-2　坐骨神経（短軸像，赤矢頭）

10 ― 大腿神経・外側大腿皮神経(図33)

動画60
股関節，腸骨筋，大腿神経，外側大腿皮神経

　大腿神経は，大腰筋内を下行し，大腰筋の外側縁と腸骨筋の前面の間を走った後，鼡径靱帯の下(筋裂孔)を通って大腿の前面に出る。大腿動脈の外側に位置するため，鼡径靱帯中点の左右1.5cm[1]尾側に触知する拍動が体表からのメルクマールとなる(図34)。

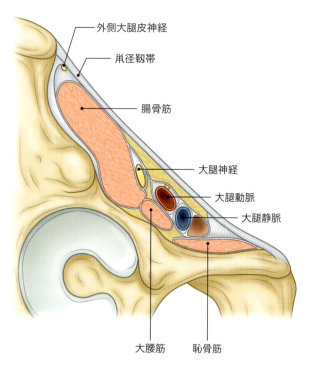

図33　大腿神経・外側大腿皮神経
〔日常メモ．(http://settin-memo.blogspot.com/2013/06/blog-post_22.html)より改変〕

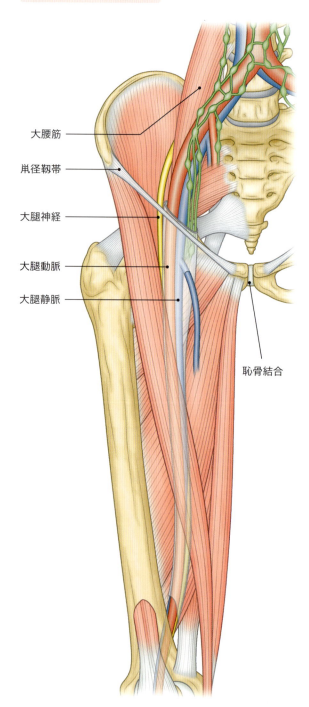

図34　大腿神経
(グレイ解剖学．原著第1版．Drake RL, et al, 塩田浩平，訳．エルゼビア・ジャパン，2008，p503，図6.42より改変)

▶ 超音波像（短軸像）

　鼠径溝上で拍動する大腿動脈上にプローブを短軸走査で当てる。大腿筋膜の下に大腿動脈およびその内側の大腿静脈が確認できる。外側にプローブを移動させると腸骨筋膜下で腸腰筋表面の大腿神経が長楕円形の高エコー像として描出される（図35）。

　外側大腿皮神経は，第2・3腰神経に由来し，大腰筋の外縁から腸骨筋の表面を腹壁に沿って前下方に向かい，鼠径靱帯の下を通り上前腸骨棘の内側から大腿外側の皮下へ走る（図36）。

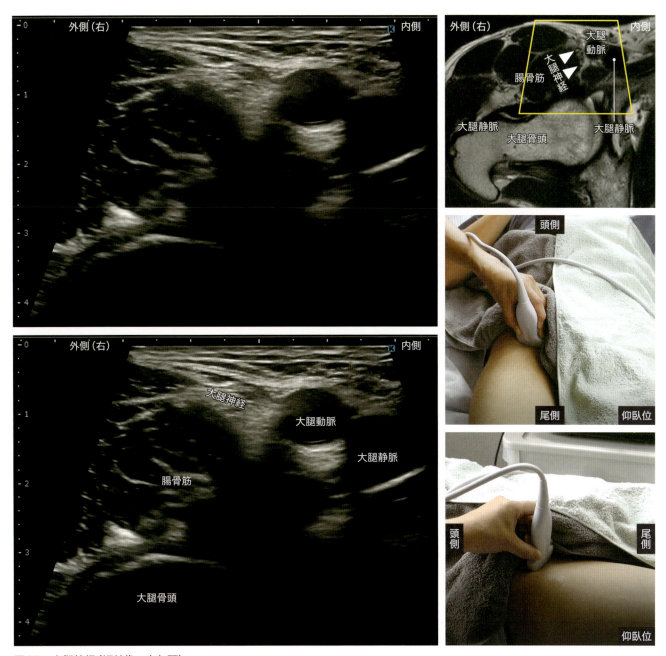

図35　大腿神経（短軸像，白矢頭）

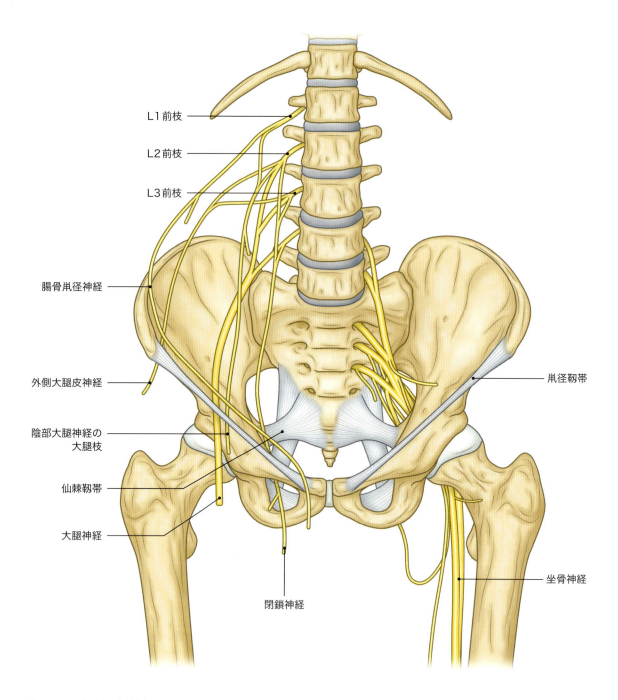

図36 外側大腿皮神経

(グレイ解剖学. 原著第1版. Drake RL, et al, 塩田浩平, 訳. エルゼビア・ジャパン, 2008, p495, 図6.35より改変)

▶ **超音波像（短軸像）**

 鼠径溝に沿って大腿神経の外側へプローブを外側へSlide(Sliding)させると上前腸骨棘付近に外側大腿皮神経が存在するはずであるが，同定できないことが多い（図37-1）。仲西も上前腸骨棘付近で同定することが難しいことも多く，大腿近位1/3で同定し，そこから中枢へ走査することにより上前腸骨棘付近での同定も可能となると述べている[11]。上前腸骨棘からは縫工筋と大腿筋膜張筋の2つの筋が起始しており，この筋間を大腿近位1/3で同定すると，その筋間に挟まれる形で皮下との間に1～2本の神経線維が同定できる（図37-2）。

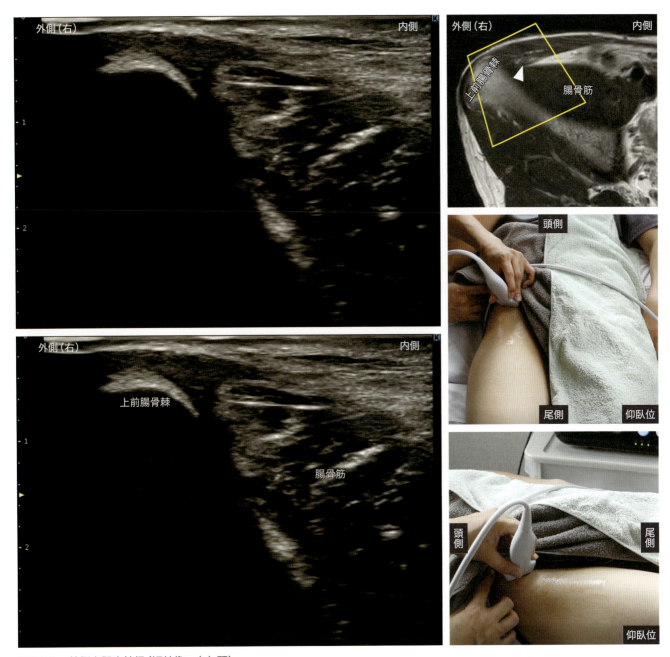

図37-1　外側大腿皮神経（短軸像，白矢頭）

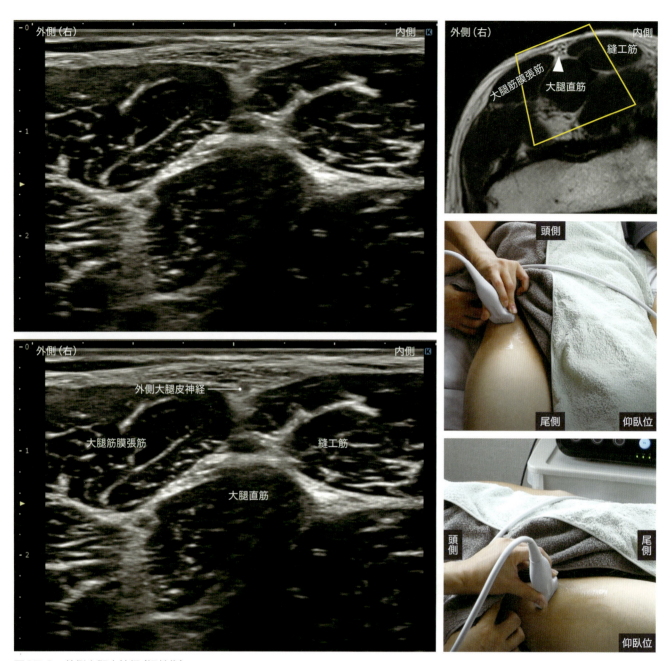

図37-2　外側大腿皮神経（短軸像）

11 — 上・中殿皮神経(図38)

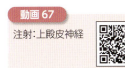

動画67
注射:上殿皮神経

　脊髄神経外側枝においてT10-L3は小さな皮枝を分岐し上殿皮神経となるとされているが,青田らの解剖学的研究ではL4・L5から発生する枝もあり,絞扼されやすい枝はL3-L5から発生することも明らかになったと述べている[12]。

　この神経は腸骨稜付近で胸腰筋膜を貫通して殿部へ至る感覚神経であり,腰痛の原因であることは既に1957年に報告されており[13],正中から6～7cm外側の腸骨稜上に上殿皮神経の絞扼好発部位があるとMaigneらが報告している[14]。

　中殿皮神経はS1-S3の後枝外側枝であり,上後腸骨棘と下後腸骨棘の間で後仙腸靱帯を貫通し殿部中部の皮膚に分布する。長後仙腸靱帯における中殿皮神経の走行位置は,上後腸骨棘の平均23.2mm尾側で正中からの距離は平均34.5mmであったと紺野らは報告している[15]。

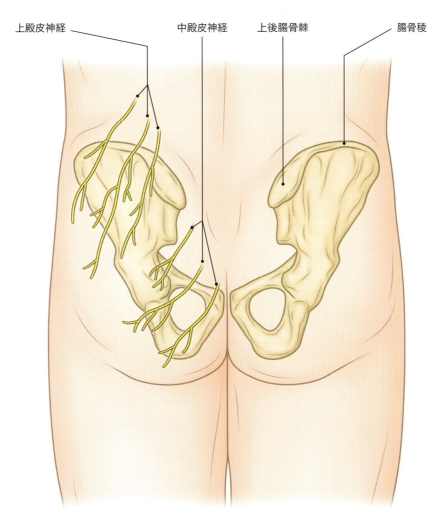

図38　上・中殿皮神経
〔Tubbs RS, et al：Anatomy and landmarks for the superior and middle cluneal nerves:application to posterior iliac crest harvest and entrapment syndromes. J Neurosurg Spine. 2010；13(3)：356-9より改変〕

1　鼡径部・腰殿部・下肢痛に関連する超音波解剖 — SONOANATOMY —

▶ **超音波像（短軸像・長軸像）**

L4棘突起高位において正中から平均70mm外[16]にSlide（Sliding）させ，腸骨稜辺縁の圧痛部位にリニアプローブを短軸で当て，尾側にゆっくり移動させながらエコー画面を観察すると脂肪層内に上殿皮神経が確認できる場合がある（図39）。神経を確認できた部位で腸骨稜を中心にプローブを回転させると同じく脂肪層内に上殿皮神経が確認できる（図40）。

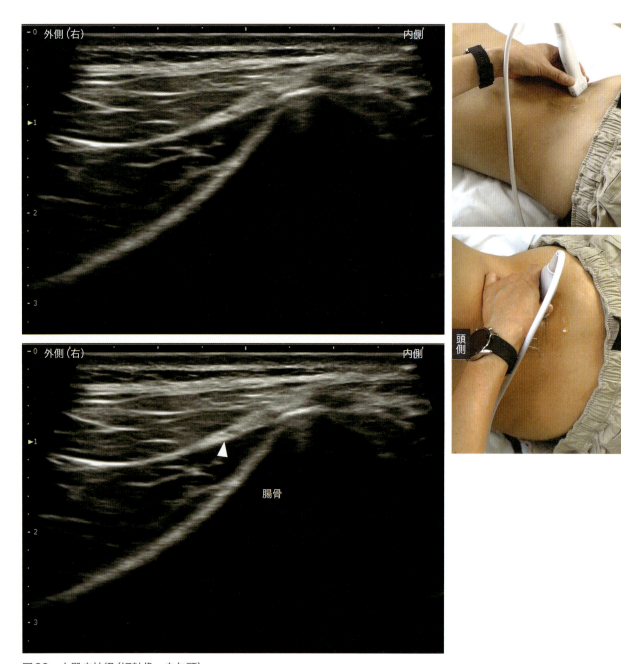

図39　上殿皮神経（短軸像，白矢頭）

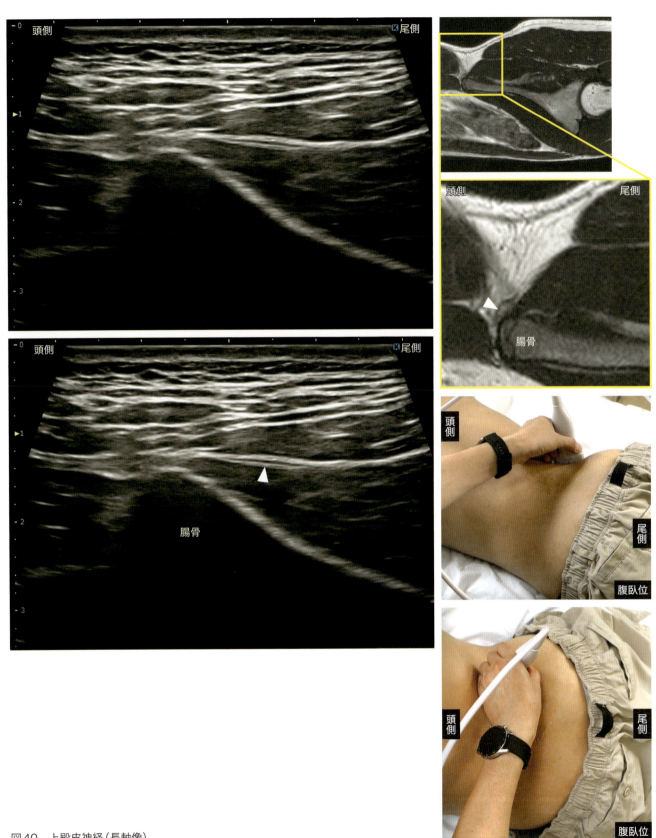

図40 上殿皮神経（長軸像）

1 鼠径部・腰殿部・下肢痛に関連する超音波解剖 ─ SONOANATOMY ─

12 ― 閉鎖神経，陰部大腿神経，腸骨鼠径神経，腸骨下腹神経(図41, 42)

動画58
腸骨鼠径神経，
腸骨下腹神経

動画63
内転筋群・
閉鎖神経

腰神経叢はL1-L3の前枝とL4前枝の大部分によって形成され，前述の大腿神経・外側大腿皮神経以外の4つの神経に分岐する。

閉鎖神経は，股関節および膝関節への関節枝，大腿内側面への皮枝，外閉鎖筋および大腿内転筋に筋枝を出す。陰

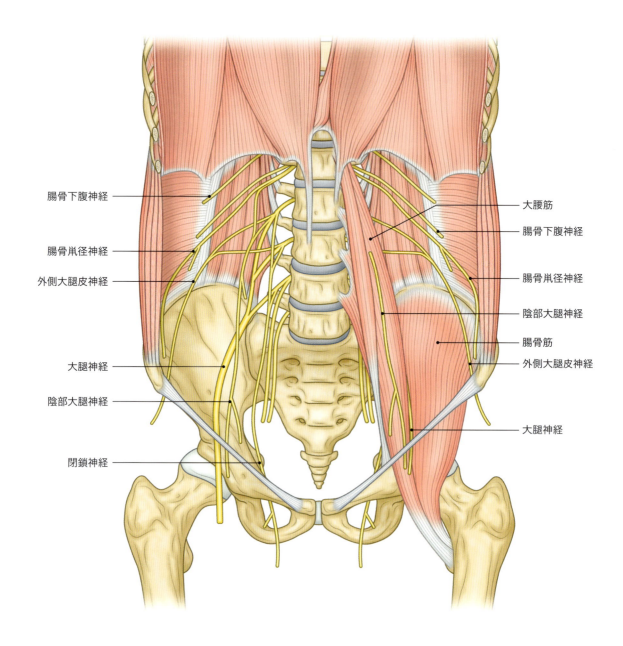

図41　閉鎖神経・陰部大腿神経・腸骨鼠径神経・腸骨下腹神経
(グレイ解剖学．原著第1版．Drake RL, et al, 塩田浩平，訳，エルゼビア・ジャパン，2008, p341, 図4.142より改変)

部大腿神経は，大腰筋の前表面を下行するため成人脊柱変形手術における側方進入椎体間固定術のアプローチの際に問題となる。大腿前上方の皮膚，陰嚢上前面や恥丘と大陰唇の皮膚に終わるため，術後にいわゆるthigh symptomsとして鼠径部痛として出現することがある。腸骨鼠径神経は，大腿上内側部の皮膚，陰茎基部・前面の皮膚や恥丘や大陰唇の皮膚を支配する。腸骨下腹神経は，腹横筋と内腹斜筋の間を通って前方に向かい，殿部後外側の皮膚と恥骨部の皮膚を支配する（**図43**）。

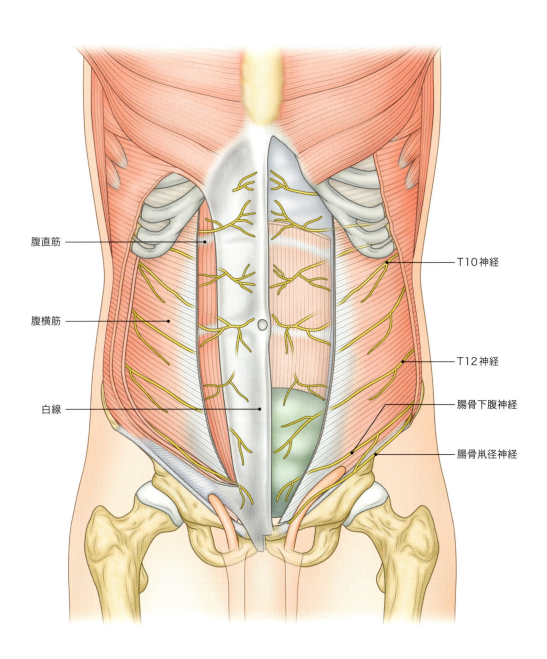

図42　腸骨鼠径神経・腸骨下腹神経
（グレイ解剖学．原著第1版．Drake RL, et al．塩田浩平，訳．エルゼビア・ジャパン，2008, p254, 図4.37より改変）

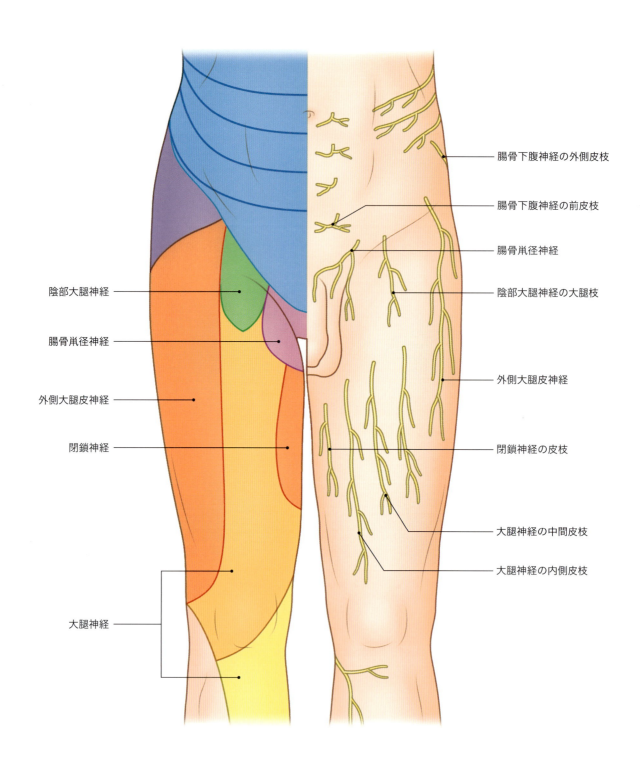

図43　閉鎖神経・陰部大腿神経・腸骨鼠径神経・腸骨下腹神経
（グレイ解剖学．原著第1版．Drake RL, et al, 塩田浩平，訳．エルゼビア・ジャパン，2008, p342, 図4.143より改変）

▶ 超音波像（閉鎖神経，短軸像）

仰臥位で，股関節外転外旋膝屈曲位とし内側走査を行う。股関節を外転させると大腿動脈より内側に長内転筋を触知することができる。長内転筋を中心に短軸で確認すると，内側にある恥骨筋とその内側には表層から長・短・大内転筋が3層構造で描出でき，長内転筋と短内転筋間に閉鎖神経前枝を，短内転筋と大内転筋間に後枝が存在する（図44）。頭内側にプローブを移動させると前枝と後枝が合流し，薄筋と短内転筋越しに前方の恥骨筋と後方の外閉鎖筋の間に閉鎖神経分岐部が確認でき，Yoshidaらは同部での新しいブロックを報告している[17]。

もうひとつの方法として，恥骨結合にプローブの外側端をあて，恥骨上枝を描出する。そこから尾側にプローブをSlide (sliding) させると，恥骨筋と外閉鎖筋の間に閉鎖神経が確認できる。そこからさらに末梢へSlide (sliding) させると，前述の前枝と後枝が確認できることを教わった。

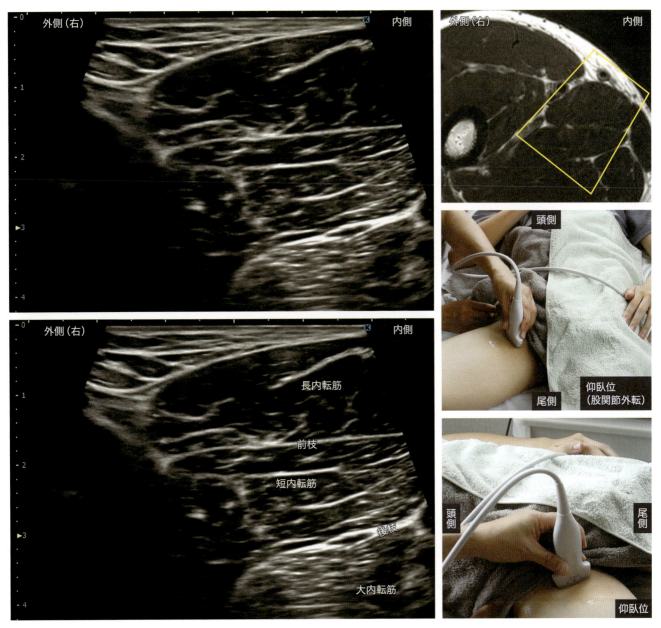

図44　閉鎖神経（短軸像）

▶ **超音波像（腸骨鼡径神経・腸骨下腹神経）**

臍帯下部で体軸に対して短軸走査を行うと正中近くの筋厚が厚くなった腹直筋を確認できる。外側へプローブをSlide (Sliding)させ画面端に上前腸骨棘を描出させると、内腹斜筋とその深層の腹横筋が確認できる。2つの筋間に血管が観察でき、その内外側にそれぞれ腸骨下腹神経と腸骨鼡径神経が存在する（**図45**）。

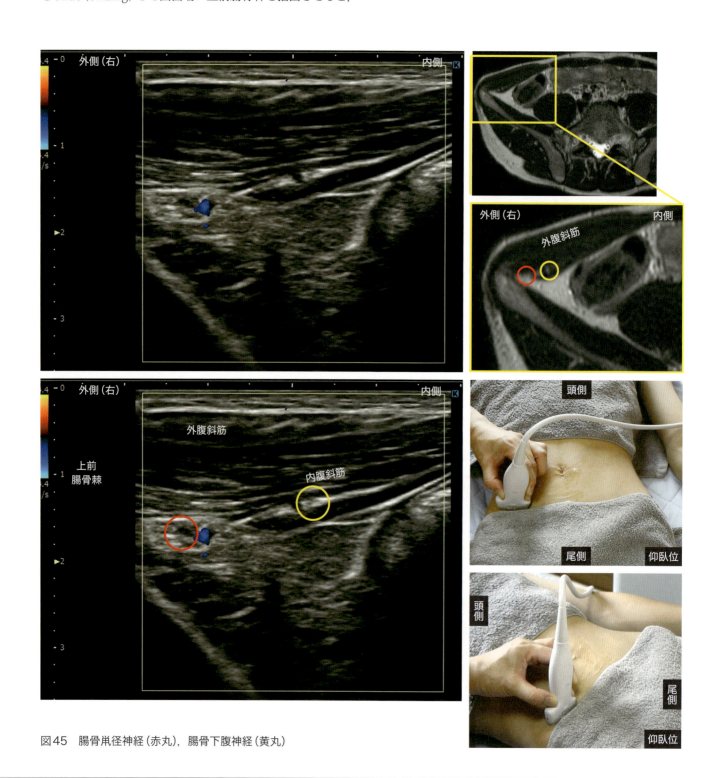

図45 腸骨鼡径神経（赤丸），腸骨下腹神経（黄丸）

▶ 超音波像（陰部大腿神経，短軸像）

鼠径溝上で拍動する大腿動脈上にプローブを短軸走査で当てる。大腿筋膜の下に大腿動脈およびその内側の大腿静脈が確認できる。外側にプローブを移動させると腸骨筋膜下で腸腰筋表面の大腿神経が長楕円形の高エコー像として描出される。大腿動脈の外側で大腿神経および腸骨筋膜の表層を陰部大腿神経が走行している（図46）。

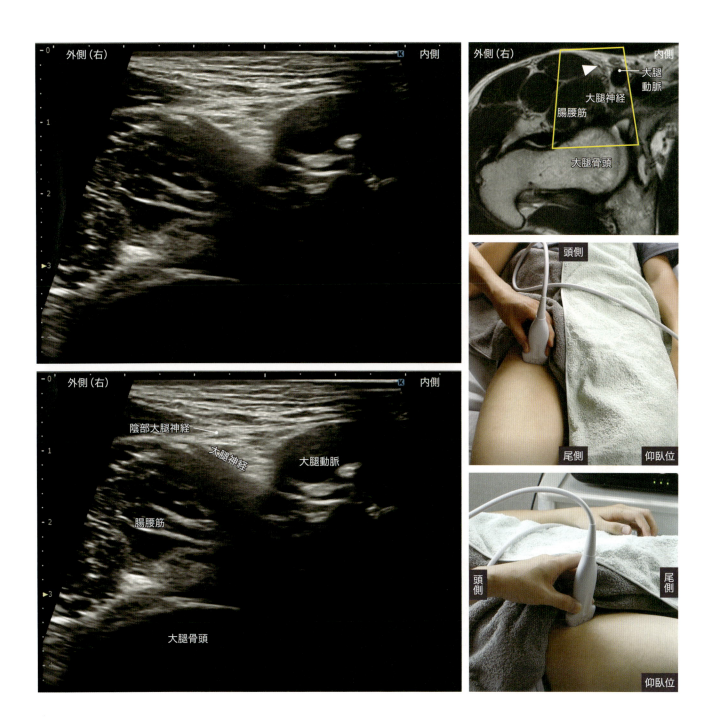

図46　陰部大腿神経（短軸像，白矢頭）

新規掲載④
上後腸骨棘（PSIS）を中心に描出してみよう！

動画 54
上後腸骨棘（PSIS）を中心にあっちこっち

上後腸骨棘（posterior superior iliac spine；PSIS）は，腸骨翼の後部にある2つの突起のうち頭側にあるものをさし，第2仙椎の椎体レベルにある。殿部周辺の超音波解剖を描出する際の基点として利用することも多い。多裂筋，仙骨後面，後仙骨孔，仙腸関節後方靱帯，大・中・小殿筋，梨状筋・坐骨神経，上殿・下殿神経などを，PSISを基点として描出してみてほしい。

文献

1) ポケットチューター 体表からわかる人体解剖学．大川 淳，他監訳．南江堂，2014，p59，p130，p186．
2) McGrath MC, et al：Bony landmarks in the sacral region：the posterior superior iliac spine and the second dorsal sacral foramina：a potential guide for sonography. Surg Radiol Anat. 2011；33(3)：279-86．
3) 村上栄一：診断のつかない腰痛 仙腸関節の痛み．南江堂，2002，p5．
4) 伊藤 隆，原著，高野廣子，改訂：解剖学講義．改訂3版．南山堂，2012，p214-5，p410-1．
5) Vleeming A, et al：The role of the pelvic girdle in coupling the spine and the legs：a clinical anatomical perspective on pelvic stability. Movement, stability and lumbopelvic pain. 2nd ed. Integration of research and therapy. Vleeming A, et al, eds. Churchill Livingstone, 2007, p118.
6) 高橋和久：2章 バイオメカニクス 仙腸関節．最新整形外科学大系 第12巻 胸腰椎・腰椎・仙椎．越智隆弘，総編集．戸山芳昭，専門編集．中山書店，2006，p30．
7) 皆川洋至：超音波でわかる運動器疾患—診断のテクニック．メジカルビュー社，2010，p290-2，p310-3．
8) Sauter AR：The "Shamrock Method" – a new and promising technique for ultrasound guided lumbar plexus blocks. BJA. 2013；111(eLetters Supplement).
9) 林 典雄：運動療法のための機能解剖学的触診技術 下肢・体幹．青木隆明，監．メジカルビュー社，2006，p161．
10) 日本脊椎脊髄病学会，編：脊椎脊髄病用語辞典．改訂第6版．南江堂，2020，p31．
11) 仲西康顕：超音波でさがす末梢神経．田中康仁，監．メジカルビュー社，2015，p126-30，p142-9．
12) 青田洋一，他：上殿皮神経痛．脊椎脊髄．2019；32(2)：123-8．
13) Strong EK, et al：The cluneal nerve syndrome；a distinct type of low back pain. Ind Med Surg. 1957；26(9)：417-29.
14) Maigne JY, et al：Entrapment neuropathy of the medial superior cluneal nerve. Nineteen cases surgical treated, with a minimum of 2 years' follow-up. Spine. 1997；22(10)：1156-9.
15) Konno T, et al：Anatomical study of middle cluneal nerve entrapment. J Pain Res. 2017；10：1431-5.
16) Kuniya H, et al：Anatomical study of superior cluneal nerve entrapment. J Neurosurg Spine. 2013；19(1)：76-80.
17) Yoshida T, et al：A new ultrasound-guided pubic approach for proximal obturator nerve block：clinical study and cadaver evaluation. Anaesthesia. 2016；71(3)：291-7.

第Ⅲ章　鼠径部・腰殿部・下肢痛

2 鼠径部・腰殿部・下肢痛に対する超音波ガイド下注射
―TARGET and INTERVENTION―

Target 301：仙骨硬膜外・腰部硬膜外

動画59
仙骨硬膜外

動画68
注射：仙骨硬膜外
（短軸・交差）

動画69
注射：仙骨硬膜外
（長軸・平行）

動画70
注射：腰部硬膜外

　腰殿部・下肢痛に対して外来診療の際に行うことが多い硬膜外ブロックは、ステロイドや局所麻酔薬を局所に届けることが可能な合理的な選択肢である。仙骨硬膜外腔への針の不正確な刺入が25～36％に存在するという過去の報告から、Parkらは超音波ガイド下の仙骨硬膜外ブロックの有用性を報告している[1]。また、超音波ガイド下仙骨硬膜外注射を造影剤で確認したNikooseresthらの報告では[2]、その成功率が95.8％（230/240）と高いものである。

こんなときに狙う！
　腰椎椎間板ヘルニアや腰部脊柱管狭窄症などによる主に下位腰仙椎脊柱管内病変による腰殿部痛や下肢症状改善目的で施行する。片側の強い神経根症状の場合には、後述の腰神経根や仙骨神経根をターゲットとすることも多い。

ひとりごと
　超音波ガイド下にインターベンションを行うようになって成功率が上がり、重宝している手技のひとつである。

準備
・ポジション：腹臥位
・プローブ：リニア
・シリンジ：20mL，10mL
・注射針：25Gカテラン針・23Gカテラン針

　患者体位は通常の仙骨硬膜外ブロックと同様の腹臥位で行っている。骨盤前方などに枕を置き、下肢を少し外転するとよい。右手にシリンジを持ちインターベンションを行う場合、患者の左側に立ち（あるいは丸いすなどに座り）モニターを対側の患者右側に設置する（図1）ことで、目線と刺入部とモニターが一直線になり、手技が行いやすくなる。交差法で針を刺入することとなる短軸像と平行法刺入で行う長軸像の2通りの方法があるが、超音波ガイド下インターベンションに不慣れな間は平行法刺入となる長軸像をお勧めする。
　今回の改訂版では腰部硬膜外への注射を3として、後ほど記載させて頂く。

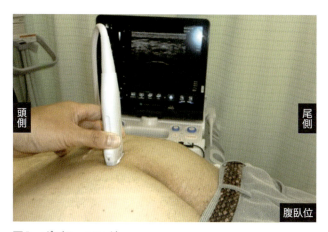

図1　ポジショニング

⓪ プレスキャン

[☞「Ⅲ-1 鼠径部・腰殿部・下肢痛に関連する超音波解剖－SONOANATOMY－」,「仙骨・仙骨裂孔」の項 (p.274) 参照]

左右の上後腸骨棘を結ぶ高さにおいて，正中に短軸でプローブを当て正中仙骨稜を描出する。尾側にプローブをSweep (Sliding) させ，仙骨後面の線状高エコーと両側仙骨角の線状高エコーを確認する。短軸像を確認した後，プローブを仙骨裂孔 (凹部) 正中で90° Rotation (Rotating) させ長軸像を確認する。仙骨解剖標本88体を検討した神島の報告[3]によれば，低い仙骨角が6体 (7%)，仙骨角の消失した仙骨裂孔閉鎖が1体 (1%) 存在するため，仙骨裂孔の狭小や閉鎖あるいは仙骨後面の隆起などをあらかじめ確認しておくとよい。

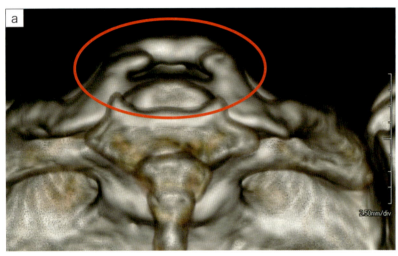

図2-1　仙骨後面と両側仙骨角から形成される凹部 (赤丸)
a：尾側より，b：背側より観察

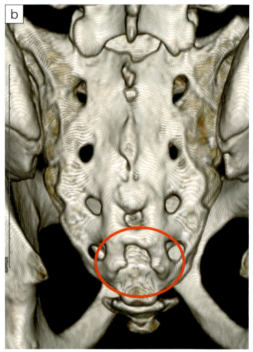

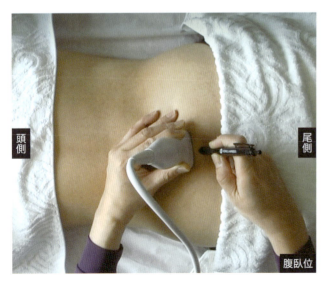

図2-2　仙骨硬膜外腔に対する超音波ガイド下注射の穿刺イメージ (短軸像・交差法)

1 仙骨硬膜外：短軸像（交差法）

プレスキャンを参考に，後方音響陰影を伴う高エコーの仙骨後面と両側仙骨角から形成されるカタカナのコの字を90°時計回りに回転させた凹部（**図2-1**）を描出する。仙骨角間に確認できる仙尾靱帯と仙骨後面の間が狙うべき仙骨硬膜外腔部となる。針穿刺部周囲を念入りに消毒した後，交差法でプローブの尾側から針を刺入する（**図2-2**）。針先が硬膜外腔にあることをエコー画面で描出し（**図3**），血液の逆流などがないことを確認後，疼痛や下肢症状変化を確認しながら薬剤を注入し，超音波像で仙尾靱帯の持ち上がりを確認する。

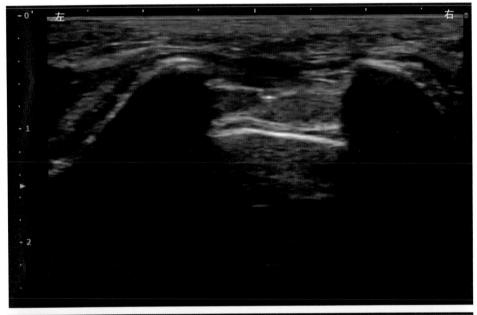

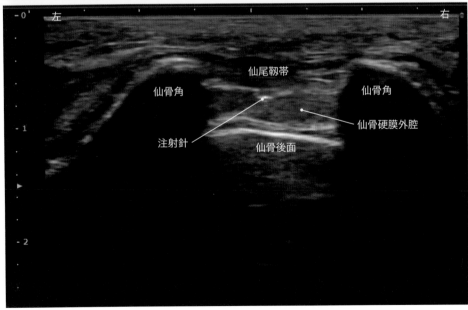

図3 仙骨硬膜外腔に対する超音波ガイド下注射（短軸像・交差法）

2 仙骨硬膜外：長軸像（平行法）

　短軸像で仙骨裂孔（凹部）を確認した後，プローブを凹部正中で90°Rotation（Rotating）させ長軸像とする。プローブ先端中央にある正中を意味するマークを中心として回転させ，高エコーの仙骨後面とその背側の仙尾靱帯を描出する。仙骨後壁の隆起を確認し，至適な針刺入経路をイメージした後，針穿刺部周囲を消毒し，平行法でプローブの尾側から針を刺入する（図4）。針先が仙骨後面と仙尾靱帯間

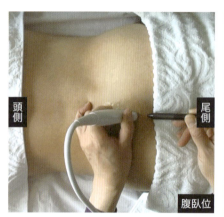

図4　仙骨硬膜外腔に対する超音波ガイド下注射の穿刺イメージ（長軸像・平行法）

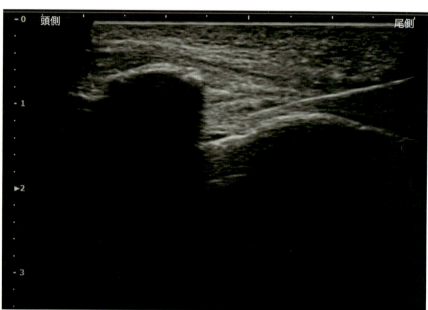

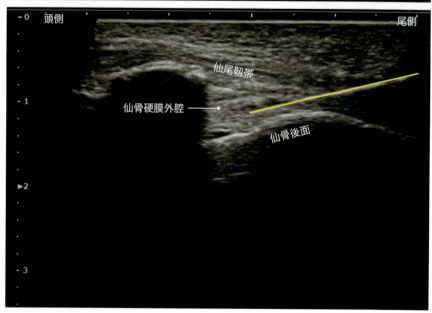

図5　仙骨硬膜外腔に対する超音波ガイド下注射（長軸像・平行法）

に確認できれば(図5)，血液の逆流などがないことを確認後，疼痛や下肢症状変化を確認しながら薬剤を注入し，硬膜外腔への薬液の広がりを確認する(図6)。

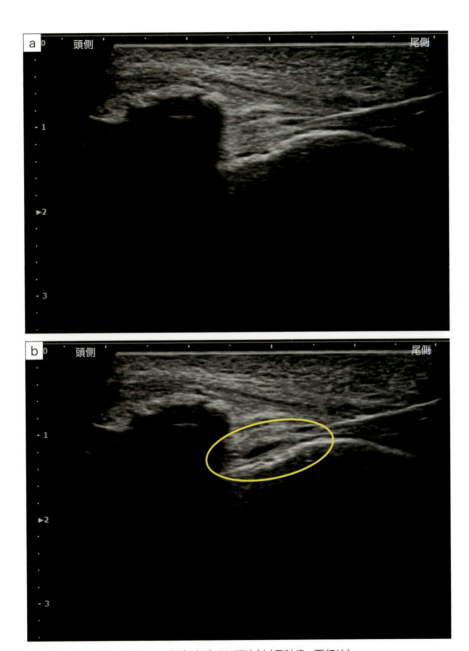

図6　仙骨硬膜外腔に対する超音波ガイド下注射（長軸像・平行法）
a：薬液注入前，b：薬液注入中，黄丸内：注入された薬液

新規掲載⑤

③ 腰椎硬膜外：長軸像（平行法）

この方法は，永野整形外科クリニックの永野龍生先生と，まえだ整形外科の前田学先生に教えて頂くことができたため，この改訂版で追記させて頂く。

正中の腰椎棘突起を触知し，その外側（傍正中）にプローブを体軸に対して長軸に当て，椎弓およびその高位を確認したのち，少し外側へプローブをSlide（Sliding）させながら脊柱管内を覗き込むように内側（正中）に向ける形でFan（Tilting）させる。そしてプローブの尾側をやや外側へRotation（Rotating）させると，頭側椎弓と尾側椎弓の間

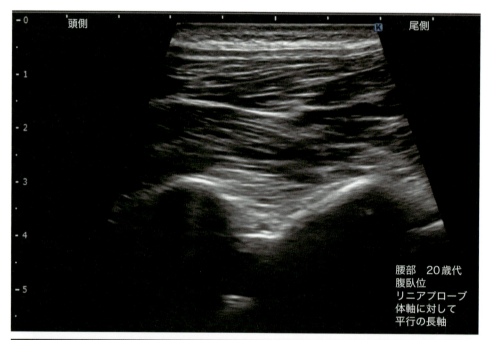

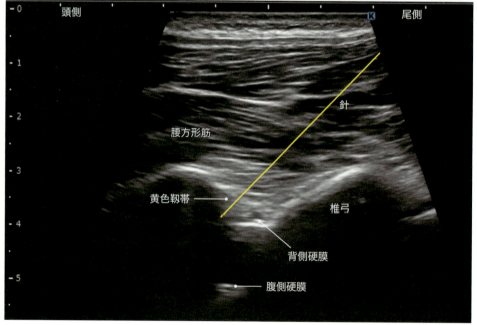

図7-1　腰部硬膜外への超音波ガイド下注射イメージ（体軸に平行の長軸・平行法）

に黄色靱帯，その深層に硬膜外腔そして硬膜が確認できる（図7-1，7-2）。

プローブの尾側より針を刺入し，平行法で針の先端を確認しながら黄色靱帯まで針を進めると指先に抵抗を感じる。シリンジに圧をかけながら針先を進め，黄色靱帯を貫くのを確認し，薬液注入後に硬膜が下がることを確認することが重要であると教えて頂いた。

硬膜穿刺および穿刺後頭痛や脊椎麻酔が起こらないように注意して行い，施行後の観察が重要であることは従来の硬膜外ブロックと同様である。

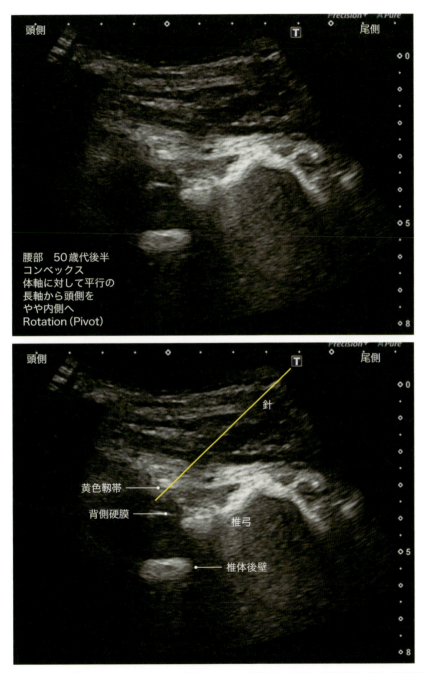

図7-2　腰部硬膜外への超音波ガイド下注射イメージ（体軸に平行の長軸やや斜め・平行法）

Target 302：後仙骨孔・仙骨神経根

動画 39
腰椎(後方)、後仙骨孔、腰椎神経根・脊髄神経

動画 54
上後腸骨棘(PSIS)を中心にあっちこっち

動画 71
注射：後仙骨孔

仙骨神経根ブロックをX線透視下に行う際には，前仙骨孔と後仙骨孔を一致させるように体位やX線透視の管球方向を調整して行うことが理想である。しかしながらParkらも述べているように[4]，特にS1の仙骨孔を同定する場合には，前後の仙骨孔の区別が困難なことがあり，腸管ガス像の存在や骨粗鬆症に伴う仙骨の構造変化などがさらに障害となる。腰椎椎間孔より浅い位置に存在し，仙骨後面における骨性連続の消失部であることから，後仙骨孔を超音波像で描出することが可能であり，後仙骨孔周囲や仙骨神経根に対する超音波ガイド下インターベンションは有用な方法である。

こんなときに狙う！

特にSLRテストで片側の殿部から下肢後面痛が誘発される場合に，S1神経根を狙う。

L5/S高位における腰椎椎間板の突出を認めるも下肢痛なく，片側の腰殿部痛を訴える症例に対しても狙ってよいターゲットと考える。症例として少ないが，L5/S高位で主に外側陥凹部の腰部脊柱管狭窄を認め，歩行により片側殿部から下肢後面痛が増強する症例も適応となる。

坐位，立位や体動時に主に片側の殿部痛が誘発され，仙骨後面や上後腸骨棘周囲に圧痛を認める場合に後述の仙腸関節・後仙腸靱帯同様，ターゲットとしている。

最近では，成人脊柱変形に対するS2-alar-iliac (S2AI) スクリューを用いた矯正固定術後(図8-1)，超早期に発生する腰殿部痛改善に対してもS2を中心に積極的に行っている。

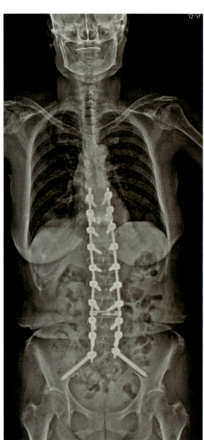

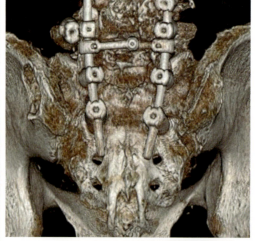

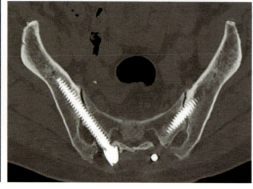

図8-1 胸椎から骨盤にかけての矯正固定術に用いられるS2AI (S2-alar-iliac)スクリューの挿入位置

準備
- ポジション：腹臥位
- プローブ：リニア・コンベックス
- シリンジ：5mL
- 注射針：25Gカテラン針

　患者体位は仙骨硬膜外へのインターベンションと同様に，骨盤前方などに枕を置いた腹臥位で行っている。右手にシリンジを持ちインターベンションを行う場合，患者の右側に立ち（あるいは丸いすなどに座り），モニターを対側の患者左側に設置して行っている。透視下手技と同じような針の刺入方向となることから，短軸像を用いた手技の場合には交差法で針を刺入しているが，超音波ガイド下手技に不慣れで難しければ，平行法でも後仙骨孔周囲への薬液注入は可能である。短軸像を用いた方法では針先端の位置が確認できないため，Parkは長軸像とカラードプラを用いた方法を紹介している[5]。

0 プレスキャン
〔☞「Ⅲ-1 鼠径部・腰殿部・下肢痛に関連する超音波解剖 — SONOANATOMY —」，「後仙骨孔」の項 (p.277) 参照〕
長軸像でL5/S椎弓間を確認し，プローブをRotation (Rotating) させ体幹に対する短軸像としてS1正中仙骨稜を描出させる。プローブを外側へSlide (Sliding) させ，画面の両側にそれぞれ正中仙骨稜および腸骨稜を描出させた後，ゆっくりと尾側へ動かす。はじめに仙骨後面の連続性がとぎれる部位がS1後仙骨孔となる。S1後仙骨孔は外に向いて開口していることも高位診断に有用な解剖学的特徴である。さらに尾側にプローブをSweep (Sliding) させS2後仙骨孔を確認する。

　透視下にS1神経根ブロックを行う際に前仙骨孔と後仙骨孔を結ぶトンネルビューを得るためには，透視の管球を頭側に36°傾けるべきである，というCTを用いた報告[6]があることより，S1後仙骨孔を描出・針を刺入する際にはこのことを意識してプローブ操作を行うとよい。

> **ひとりごと**
> 実は，S1後仙骨孔をきれいに描出し，間違いなくS1高位であると確信することが苦手であったが，横浜市立大学整形外科・宮武和馬先生や名古屋スポーツクリニックリハビリテーション科・齋藤正佳先生の実技などでS1後仙骨孔が背側に向かって外側を向いているという特徴を学んでから，描出されている後仙骨孔がS1高位であることに少し自信が持てるようになった（図8-2）。

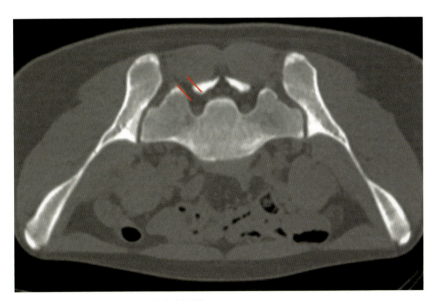

図8-2　S1後仙骨孔の開口方向（赤線）

1 短軸像（交差法・平行法）

　上述の方法で後仙骨孔を確認したのち，プローブを移動させターゲットである後仙骨孔を画面中央に描出する。S1後仙骨孔は背側に向かって外側を向いているため，プローブを外側へRock（Rocking）して，画面上後仙骨孔がまっすぐになるように調節すると針の刺入方向をイメージしやすい。至適な針刺入部位および刺入角度をイメージした後，針穿刺部周囲を消毒し，交差法でプローブの頭側から針を刺入する（図8-3）。針先が仙骨後面より腹側で後仙骨孔内に存在し，骨の抵抗がない位置で，血液の逆流などがないことを確認後，疼痛や下肢症状変化を聴取しながら薬剤を注入する（図9）。S1へ平行法で行う場合には，腸骨が邪魔になる

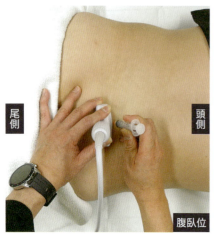

図8-3　S1仙骨神経（後仙骨孔）に対する超音波ガイド下注射の穿刺イメージ（短軸像・交差法）

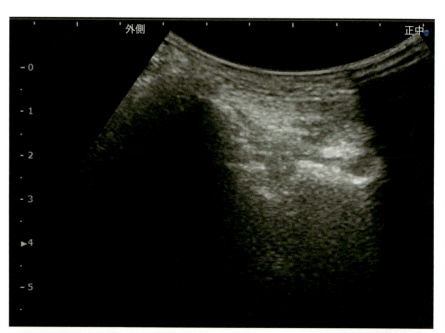

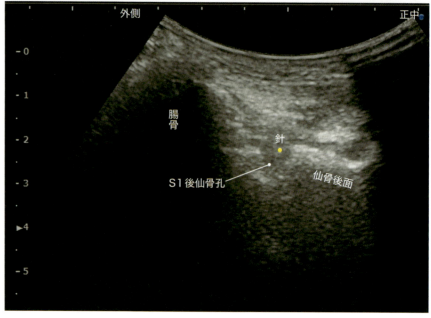

図9　S1仙骨神経（後仙骨孔）に対する超音波ガイド下注射（短軸像・交差法）

ことも多いため，プローブの内側（体幹正中側）より針を刺入し，後仙骨孔に針先端を進め周囲に薬液を注入する。

2 長軸像（平行法）

正中長軸像でL5/S椎弓間を確認し，正中から2cmほど外側にプローブをSweep（Sliding）させると下位腰椎の椎間関節と仙骨後面が描出される。ゆっくりと内外側にプローブを移動させS1後仙骨孔を見つけた後，針穿刺部周囲を消毒し，プローブ尾側からあるいはParkの報告[5]に従いプローブの頭側から平行法で針を刺入する（**図10**）。後仙骨孔内に針を進め，カラードプラや血液の逆流などがないことを確認後に薬剤を注入する（**図11**）。

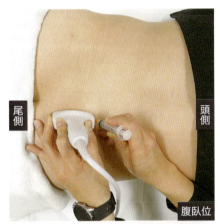
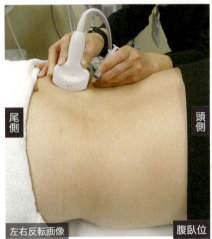

図10　S1仙骨神経（後仙骨孔）に対する超音波ガイド下注射の穿刺イメージ（長軸像・平行法）

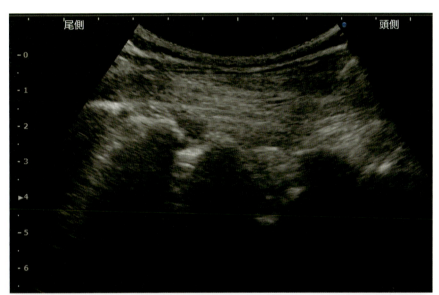
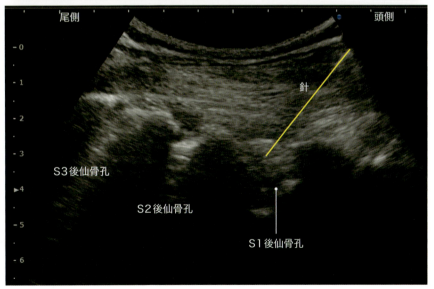

図11　S1仙骨神経（後仙骨孔）に対する超音波ガイド下注射（長軸像・平行法）

Target 303：仙腸関節・後仙腸靱帯

動画 53	動画 54
仙腸関節，後仙腸靱帯，脊髄神経後枝（仙骨）	上後腸骨棘（PSIS）を中心にあっちこっち
動画 55	動画 56
注射：仙腸関節・後仙腸靱帯1	注射：仙腸関節・後仙腸靱帯2

　仙腸関節障害に伴う疼痛は，仙腸関節腔内に加えその後方靱帯からも引き起こされており，仙腸関節障害と診断された72例中58例，81％は後方靱帯ブロックが有効であったことをMurakamiらは報告している[7]。したがって多くの症例は，超音波ガイド下に後仙腸靱帯周囲へのインターベンションで対応可能と考える。無効な症例で仙腸関節腔内への注入を考慮したい場合は，後述の超音波ガイド下以外にX線透視下に行うことも多い。

こんなときに狙う！

　車から降りるときや片側下肢に体重をのせたときに誘発される鼠径部や殿部の痛みに対して，後述の「Target 305：股関節」の項（p.346）と同様，考えるべきターゲットである。いすに長時間座っていることができないと訴えるケースも多い。

ポイント

　鼠径部に痛みを自覚し，疼痛部位として上後腸骨棘を指し示すone finger test陽性・Gaenslen test陽性や股関節の屈曲・外転・外旋などによる疼痛誘発・増強を認める場合に，まずターゲットとしている。

準備

・ポジション：腹臥位（側臥位）
・プローブ：リニア・コンベックス
・シリンジ：5mL・10mL
・注射針：25Gカテラン針・23Gカテラン針

側臥位でも可能であるが原則腹臥位で行っている。超音波ガイド下インターベンションに不慣れな間は，術者は患者の健側に立ち（あるいは丸いすなどに座り），モニターを対面の患側に設置することでいわゆるIn lineの環境を整え，平行法でインターベンションを行うほうがよい（図12）。

❶ プレスキャン

〔☞「Ⅲ-1 鼠径部・腰殿部・下肢痛に関連する超音波解剖－SONOANATOMY－」，「仙腸関節，関節後方靱帯」の項（p.281）参照〕

　正中でプローブを体幹に対して短軸に当て腰椎棘突起を描出したのち，尾側にSweep（Sliding）させ正中仙骨稜を

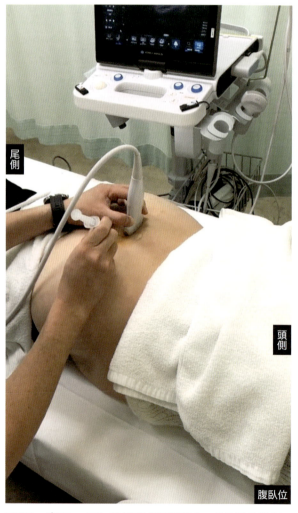

図12　ポジショニング（左仙腸関節後方への注射の場合）

確認する。プローブを外側にSlide(Sliding)させて腸骨の山を描出した後に，尾側にプローブを移動させると腸骨の山は小さくなっていき，腸骨と仙骨の間をつなぐ形で後仙腸靱帯が確認できる。仙骨後面と腸骨の高さがほぼ等しくなる部分が下後腸骨棘であり，そのさらに尾側が仙腸関節の尾側端である。慣れてくれば，体表から上後腸骨棘を触知し，これと正中仙骨稜の間をつなぐように体幹に対して短軸でプローブを当てることで後仙腸靱帯の描出が可能となる。

1 短軸像（交差法・平行法）

腸骨と仙骨の間に後仙腸靱帯を描出したプローブ位置のまま交差法で刺入可能だが，これまでの手技同様不慣れな間は平行法での刺入がよい。後仙腸靱帯が確認できればプローブをやや外側にSlide(Sliding)させ，針穿刺部周囲を消毒後，プローブ内側より平行法で針を刺入する（図13）。低エコー像で描出される後仙腸靱帯内へ針先を進めると日頃より痛む場所や鼠径部の鈍痛を訴える症例も多く，その位置で血液の逆流などがないことを確認後，抵抗の程度を感じながら薬液を注入する（図14）。超音波像で薬液の流入

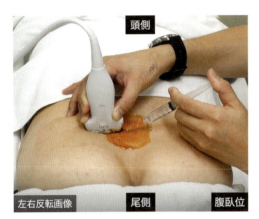

図13　仙腸関節後方靱帯部に対する超音波ガイド下注射の穿刺（短軸像・平行法）

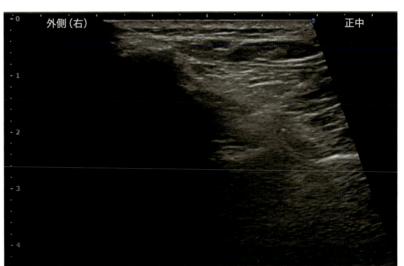

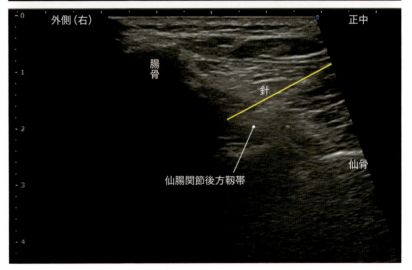

図14　右仙腸関節後方靱帯部に対する超音波ガイド下注射（短軸像・平行法）

や靱帯の持ち上がりが確認できる(**図15**)。筆者が主に行っているこの方法は，短後仙腸靱帯および骨間仙腸靱帯周囲への注射であるが，吉田は長後仙腸靱帯をより意識して，上後腸骨棘から腸骨稜長軸方向にプローブを当てて注入する手技も紹介している[8]。

短後仙腸靱帯を描出した後に，プローブをさらに尾側へSweep(Sliding)させると腸骨の山がさらに低くなり，S2後仙骨孔が確認できる。プローブを頭側へ少し戻すと仙腸

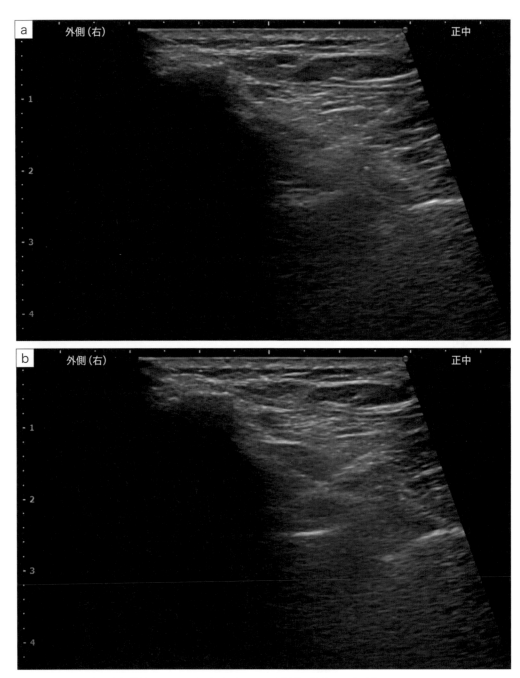

図15　仙腸関節後方靱帯部に対する超音波ガイド下注射(短軸像・平行法)
a：薬液注入前，b：薬液注入中

関節腔入口が確認できる場合があり，超音波ガイド下に仙腸関節腔内へのインターベンションが可能となる（図16）。23G針を用いて靱帯を貫いた後に，刺入している針をやや立てる（傾きを減じる）ことで抵抗がなくなり深部に針が刺入できる位置が仙腸関節腔内であり，同部に薬液を注入する。荷重時に強い疼痛を有する症例や後方靱帯へのインターベンションが無効な症例に対して施行している。

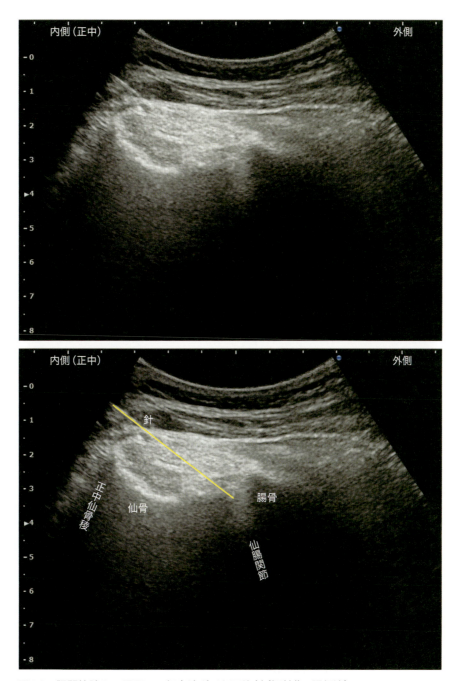

図16 腸関節腔入口周囲への超音波ガイド下注射（短軸像・平行法）

Target 304：腸腰靱帯

腰椎椎間関節あるいは後仙腸靱帯由来の疼痛部位とやや異なり，腰椎回旋の最後のほうで痛みを訴え，腸腰靱帯への超音波ガイド下インターベンションが著効する症例を経験することがある。筆者自身はL5横突起から腸骨稜の間で，横突起レベルのやや背側に注入する形で行っているため，腸腰靱帯周囲たとえば腰方形筋などに疼痛の原因があっても効果が出るものと理解している。

こんなときに狙う！

L4/5椎間関節より外側から腸骨稜の間に圧痛があり，腰椎回旋時に疼痛が強くなる場合に狙っている。

準備
・ポジション：腹臥位（側臥位）
・プローブ：コンベックス（リニア）
・シリンジ：5mL
・注射針：25Gカテラン針

側臥位でも可能であるが原則腹臥位で行っている。位置関係の把握のためにもコンベックスプローブが適しているが，☞「Ⅲ-1 鼡径部・腰殿部・下肢痛に関連する超音波解剖－SONOANATOMY－」，「腸腰靱帯」の項（p.286）に提示しているように，痩せ形の症例ではリニアプローブでも描出可能である。

交差法でインターベンションを行う際には，患者の左側に立ち（あるいは丸いすなどに座り），モニターを対側の患者右側に設置している。平行法で行う場合には，後仙腸靱帯へのアプローチと同様患側にモニターを置き，対側に座っている。

0 プレスキャン

〔☞「Ⅲ-1 鼡径部・腰殿部・下肢痛に関連する超音波解剖－SONOANATOMY－」，「腸腰靱帯」の項（p.286）参照〕

正中あるいは傍正中における長軸像でL5/S椎間を確認後，画面中央にL4棘突起が位置するようにプローブをSlide（Sliding）させる。L4棘突起上でプローブをRotation（Rotating）させ短軸像で画面中央にL4棘突起を描出する。外側に移動，その後に尾側にゆっくりとプローブをSweep（Sliding）させL4/5椎間関節およびその外側のL5横突起を確認する。さらに外側へ移動させることでL5横突起から腸骨に連続する腸腰靱帯が描出可能となる。

1 長軸像・体幹短軸（交差法・平行法）

プレスキャン同様にL5横突起から腸骨にかけて連続して存在する腸腰靱帯を描出する。交差法で行う場合には，プローブ尾側から横突起先端やや外側をめざして針を刺入している。針先端が腸腰靱帯周囲であることを確認して薬液を注入する（**図17**）。平行法で行う際には，同様に針穿刺部周囲を消毒後，プローブ内側より針を刺入する（**図18**）。

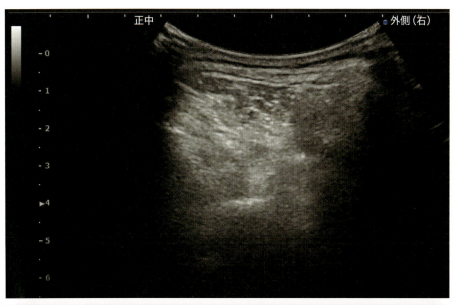
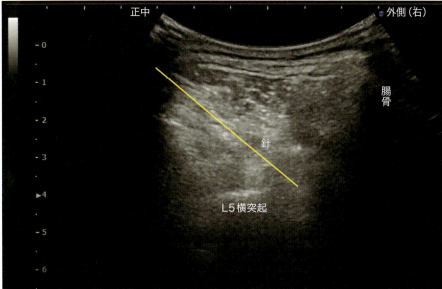

図17　腸腰靱帯に対する超音波ガイド下注射（長軸像・体幹短軸・平行法）

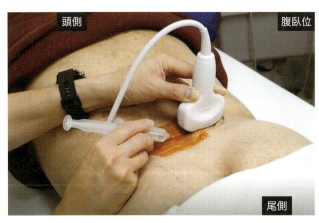

図18　右腸腰靱帯に対する超音波ガイド下注射の穿刺（長軸像・体幹短軸・平行法）

2　鼠径部・腰殿部・下肢痛に対する超音波ガイド下注射 ― TARGET and INTERVENTION ―

Target 305：股関節

動画60
股関節，腸骨筋，大腿神経，外側大腿皮神経

動画72
注射：股関節

腰椎疾患の診断・治療において股関節疾患の鑑別が重要であるが，主訴が典型的でない場合や大腿部や膝以下の症状を訴えることもある。森本ら[9]は，変形性股関節症患者の自記式問診票記載の主訴から股関節病変を想起できるものは69％であり，31％は腰や足などの股関節病変以外を想起させる記載であったと報告し，変形性股関節症において下腿以下まで放散する痛みを訴える症例が諸家の報告で7～47％と少なくなく，腰椎疾患との鑑別が重要であると述べている。

さらに股関節周囲の痛みが関節包外ではなく関節包内が原因であることを確認（診断）するためにも用いられている。

ポイント

腰椎神経根ブロックは，腰椎疾患由来の疼痛のみならず股関節由来の疼痛にも効果があるため，腰椎疾患確定診断のための股関節疾患鑑別の確実なツールにはならない可能性がある。一方股関節ブロックは，両疾患の鑑別方法のひとつとして有用であると考えており，腰椎疾患の診断・治療のためにも超音波ガイド下股関節ブロックは是非習得しておきたい手技である。

こんなときに狙う！

車から降りるときや片側下肢に体重をのせたときに誘発される鼠径部や殿部の痛みに対して，前述の仙腸関節〔「Target 303：仙腸関節・後仙腸靱帯」の項（p.340）〕と同様，考えるべきターゲットであり，股関節の可動域制限や疼痛誘発の有無確認も診察上重要である。

立ち上がり時や歩行開始直後から出現するデルマトームときれいに一致しない殿部大腿部の疼痛に対しても，腰椎疾患との鑑別目的のために狙うことがある。

準備

- ポジション：仰臥位
- プローブ：コンベックス（リニア）
- シリンジ：10mL
- 注射針：23Gカテラン針・25Gカテラン針

患者を仰臥位として患側に立ち，対側やや頭側にモニターを設置するとIn lineで操作はしやすくなるが，プローブのコード部が患者の前胸部を通ることなどより，報告[10]のように患側に設置することも多い。深部観察（台形）モードを有するリニアプローブやコンベックスプローブが適している。股関節の関節包内へ超音波ガイド下に薬液を注入する場合に，体軸に対してプローブを長軸あるいは短軸に当てる方法と長軸からプローブ尾側を外側に傾ける大腿骨頚部に対する長軸像を用いる方法がある。本書では，大腿骨頚部長軸像を用いる方法[10]を紹介する。

⓪ プレスキャン

〔☞「Ⅲ-1 鼠径部・腰殿部・下肢痛に関連する超音波解剖 － SONOANATOMY －」，「3 股関節・鼠径靱帯」の項（p.287）参照〕

大転子頭側端と恥骨結節を結ぶ直線の中点のやや頭側に前方からプローブを体幹に対して短軸で当てて観察すると，腹側凸の弧状高エコー像が確認できる。これが骨頭であり，その腹側に腸腰筋と大腿直筋が描出される。プローブ内側端を骨頭に固定して外側端を尾側へ回転させることで，大腿骨頚部の長軸像として臼蓋・大腿骨頭・大腿骨頚部の輪郭が線状高エコーとして描出可能となる。うまく描出できない場合は，以下のように上前腸骨棘から描出を開始する方法を試してみるとよい。

① 大腿骨頚部長軸像（平行法）

上前腸骨棘に体幹に短軸で当てたプローブを尾側へSweep（Sliding）し，弧状高エコー像の骨頭が描出されたのち，大腿骨頚部長軸方向にプローブを回転させて描出する（図19）。

大腿骨頚部を長軸像で描出するとその前方に低エコーの前方関節腔が確認できる。骨頭と大腿骨頚部の移行部をめざして，プローブ尾側（大腿外側）より針を刺入する（**図20, 21**）。この方法は，やや外側より刺入することになるため，大腿部前面に存在する血管神経の損傷リスクが少なくなる。ドプラを使用し，平行法で刺入する針の刺入部や経路に血管が存在しないことを確認するとともにプレスキャン前に触知して血管位置を確認しておく必要性は言うまでもない。

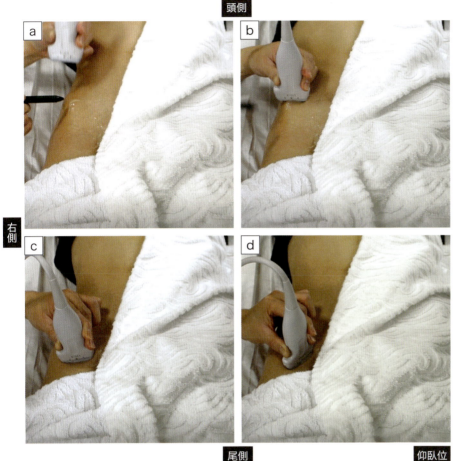

図19　大腿骨頚部長軸像描出方法
a：上前腸骨棘の位置，b：上前腸骨棘描出，c：大腿骨頭描出，d：大腿骨頚部長軸

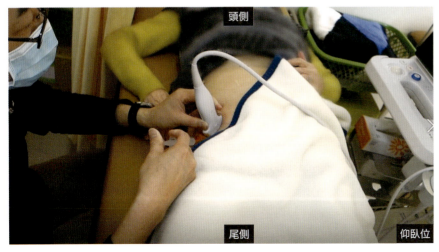

図20　右股関節に対する超音波ガイド下注射の穿刺（大腿骨頚部長軸像・平行法）

関節内へ穿刺を行う際には，他の部位以上に感染リスクを念頭に置き，余剰ゼリーの除去，消毒範囲・回数の増加，清潔プローブカバー使用など，いつも以上に清潔操作に注意する必要がある．抵抗に注意しながら薬液を注入すると超音波像でもその様子が観察可能である．注入抵抗が高い場合には針先の位置や刺入経路の変更を行うことがコツである．

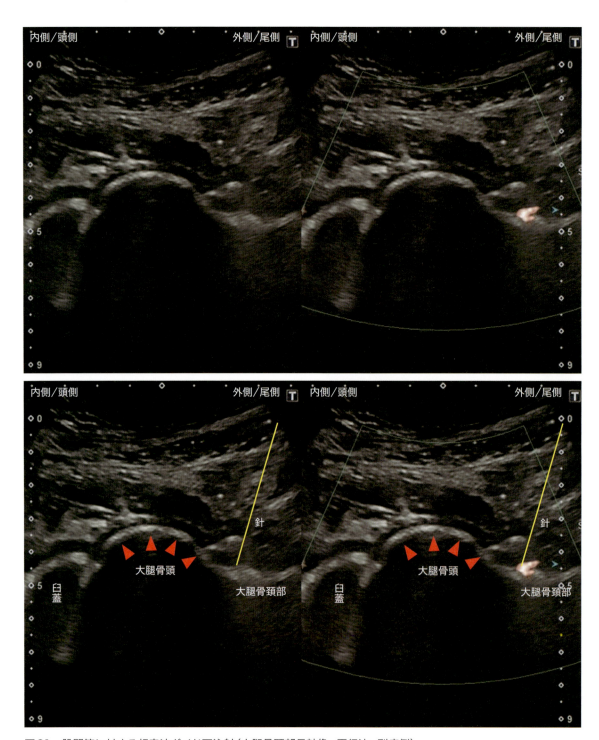

図21　股関節に対する超音波ガイド下注射（大腿骨頚部長軸像・平行法・別症例）
Superb Micro-vascular Imaging (SMI)

Target 306：腰方形筋

動画 52	動画 61
注射：腸肋筋・腰方形筋 脊髄神経前枝・後枝外側枝	腰方形筋，大腰筋

　腹部の筋肉のうち腹腔後壁を形づくる後腹筋であり，腰椎を側方に屈する作用がある。脊椎外科医としてこれまで意識することが少なかった筋肉のひとつであるが，運動器エコーを用いた腰痛治療において意識するようになった。

こんなときに狙う！

　腰椎伸展時に痛みを感じるが，通常よくある腰痛部位よりもやや外側の部分に痛みを訴える場合には側屈動作での痛みの変化を確認するようにしている。この動作で痛みが増強する場合には，腰方形筋やその周囲がターゲットのひとつとなる。

準備

- ポジション：腹臥位，患側上の側臥位
- プローブ：コンベックス
- シリンジ：5mL・10mL
- 注射針：25Gカテラン針

　交差法で行う際には患側上の側臥位でも可能であるが，平行法で内側から針を刺入する場合もあるため，疼痛で体位をとることが不可能な場合以外は腹臥位で行っている。側臥位の場合には，術者は患者の背側でモニターは対側に位置し（図22），腹臥位の場合には，患側にモニター・健側に術者の配置で行っている。

0 プレスキャン

〔☞「Ⅲ-1 鼠径部・腰殿部・下肢痛に関連する超音波解剖－SONOANATOMY－」，「腰方形筋」の項（p.290）参照〕

　棘突起および多裂筋を描出した後，プローブを外側にSlide（Sliding）させて多裂筋・最長筋の外側の腸肋筋を描出させると，その外側深部に腰方形筋が確認できる。

　横突起を描出させると，その先端から外側に向かって腰方形筋が存在していることがわかる。

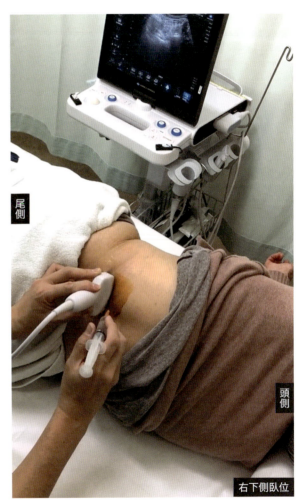

図22　腰方形筋に対する超音波ガイド下注射の穿刺（短軸像・交差法）

1 短軸像（交差法・平行法）

　腰方形筋の背側へのインターベンションを行う場合に，Jacoby線をひとつのメルクマールとし，これより尾側の場合には腸肋筋の外前面と腰方形筋の背面の間に薬液を注入している．Jacoby線より頭側の高位で，超音波像で腰方形筋の外側への張り出しが少ない場合には，腹腔内への誤穿刺を防ぐためにも横突起先端周囲で腰方形筋の背側へ薬液を注入するように心がけている（図23）．やや深部に位置し，コンベックスプローブを使用することからも，交差法に不慣れな間は，プローブ内側から平行法で上記ポイントへ針を進めている．この場合には，腰方形筋の外側や前方に針先が進まないよう注意が必要である．

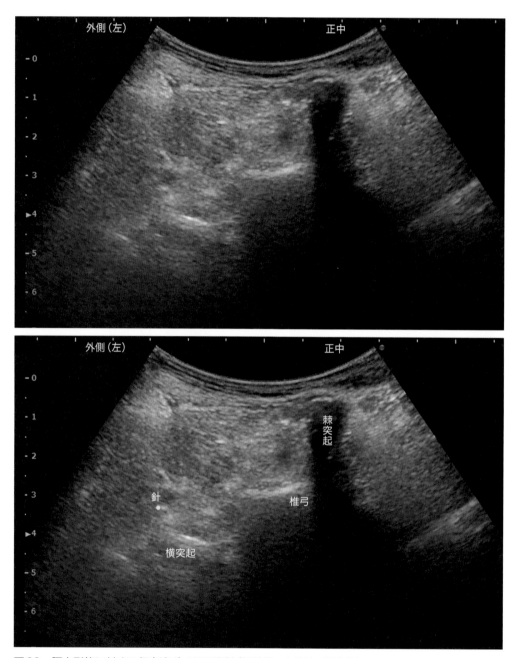

図23　腰方形筋に対する超音波ガイド下注射（短軸像・交差法・側臥位）

Target 307：大腰筋・腰神経叢

動画 40
腰椎（前方・側方），大腰筋，腰神経叢

動画 57
側方からの観察。大腰筋（股関節屈曲・伸展での変化）

動画 61
腰方形筋，大腰筋

腰神経叢は，腰椎横突起前方の大腰筋内に存在し，(T12) L1・L2・L3・L4の一部の脊髄神経前枝から構成される。そして腸骨下腹神経，腸骨鼠径神経，陰部大腿神経，外側大腿皮神経，閉鎖神経，大腿神経に分岐する。経大腰筋経路の側方進入椎体間固定術を行う際にもこれらの解剖学的位置関係の把握は重要である。

こんなときに狙う！

腰椎椎間板ヘルニアや腰部脊柱管狭窄症などに対する治療としては後述の「Target 313：神経根・脊髄神経」の項（p.363）の方法で，腰椎神経根（脊髄神経）に対してインターベンションを行うことが多いが，現時点では頸椎神経根（脊髄神経）のようにきれいに描出することが困難であるため，少し末梢の大腰筋内で腰神経叢にインターベンションを行うことがある。

準備

- ポジション：腹臥位，半腹臥位あるいは側臥位
- プローブ：コンベックス
- シリンジ：10mL・20mL
- 注射針：23Gカテラン針・25Gカテラン針

腹臥位で後方からプローブを当てる方法と側臥位で側方からプローブを当てる方法（Shamrock method）[11]がある。腹臥位の場合には，術者が患側でモニターを対側に配置し，側臥位の場合には術者が患者背側でモニターを腹側に設置して行っている。

0 プレスキャン1（腹臥位・半腹臥位）

正中あるいは傍正中における長軸像でL5/S椎間を確認後，当該高位で画面中央に棘突起が位置するようにプローブをSlide (Sliding) させる。棘突起上でプローブをRotation (Rotating) させ短軸像で画面中央に棘突起を描出する。外側へ移動させた後に頭側にゆっくりとプローブをSweep (Sliding) させ椎間関節およびその外側の横突起を確認する。ゆっくりと尾側に移動させると，横突起の音響陰影を伴う高エコー像が消失し，腰方形筋の内側前方に大腰筋が描出される。

☞「Ⅲ-1 鼠径部・腰殿部・下肢痛に関連する超音波解剖－SONOANATOMY－」，「大腰筋」の項（p.292）のように，体軸に対して長軸にプローブをあてる形で，横突起間腹側に確認することもできる。上位腰椎では腎臓を確認可能で，その位置関係を理解しておくことが重要である。

0 プレスキャン2（側臥位）

［☞「Ⅲ-1 鼠径部・腰殿部・下肢痛に関連する超音波解剖－SONOANATOMY－」，「大腰筋」の項（p.292）参照］

側腹部に体幹に対して短軸でプローブを当て，腰椎を側方から観察すると腰椎側壁が線状高エコーで描出される。横突起を中心に，前方の大腰筋・側方の腰方形筋・後方の脊柱起立筋がまるで三つ葉のクローバーのように見えることからShamrock methodと名付けられている。高位確認は腹臥位の方法と同様に，背側L4横突起を確認したのちプローブを外側前方へSlide (Sliding) させる形で行う。

1 短軸像（平行法，腹臥位・半腹臥位）

前述のプレスキャン1の手技で，当該高位の横突起尾側で大腰筋を描出させる。ドプラで周囲血管の存在有無を確認したのち，プローブ外側の皮膚を消毒後，針を刺入し（**図24**），腰方形筋の内側前方に位置する大腰筋内後方に薬液を注入する（**図25**）。腰方形筋や大腰筋前方の腹腔内や腸管穿刺および椎体側壁の分節動脈損傷には十分に注意しなければならない。

2 短軸像（平行法，側臥位）

背側からプローブを当てL4横突起を確認したのち，プローブを外側（前方）へSlide（Sliding）させると（**図26-1**），横突起を中心に，前方の大腰筋・側方の腰方形筋・後方の脊柱起立筋が描出される（Shamrock method）。交差法で行うことも可能であるが，意図せず深部に針先が進み，椎体側壁で分節動脈を損傷するリスクもあることから，平行法でプローブ後方から針を刺入している。プローブを少し頭側へ移動させ，プローブ後方を十分消毒した後，平行法で刺入した針を大腰筋内後方に進め，血液の逆流などがないことを確認後注入する（**図26-2**）。

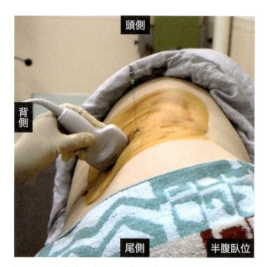

図24 大腰筋・腰神経叢に対する超音波ガイド下注射の穿刺（短軸像・平行法・半腹臥位）

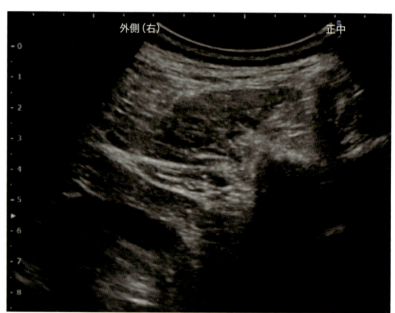

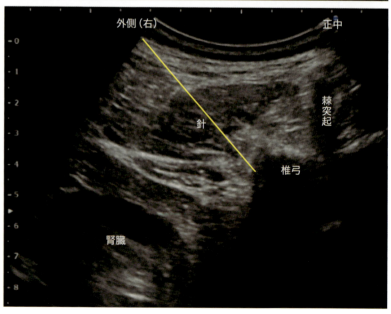

図25 大腰筋・腰神経叢に対する超音波ガイド下注射（短軸像・平行法・半腹臥位）

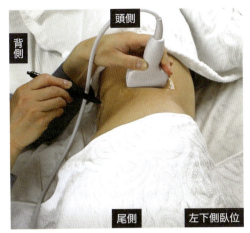
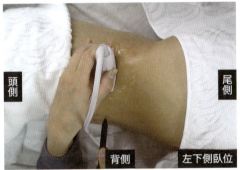

図26-1 大腰筋・腰神経叢に対する超音波ガイド下注射の穿刺イメージ(短軸像・平行法・側臥位)

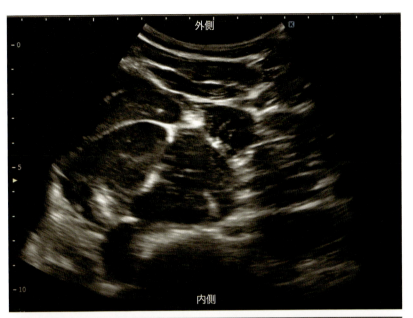
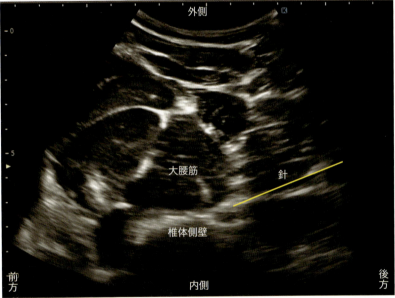

図26-2 大腰筋・腰神経叢に対する超音波ガイド下注射(短軸像・平行法・側臥位)

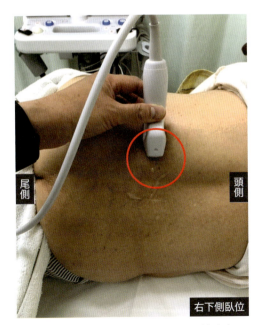

図27 Shamrock methodにおける注意点
体幹へのプローブの接触面積が少なくなる(赤丸)

> **ひとりごと**
> Shamrock methodで描出しようとした際に、腰椎を画面上で確実に描出しようとしてプローブを後方(背側)へSlide(Sliding)させるあまり(**図27**)、体幹へのプローブの接触面積が少なくなることが多く、きれいに描出ができないことがあり、筆者は少し苦手な手技である。

2 鼠径部・腰殿部・下肢痛に対する超音波ガイド下注射 — TARGET and INTERVENTION —

Target 308：腸骨筋

動画60
股関節，腸骨筋，大腿神経，外側大腿皮神経

動画73
注射：腸骨筋，大腿神経

腸骨筋と大腰筋は，起始は異なるが停止部付近で筋線維を交差させ小転子に付着することから，併せて腸腰筋と呼ばれる。股関節の屈曲において重要な筋であり，鼠径部痛（groin pain）や腰痛の治療におけるkey muscleと言える。また，大腿神経へのインターベンションを行う場合には，腸骨筋膜と腸腰筋の間を狙うこととなる。

こんなときに狙う！

後述の大腿神経〔「Target 315：大腿神経」の項（p.379）〕に対して腸骨筋膜下アプローチを行う場合に狙うこととなる。また鼠径部の腫脹や疼痛を主訴とする症例の中に腸腰筋滑液包炎があり，その診断および治療（穿刺）に運動器エコーが重要な役割を果たす。

準備

- ポジション：仰臥位
- プローブ：リニア
- シリンジ：10mL・5mL
- 注射針：25Gカテラン針

患者を仰臥位として患側に立ち，同側の頭側あるいは対側やや頭側にモニターを設置して行っている。

0 プレスキャン

〔☞「Ⅲ-1 鼠径部・腰殿部・下肢痛に関連する超音波解剖－SONOANATOMY－」，「腸骨筋」の項（p.294）参照〕

鼠径靱帯の尾側で大腿動脈を触知し，体幹に対して短軸で大腿動静脈を描出してからプローブを外側にSlide（Sliding）させて大腿骨頭およびその表層の腸腰筋を描出する。または，下前腸骨棘（AIIS）を確認し，起始する大腿直筋を描出した後，やや内側そして末梢へプローブを移動させると，大腿直筋の内側に腸腰筋，両者間の深層にiliocapsularis（muscle），そしてそのさらに深層には大腿骨頭が確認できる。

1 短軸像（交差法・平行法）

大腿直筋と腸腰筋そしてその深層のiliocapsularis（muscle）を描出し，交差法の場合にはプローブの術者利き手側（患側が左で術者が右利きの場合はプローブの頭側）を消毒後，同部より針を刺入し，筋間や筋膜下の大腿神経周囲に薬液を注入する。平行法の場合には，プローブの外側より針を刺入し同じ場所に薬液を注入する（図28赤丸）。

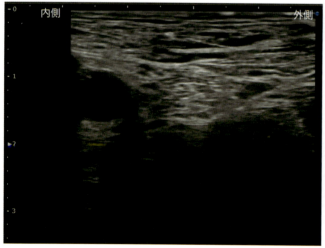
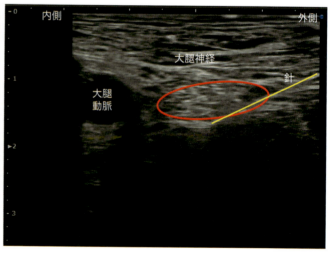

図28 大腿神経に対する超音波ガイド下注射（短軸像・平行法）

Target 309：梨状筋（・大殿筋）

動画 54
上後腸骨棘(PSIS)を中心にあっちこっち

動画 62
梨状筋，大・中・小殿筋，坐骨神経

動画 74
注射：梨状筋，坐骨神経

梨状筋によって坐骨神経が絞扼されて起こる梨状筋症候群は、統一された診断基準がなく正確な頻度は不明で、従来は比較的まれな病態とされてきたが、下肢神経痛症状を有する患者3,409例の最終診断が梨状筋症候群と確定された症例は130例（5%）で、決してまれな病態でないと尾鷲が報告している[12]。したがって殿部・下肢痛の治療において、梨状筋周囲へのアプローチも欠かすことはできないと考えている。最近ではdeep gluteal syndromeや他の新しい呼称も生まれており、後述の「Target 314：坐骨神経」の項（p.375）も参照して頂きたい。

ポイント

腰椎疾患による殿部・下肢痛との鑑別が重要と考えており、下記の所見や超音波ガイド下インターベンションの効果の有無がポイントとなる。

こんなときに狙う！

殿部（梨状筋部）の圧痛と、坐位継続や股関節の屈曲内転内旋の肢位による殿部痛や下肢痛誘発を認める場合に、梨状筋部での障害を疑う。

準備

・ポジション：腹臥位
・プローブ：コンベックス
・シリンジ：5mL・10mL
・注射針：25Gカテラン針

腹臥位で、術者は患者の患側に立ち（あるいは丸いすなどに座り）モニターを対面の健側に設置することでいわゆるIn lineの環境を整え、平行法でインターベンションを行っている。

0 プレスキャン

〔☞「Ⅲ-1 鼠径部・腰殿部・下肢痛に関連する超音波解剖－SONOANATOMY－」、「5 梨状筋」の項（p.297）参照〕

体幹に対して短軸像で仙腸関節と腸骨を描出させる。この位置からさらに尾側にプローブを移動させると腸骨の山は小さくなっていき、仙骨後面と腸骨の高さがほぼ等しくなる部分が下後腸骨棘であり、そのさらに遠位（末梢）で仙腸関節が消えると梨状筋が描出される。さらに遠位にプローブを移動させると画面内側に仙骨外縁、外側に腸骨が音響陰影を伴う線状高エコーとして描出され、梨状筋下孔に坐骨神経が確認できる。また、画面端に仙骨外縁を描出した状態でプローブの反対側を大転子先端の方向へ回転させると梨状筋の長軸像が観察できる。

1 長軸像（平行法）

梨状筋長軸像を描出した後，ドプラで下殿動脈などの周囲血管を確認し，プローブ外側より平行法で針を刺入する。慎重に刺入経路や針先の確認を行いながら大殿筋－梨状筋間や梨状筋の深層にある坐骨神経周囲に薬液を注入する（図29）。平行法で外側より内側に向けて針を進めるため，針先を見失い前方の骨盤腔内臓器を損傷することのないよう注意が必要である。

深さによっては平行法では針の長さが足りないことも少なくないため，交差法で行うことも最近では増えてきている。

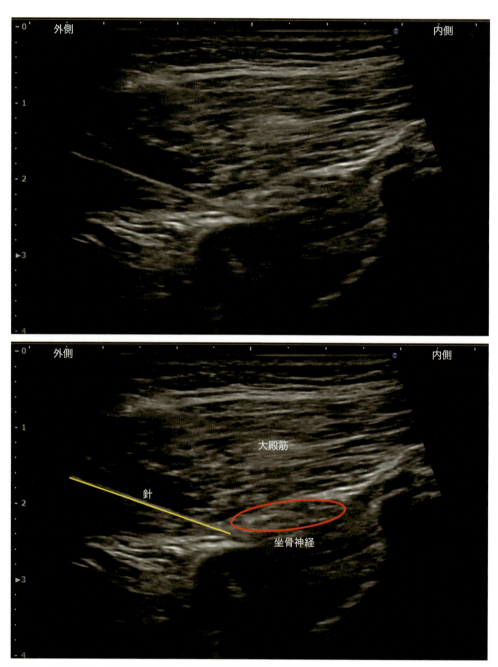

図29　坐骨神経に対する超音波ガイド下注射（短軸像・平行法）

Target 310：上殿神経・下殿神経・後大腿皮神経

動画 54
上後腸骨棘(PSIS)を中心にあっちこっち

先述の梨状筋は，殿部痛の原因となる神経の解剖学的位置や走行と関係が深い。大坐骨孔は梨状筋によって，頭側の梨状筋上孔と尾側の梨状筋下孔にわけられ，上孔は上殿動静脈・上殿神経が通過し，下孔は下殿動静脈・下殿神経・陰部神経・後大腿皮神経・坐骨神経が通過する〔☞「Ⅲ-1 鼠径部・腰殿部・下肢痛に関連する超音波解剖－SONOANATOMY－」，図19(p.297) 参照〕。殿部や大腿後面の疼痛治療として，梨状筋周囲でこれらの神経がターゲットとなることがある。

こんなときに狙う！

上後腸骨棘外側周囲の"奥のほうに"殿部痛を訴え，梨状筋周囲に圧痛を認める場合に上殿・下殿神経を狙うことがある。坐位時や腰椎伸展位の立位で大腿近位後面の疼痛・しびれを訴え，殿部皮線周囲に圧痛を認める症例に対して後大腿皮神経をターゲットとして治療を行い，効果を得た経験がある（図30-1）。

ひとりごと

恥ずかしながら現時点で筆者の中では，上殿神経・下殿神経障害の確定診断は困難と言わざるをえないレベルであるが，超音波ガイド下にこれらの神経周囲に薬液を注入し，症状が改善する症例を経験しており，今後経験を積み重ねていきたいと思っている。

準備

・ポジション：腹臥位
・プローブ：コンベックス・リニア
・シリンジ：5mL・10mL
・注射針：25Gカテラン針

腹臥位で，術者は患者の患側に立ち（あるいは丸いすなどに座り）モニターを対面の健側に設置することでいわゆるIn lineの環境を整え，平行法でインターベンションを行っている。

0 プレスキャン

〔☞「Ⅲ-1 鼠径部・腰殿部・下肢痛に関連する超音波解剖－SONOANATOMY－」，「5 梨状筋」の項(p.297) 参照〕

体幹に対して短軸像で仙腸関節と腸骨を描出させる。この位置から尾側にプローブを移動させ，仙腸関節が消えると梨状筋が描出される。梨状筋上孔付近で拍動する上殿動脈を確認しておく。尾側（遠位）にプローブをSweep (Sliding)させ，梨状筋下孔に坐骨神経を描出するとその内側に下殿動脈が確認できる。さらに尾側にプローブを移動させると坐骨神経が外旋筋群の表層に存在する。坐骨結節をまたいで存在する内閉鎖筋を描出できれば，その表層に内側から陰部神経・後大腿皮神経・下殿動脈・坐骨神経が存在する。

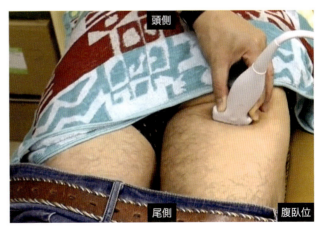

図30-1　後大腿皮神経に対する超音波ガイド下注射のためのプレスキャン（短軸像・交差法）

1 短軸像（平行法）

体幹に対して短軸像で梨状筋を描出した後，その頭側の梨状筋上孔付近の腸骨背側で上殿動脈をドプラで確認できれば，皮膚を消毒したのちプローブ外側より針を刺入し（図30-2），薬液を注入する。大殿筋の深層で上殿動脈周囲に薬液の拡散が確認できれば上殿神経への効果が期待できる。プローブをやや尾側へ移動させ，梨状筋の尾側で下殿動脈を確認する（図31）。その周囲に下殿神経・後大腿皮神経・坐骨神経が存在する。ドプラで血管を確認し，プローブ外側より平行法で針を刺入する。慎重に刺入経路や針先の確認を行いながら下殿動脈周囲に薬液を注入する。平行法で外側より内側に向けて針を進めるため，針先を見失い前方の骨盤腔内臓器を損傷することのないよう注意が必要である。後大腿皮神経および周囲血管などとの位置関係よりプローブ内側から針を刺入することもあり，その際には術者とモニターの位置関係は逆になる。

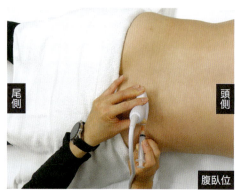

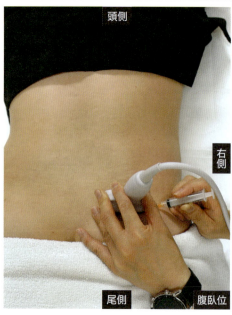

図30-2 上殿神経に対する超音波ガイド下注射の穿刺イメージ（短軸像・平行法）

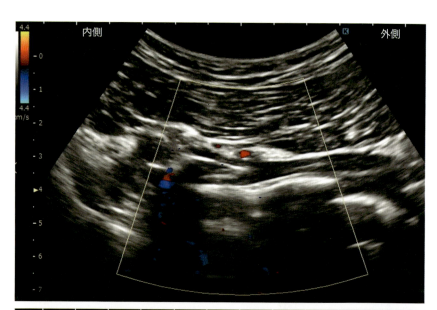

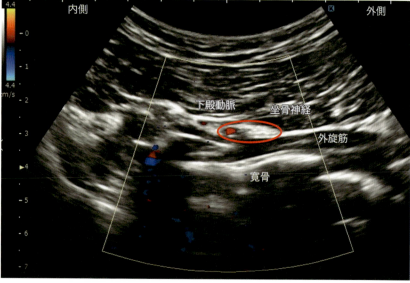

図31 下殿動脈

Target 311：中・小殿筋

動画 54
上後腸骨棘（PSIS）を中心にあっちこっち

動画 75
注射：中・小殿筋（大転子部）

　殿部痛として大転子部周囲の疼痛を訴える場合，腰椎疾患や変形性股関節症などの股関節疾患をまず疑うが，大転子疼痛症候群という病態の報告がある[13)14)]。中殿筋や小殿筋などの股関節外転筋群の大転子付着部炎や滑液包炎あるいは外側型弾発股がその一因とされている。皆川は，大転子部の痛みの画像診断ポイントとして，これらの筋肉の超音波像における異常所見に関して述べている[15)]。中殿筋－小殿筋間やこれらの筋の大転子付着部へ超音波ガイド下注射を行うことで症状が改善し，腰椎疾患からの疼痛でなかったことを確信できた症例を経験している。

こんなときに狙う！

　大転子頭側付近の疼痛および圧痛を認め，患側上の側臥位で下肢外転挙上やそれに抵抗する内転方向の力を加えた場合に疼痛が誘発・増強される場合にターゲットとしている。

ひとりごと

筆者にとっては，運動器エコーを診療に導入するようになってから意識するようになったターゲットである。

準備

- ポジション：側臥位
- プローブ：リニア
- シリンジ：5mL・10mL
- 注射針：25G・23Gカテラン針

　患側が上の側臥位とし，右利きの筆者は，左下側臥位の場合は患者背側，右下側臥位の場合は患者腹側に立ち，同側の頭側にモニターを設置して行っている。

0 プレスキャン

〔☞「Ⅲ-1 鼠径部・腰殿部・下肢痛に関連する超音波解剖－SONOANATOMY－」，「6 大・中・小殿筋」の項（p.299）参照〕

　大転子外側にプローブを当て短軸像を描出し，頭側尾側へ移動させながら大転子のfacetを確認する。プローブを90°Rotation (Rotating) させ，長軸方向で確認すると，前方部ではanterior facetに付着する小殿筋が，中央のlateral facetでは中殿筋腱前方線維が，後方のposterosuperior facetでは中殿筋腱後方線維が低エコー像で観察できる。頭側へSlide (Sliding) し頭側へ少しRock (Rocking) させると臼蓋および大腿骨頭の浅層に小殿筋が確認できる。

1 長軸像（交差法）

　大腿骨に対する長軸像で，画面の尾側端に大転子の高エコー像を確認できるプローブ位置とする（図32）。圧痛を参考に，殿筋の腫脹・滑液包の水腫・パワードプラなどの所見有無を確認した後に，交差法で薬液の注入を行っている。プローブの尾側から平行法で行うことも可能である。

　大転子前方部のanterior facetでの圧痛や超音波像での有所見を認めれば，小殿筋や腸脛靭帯周囲へ行い，lateral facetやposterior facet周辺であれば中殿筋や腸脛靭帯周囲へのインターベンションとなる。

2 短軸像（平行法）

　大転子外側にプローブを当て短軸像を描出し，頭側尾側へ移動させながら大転子周囲を確認する。長軸像と同様に圧痛を参考に，殿筋の腫脹やパワードプラ所見を確認し，交差法や後方からの平行法で薬液注入を行っている（図33）。

ポイント

大転子疼痛症候群は，その症状出現部位より腰椎疾患・股関節疾患・仙腸関節障害・外側大腿皮神経障害などとの鑑別が必要な疾患である。そのため，超音波ガイド下に行う大転子部への注射は，診断のためにも有用である。

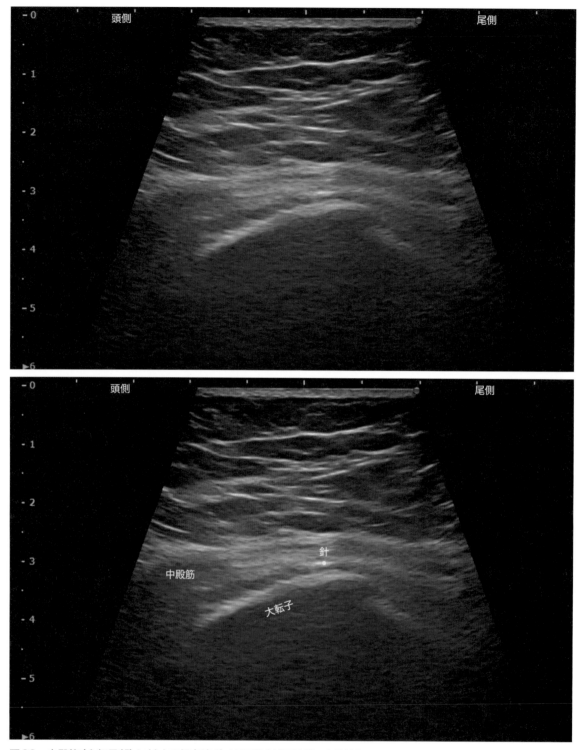

図32 中殿筋(大転子部)に対する超音波ガイド下注射(長軸像・交差法)

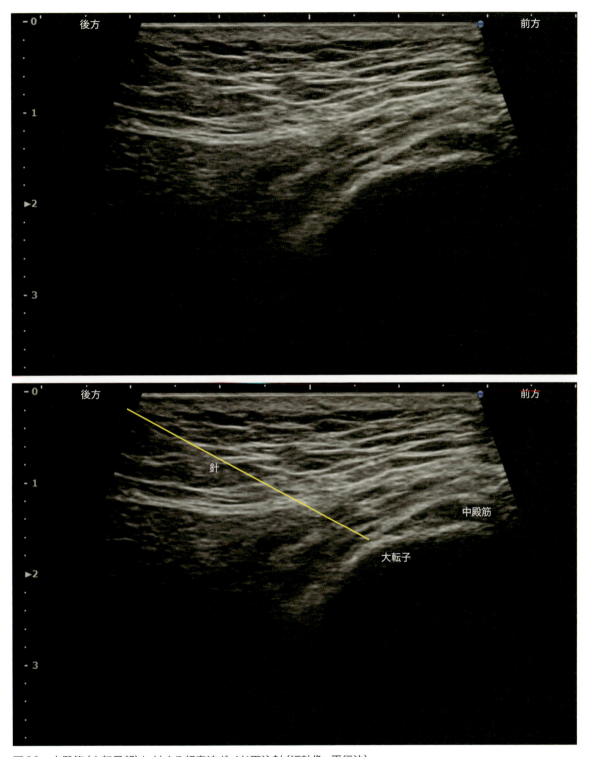

図33　中殿筋(大転子部)に対する超音波ガイド下注射(短軸像・平行法)

Target 312：長・短・大内転筋

動画63　内転筋群・閉鎖神経

動画76　注射：内転筋閉鎖神経

　スポーツ選手の鼠径部痛症候群（groin pain syndrome）の分類に内転筋関連鼠径部痛があることから，脊椎疾患の治療においてこれら内転筋群に伴う鼠径部痛があることも認識しておかなければならない．内転筋の圧痛や抵抗下内転による疼痛誘発などが上位腰椎神経症状との鑑別に有用である．内転筋関連の鼠径部痛を疑った場合には，他項 [☞「Ⅲ-1　鼠径部・腰殿部・下肢痛に関連する超音波解剖－SONOANATOMY－」，「7　内転筋群」の項（p.304）参照] で記載した手技で超音波検査を行い（図34），腫脹・断裂・出血などの確認やMRIにおける内転筋の輝度変化などの確認を行っている．

　また，これらの内転筋は後述の閉鎖神経に対してインターベンションを行う場合に重要なランドマークとなる．

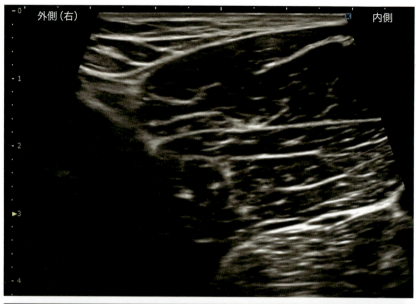
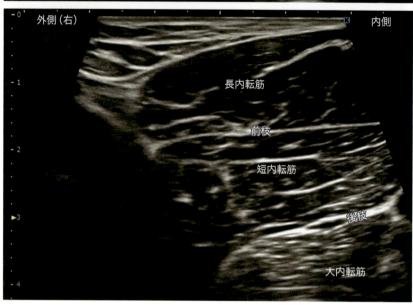

図34　長・短・大内転筋

Target 313：神経根・脊髄神経

動画 39
腰椎（後方），後仙骨孔，腰椎神経根・脊髄神経

動画 64
腰椎神経根・脊髄神経（体幹に対して長軸）

動画 65
腰椎神経根・脊髄神経（体幹に対して短軸）

動画 66
腰椎神経根・脊髄神経（MRIとエコー同一断面）

動画 77
注射：腰椎神経根・脊髄神経

　腰椎神経根あるいは脊髄神経への超音波ガイド下注射の手技は，まだまだ発展途上と考えている。頸椎神経根へのインターベンションと同等に簡便・確実に施行することができれば，脊椎脊髄疾患への超音波使用は飛躍的に進むと思われる。

ひとりごと
執筆段階の現在では，まだまだ頸椎神経根への手技ほどの手ごたえを得ることができていない。そのため将来的に以下の手法とは異なる手技が主流として出現する可能性はあるが，そのほかのターゲットも含めこの点についてご理解頂ければ幸いである。

ポイント
　ターゲットとする腰椎神経根・脊髄神経を判断するためには，MRIなどの画像検査における所見以上に，神経学的診察における所見が重要であることは言うまでもない。そのために，筋力低下が存在する筋・感覚障害の部位・深部腱反射低下の有無・各種徴候やテストなどの所見から障害神経を判断する。腰部脊柱管狭窄症などでは，安静時のみではなく，歩行負荷後にこれらの所見を再度観察することが大事である。

こんなときに狙う！
　基本的には，神経学的診察において単一神経根・脊髄神経障害の診断を疑う場合や診断が得られた場合に，その障害神経に対してインターベンションを行っている。

準備
・ポジション：腹臥位・前傾側臥位（斜位）
・プローブ：コンベックス・リニア（深部）
・シリンジ：5mL（10mL）
・注射針：スパイナル針・神経ブロック針・23Gカテラン針・25Gカテラン針

　腹臥位あるいは側臥位と腹臥位の間の前傾側臥位で行っている。関心領域が深い位置であるためコンベックスプローブが適しているが，解像度の問題もあり，体格や解剖学的ランドマーク把握が許すのであればリニアプローブでの深部観察モードなどを利用して行うことも多い。

　腹臥位で平行法を行う場合には，術者が患側に立ち（あるいは丸いすに座って），対側にモニターを配置し注射を行っている。患側が上の前傾側臥位で平行法を行う場合には，術者は患者背側に立ち，モニターを患者腹側に配置している。

⓪ プレスキャン
〔☞「Ⅲ-1 鼠径部・腰殿部・下肢痛に関連する超音波解剖－SONOANATOMY－」，「8 神経根・脊髄神経」の項（p.307），および「Ⅱ-2 腰背部痛に対する超音波ガイド下注射－TARGET and INTERVENTION－」，「【最重要】高位確認法」の項（p.237）参照〕

　神経根・脊髄神経への注射においては，まず腰椎高位の確認が重要となる。短軸像で確認する方法は，左右の腸骨稜頂部を結ぶJacoby線上にプローブを当て，描出される棘突起をL4と考え，尾側にゆっくりとプローブをSweep（Sliding）し，L4/5椎間関節・L5棘突起・L5/S椎間関節・仙骨・外側に向かって開口しているS1後仙骨孔を確認することで腰椎高位を確定する。また，エコーのセミナーなどでは肋骨を描出し，そこから尾側へプローブを移動させる

方法の有用性も報告されている。長軸像で確認する方法は，まず仙骨上正中で体幹に長軸にプローブを当て，棘突起が癒合して形成された正中仙骨稜を確認した後，プローブを頭側にSlide(Sliding)させることで最初に現れる棘突起がL5である。これと正中仙骨稜の間がL5/S椎弓間であることがわかる。正中線骨稜とL4・L5棘突起の判別がつけにくい場合には，1cm程度外側へプローブをSweep(Sliding)すると，L4およびL5椎弓と骨性に連続する仙骨後面との違いからL5/S椎弓間が判断しやすくなることもある。さらに頭側にプローブを移動させながら棘突起を数えることで目的高位の判断が可能となる。

1 長軸像（交差法）

当該棘突起間あるいは椎弓間を確認したのち，プローブ

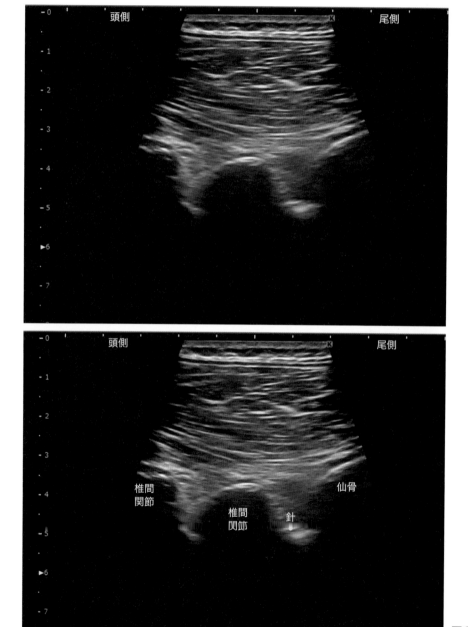

図35 神経根・脊髄神経に対する超音波ガイド下注射（長軸像・交差法）

を外側にゆっくりSweep (Sliding) させると背側山状の椎間関節が現れ (**図35**)，さらに外側へ移動させると横突起が描出される。この横突起基部の尾側やや深部に脊髄神経が存在するはずである (L4/5椎間関節の外側にL5横突起が位置し，その尾側にL5脊髄神経が存在する)。椎間関節最外縁の位置でドプラを用いて血流を確認して (**図36-1**) プローブ外側より交差法で針を刺入し (**図36-2**)，薬液を注入する (**図35**)。後述のTLSアプローチ [「**3 TLSアプローチ (平行法)**」の項 (p.370)] と同様に頭側より針を刺入し (**図37**)，薬液を注入することも可能である (**図38**)。

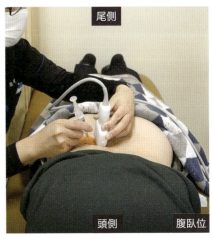

図36-2 右L5神経根・脊髄神経に対する超音波ガイド下注射の穿刺 (長軸像・交差法)

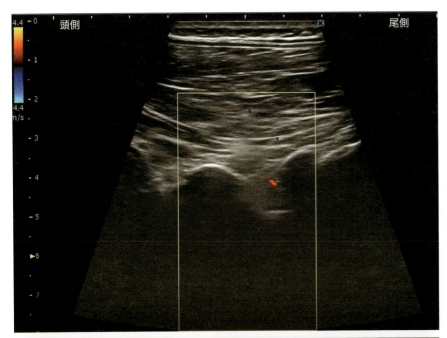

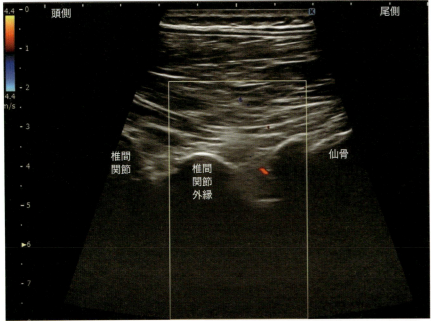

図36-1 神経根・脊髄神経に対する超音波ガイド下注射 (長軸像・交差法) におけるドプラを用いた血流確認

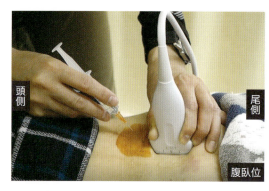

図37 右L5神経根・脊髄神経に対する超音波ガイド下注射の穿刺（長軸像・平行法）

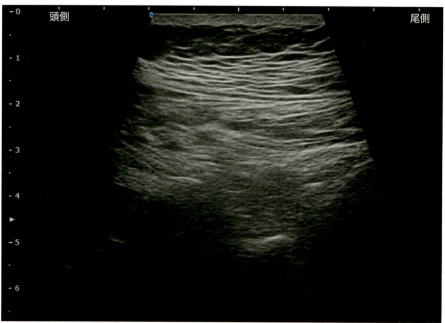

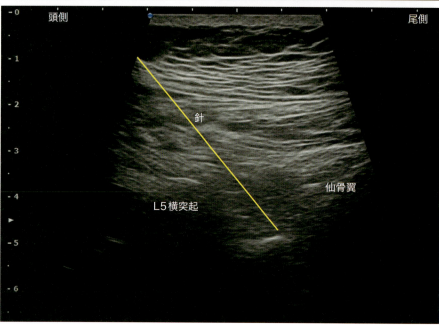

図38 右L5神経根・脊髄神経に対する超音波ガイド下注射（長軸像・平行法）

新規掲載 ⑥-1

横浜市立大学整形外科の片山裕貴先生は，脊髄神経をできるだけ近位部で狙うために以下の方法で行っておられるので，ぜひ参考にして頂きたい。当該椎弓上で体軸に対して長軸で椎弓を描出した後，上関節突起がギリギリ描出されるところまで外側にSweep（Sliding）させ，上関節突起の尾側に副突起基部の骨輪郭を描出する（図39）。プローブの外側より10°程度傾ける交差法で針を刺入し，針先を副突起の骨輪郭の尾側やや深部に進めて薬液を注入する。

体幹に対して長軸で椎弓を描出し，外側へSweep（Sliding）させて椎間関節および横突起を確認後，再度内側（正中）へ向かって戻しながら前述の骨輪郭を描出させるようにプローブを動かすとよい，と片山先生に教えて頂いた。

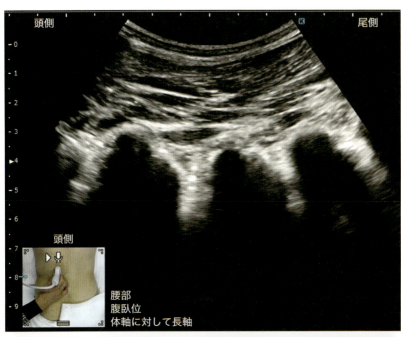

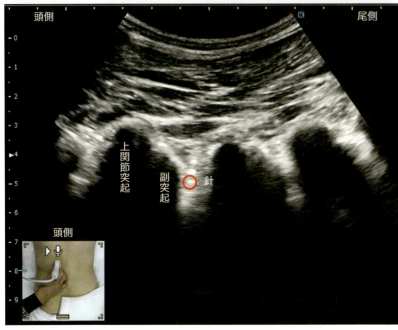

図39 腰椎神経根・脊髄神経への超音波ガイド下注射イメージ（体軸に対して長軸・交差法・片山法）

2 短軸像（平行法）

　当該高位で棘突起および椎間関節を確認したのち，プローブを患側へSlide（Sliding）させ横突起を描出し横突起基部を画面中央に位置させる．その後，ゆっくりと尾側へプローブをSweep（Sliding）させ線状高エコーの横突起が消失した位置を保持する（**図40**）．ドプラで確認後，丁寧に消毒した後にプローブ外側から針を刺入し（**図41**），横突起やや深層に針先を進める．血液の逆流などがないことを確認し薬液を注入する．

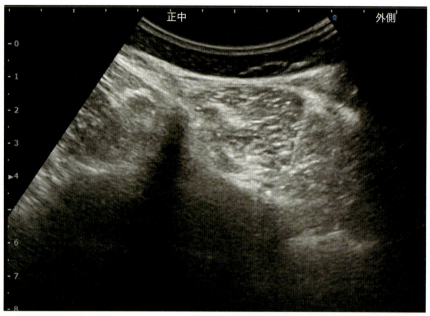

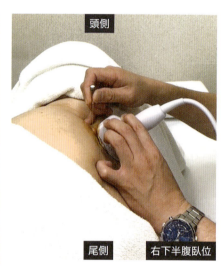

図41　神経根（脊髄神経）に対する超音波ガイド下注射の穿刺（短軸像・平行法）

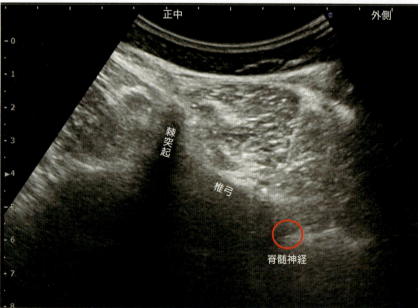

図40　神経根（脊髄神経）に対する超音波ガイド下注射（短軸像・平行法）

新規揭載⑥-2

　まえだ整形外科の前田学先生は、この短軸像（平行法）をもっと発展させ、経椎間孔的に硬膜外腔に薬液をデリバリーする方法を行っておられ、それを教えて頂く機会を得たため今回の改訂版で記載させて頂く。

　当該椎間高位でまず体軸に対して短軸にプローブを当て、当該椎体の上関節突起と下関節突起を確認する。両関節突起の間である関節突起間部（Pars interarticularis）にプローブをSweep（Sliding）した後に、椎間孔部を覗き込む形になるようにRock（Rocking）を行い、関節突起間部の骨輪郭（ひらがなの「へ」の字に似ている）とその外側深層にある椎体後側壁の骨輪郭（漢数字の「一」に似ている）を描出する。高エコーで描出される高エコーの間を脊髄神経が走行しているため、その走行を意識してプローブの内側端を頭側の椎弓間にRotation（Rotating）させる（図42）。プローブ外側から刺入し、針先を関節突起間部外側骨輪郭の最も外側深層に当て、少し外側深部に針先を修正して薬液を注入することで、硬膜外腔への薬液の広がりも確認できるとのことである。

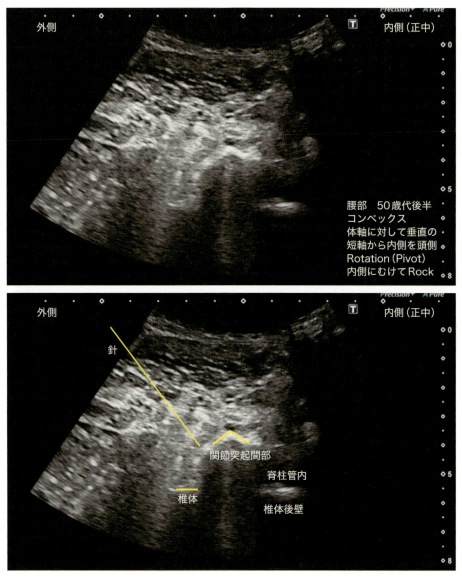

図42　腰椎神経根・脊髄神経への超音波ガイド下注射イメージ（経椎間孔・平行法・前田法）

③ TLSアプローチ（平行法）

頻度として多いL5神経根・脊髄神経へインターベンションを行う場合に，前述の短軸像の平行法では腸骨などが邪魔となり行いにくい場合がある。そのため平行法で施行する目的で少しアプローチを工夫して行うことを始めたため，1つの方法として紹介させて頂く。

L5/S高位での腰椎椎間孔外狭窄に対して脊椎内視鏡下に外側からアプローチする際に，L5横突起（**T**ransverse process）・L5/S1椎間関節外側面（**L**ateral aspect of facet）・仙骨翼（**S**acral ala）で構成される三角形を（**図43**），筆者らはTLS triangleと呼称し[16]，そこに向けて脊椎内視鏡を挿入し除圧術[17]を行っている。TLS triangleの腹

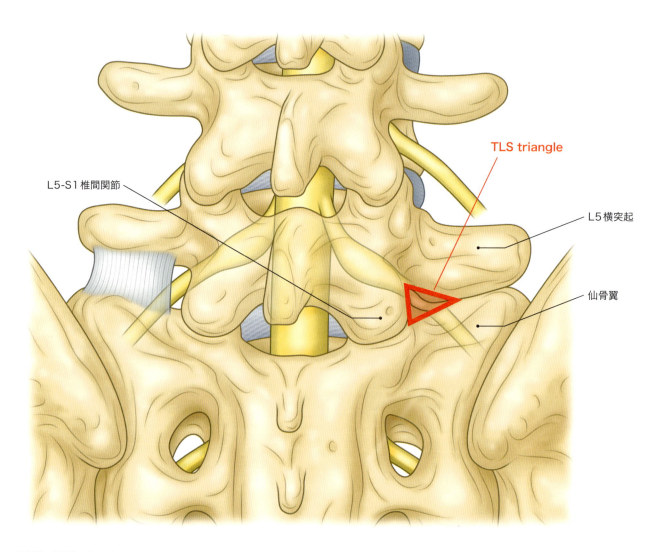

図43 TLS triangle

側にL5脊髄神経が存在しているため，内視鏡の挿入と同じアプローチで針を刺入する方法を試みている。先に述べた「⒈長軸像（交差法）」の項（p.364）の方法で体幹長軸にプローブを当て棘突起を描出（図44）したのち，外側へSweep（Sliding）してL4/5椎間関節を確認する（図45）。プローブ頭側を外側へ少し回転（後方の腸骨稜と同程度の傾き）して横突起と仙骨翼を描出し（図46-1，46-2），L5横突起が画面の端に位置するようにプローブ位置を微調整したのちに，プローブ頭側より針を刺入し（図47），横突起－仙骨翼間の深層に針先を進めて薬液を注入する（図48）。

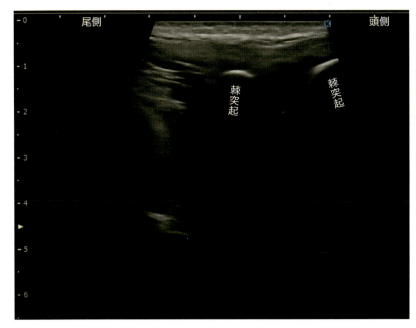
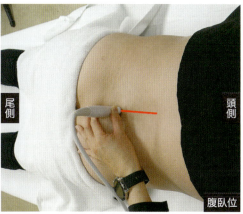

図44　TLSアプローチ手順①

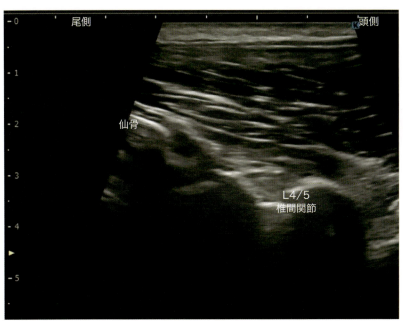
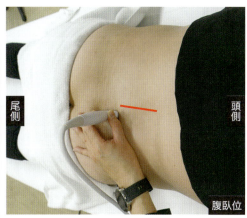

図45　TLSアプローチ手順②

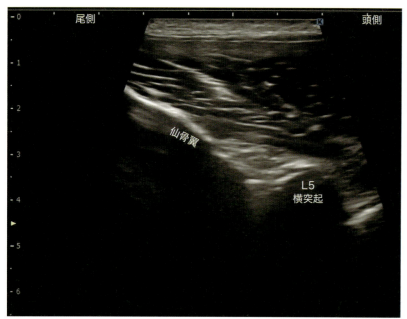
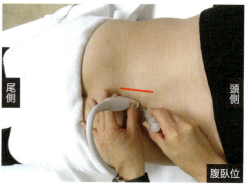

図46-1　TLSアプローチ手順③

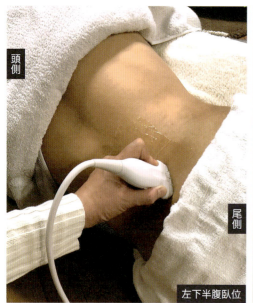
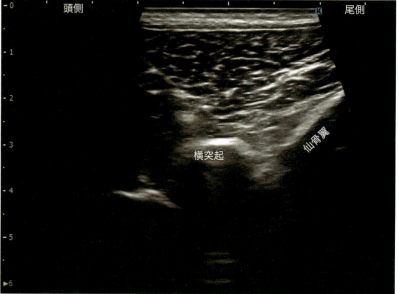

図46-2　TLSアプローチ手順④（別症例）

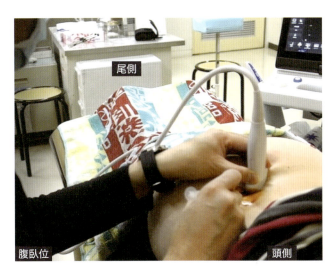

図47 右L5神経根（脊髄神経）に対する超音波ガイド下注射の穿刺（TLSアプローチ・平行法）

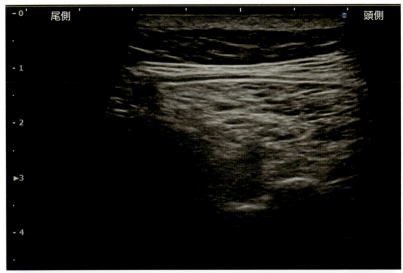

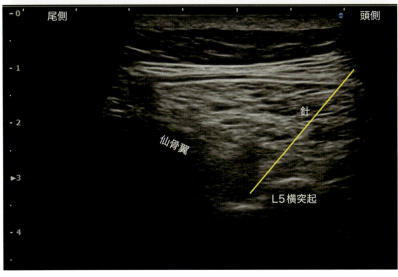

図48 右L5神経根（脊髄神経）に対する超音波ガイド下注射（TLSアプローチ・平行法）

2 鼠径部・腰殿部・下肢痛に対する超音波ガイド下注射 — TARGET and INTERVENTION — 373

新規掲載⑥-3

4 TLSアプローチ（交差法）

☞ 3 TLSアプローチ（平行法）は，プローブの外側からの針刺入となるため，針先は椎間孔から離れた（末梢）部位での注射となるという欠点を有していた．本書初版が発刊されてから現在までの間に，今回改訂版で追記させて頂いた先述の2つの方法［☞「1 長軸像（交差法）」(p.364)，「2 短軸像（平行法）」）(p.368)］を教わった．

一番頻度の高いL5神経根（脊髄神経）への注射方法として，その2つの方法と脊椎内視鏡手術のアプローチを組み合わせる形はどうか，と現在妄想している．前田学先生の方法でプローブを当て，その頭側から片山裕貴先生のように交差法で椎間孔出口に近い部位を狙う方法を考えている**（図49）**．これは従来透視下に行っている，L5神経根ブロックの斜位法に近い針の刺入になるのではないだろうか！

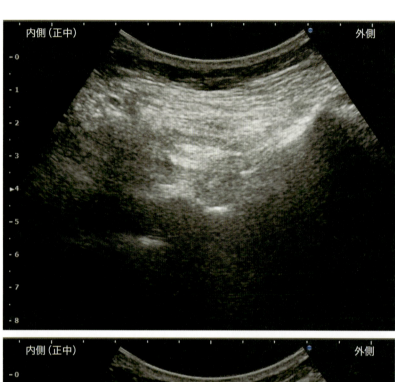

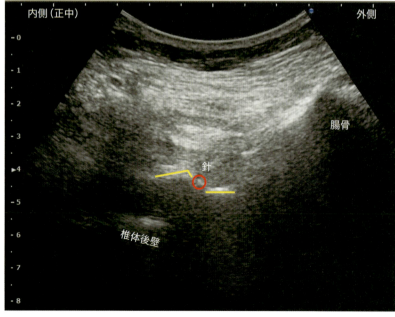

図49 腰椎神経根・脊髄神経への超音波ガイド下注射（TLSアプローチ・交差法）

Target 314：坐骨神経

動画 54
上後腸骨棘(PSIS)を中心にあっちこっち

動画 62
梨状筋，大・中・小殿筋，坐骨神経

動画 74
注射：梨状筋，坐骨神経

殿部痛や下肢痛の原因となる代表的な障害神経は坐骨神経であるが，ほかの神経障害が見逃されることもあるため，宮武らは股関節周囲の神経障害を総称してHidden Perihip-joint Nerve Entrapment (HiPNE) と名付け，脊椎外科医も認識すべき障害であると警鐘をならしている[18]。

骨盤腔外で起こる坐骨神経障害には，梨状筋症候群を含むdeep gluteal syndromeや骨性のインピンジメントが原因であるischiofemoral impingementやgreat trochanter ischial impingementなど様々な病態が存在している。

こんなときに狙う！

殿部（梨状筋周囲）における圧痛・坐位時痛の存在・股関節の屈曲内転内旋の肢位によって下肢痛誘発を認める場合などに，梨状筋周辺での坐骨神経障害を疑う。

ひとりごと

神経のことだけを考えるかなり強引な「腰殿部における脊柱管外疼痛の見分け方」をここで記載させて頂くが，あくまで現時点で感じている印象（私見）であることをご理解頂きたい（※個人の感想であり効果・効能を保証するものではありません）。
- 臥位・坐位や安静時に腰殿部痛が改善しない（脊柱管内の椎間板ヘルニアは，解釈に注意を要し，急性の発症・SLR陽性・前屈での症状増強などで除外を要する）。
- 股関節他動運動で疼痛が増強する。
- 圧痛のある腰殿部痛。

準備
- ポジション：腹臥位
- プローブ：コンベックス
- シリンジ：5mL・10mL
- 注射針：23Gカテラン針・25Gカテラン針

疼痛が強く腹臥位がとれない場合などに側臥位で行うこともあるが，原則腹臥位で行っている。より中枢側の傍仙骨部アプローチでは坐骨神経は深い位置を走行しているためコンベックスプローブが適している。交差法でインターベンションを行う際には，患者の左側に立ち，エコー画面を対側の患者右側に設置している。平行法で行う場合には，術者が患側に立ち（あるいは丸いすに座って），対側にモニターを配置し注射を行っている。

◎ プレスキャン

〔☞「Ⅲ-1 鼠径部・腰殿部・下肢痛に関連する超音波解剖―SONOANATOMY―」，「9 坐骨神経（殿部）」の項(p.312)参照〕

傍仙骨部において坐骨神経は大殿筋や梨状筋の腹側に存在し深い位置を走行しているため，まず殿下部において坐骨神経を確認するとよい。骨盤帯をつくる骨の最下部にありやや丸みを帯びている坐骨結節を体表から触知し，短軸にプローブを当てると，この骨性ランドマーク付近の大殿筋裏面に坐骨神経が描出できる。

① 短軸像（交差法・平行法）

プレスキャンと同様に，坐骨結節を描出し，その内側の大殿筋腹側に扁平な高エコー領域で描出される坐骨神経が確認できる。仲西は[19]，大殿筋と外旋筋群の境界を把握する方法として，この描出方法では筋の走行方向より大殿筋の筋線維は短い線の集まりとして描出されるのに対して，外旋筋群は横方向に筋線維が見えるという相違点を利用するとよいと述べている。頭尾側へゆっくりとプローブをSweep (Sliding) させると，大殿筋および梨状筋の腹側に存在する坐骨神経が（**図50**），大殿筋と尾側の外旋筋との

間に移動することが確認できる．さらに尾側に移動させると，坐骨結節をまたいで存在する内閉鎖筋を描出でき，その表層に坐骨神経が確認できる(**図51**)．プローブの尾側を消毒後，交差法で針を刺入し，神経穿刺に注意しながら針を進め，針先の点状高エコーが坐骨神経背側に描出されれば，血液の逆流などがないことを確認後，薬液注入を行いその広がりを確認する．平行法で行う場合には，プローブ外側から針を刺入する(**図52，再掲**)．梨状筋レベルなどでは針先を見失い前内方の骨盤腔内臓器を損傷することのないよう注意が必要である．

深さによっては，平行法では針の長さが足りないことも少なくないため，交差法で行うことも最近では増えてきている．

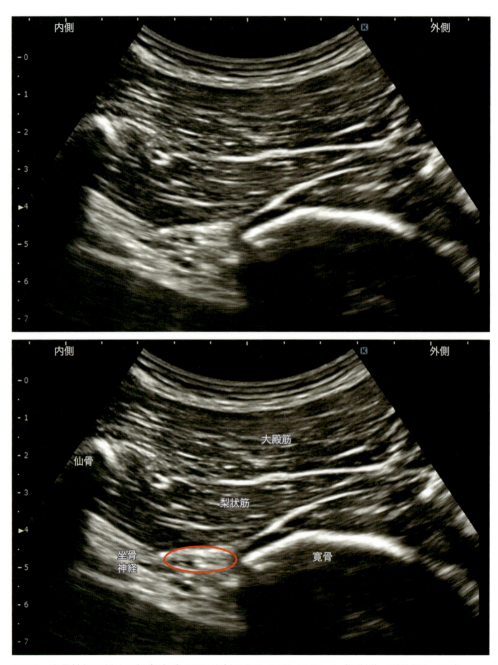

図50　坐骨神経に対する超音波ガイド下注射のためのプレスキャン(短軸像・梨状筋レベル)

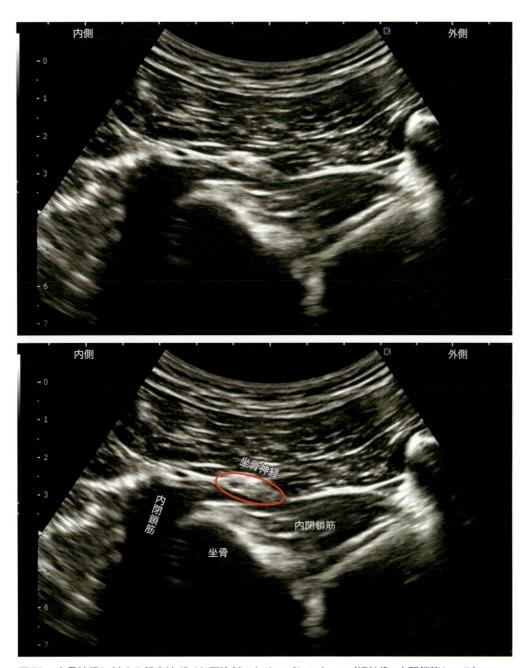

図51　坐骨神経に対する超音波ガイド下注射のためのプレスキャン（短軸像・内閉鎖筋レベル）

ひとりごと

恥ずかしながら，筆者は梨状筋および坐骨神経の描出が大変苦手で，本書内の記載や掲載画像からも「やっぱり！ そう思った」という読者の方々も多いことと心を痛めている。Deep gluteal syndromeを強く疑う患者やその術後疼痛に苦しむ方の治療にたずさわる機会が増加し困っているときに，函館おおむら整形外科病院麻酔科の石田岳先生のYouTube動画を拝見して，苦手意識が少し薄れるといううれしい経験をしたため，この改訂版でその方法を少し紹介させて頂く。

体表から上後腸骨棘（PSIS）を触知し，その真上に体軸に対して短軸でコンベックスプローブを当てる。そしてPSISよりなだらかにつながる腸骨の骨輪郭（高エコー）を確認し，内側が浅く外側が深くなるこの急峻な骨輪郭の角度が少し平行に近くなるようにプローブを少し傾ける（内側に向けるように傾ける）。ここからプローブを尾側へSweep（Sliding）させると，この腸骨の骨輪郭が切れて（消失して），梨状筋・坐骨結節・坐骨神経が描出される。梨状筋の長軸像をきれいに描出させる場合には，前述のごとくプローブの外側をやや尾側（大転子の方向へ）回転させるとよい。プローブを回転させると梨状筋を短軸像で確認でき，さらに坐骨神経の走行を意識してプローブを回転させ，傾けると坐骨神経の長軸像も観察可能となる。また，この部位（殿部）で坐骨神経を描出する際には，股関節をやや内旋して梨状筋などの外旋筋群に緊張をかけておくほうが見やすくなる，というコツに関しても，動画より学んだ大切なポイントである。

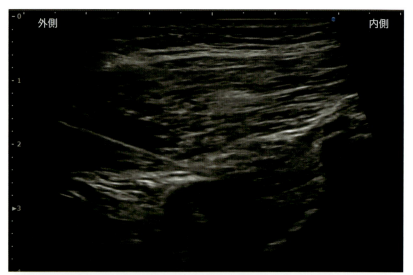
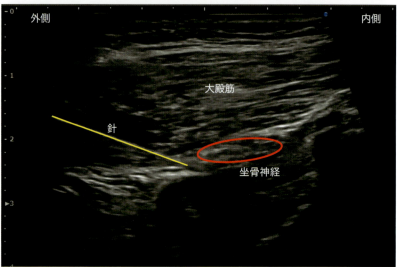

図52　坐骨神経に対する超音波ガイド下注射（短軸像・平行法）（再掲）

Target 315：大腿神経

動画60
股関節，腸骨筋，大腿神経，外側大腿皮神経

動画73
注射：腸骨筋，大腿神経

側方進入椎体間固定術は，その低侵襲性から成人脊柱変形矯正手術に用いられることが近年多くなってきている。しかしながら大腰筋や腰神経叢を圧排する形で術野を確保する術式であるため，thigh symptomsと表現される特有の合併症が発生することがある[20]。その場合，大腰筋内での大腿神経障害であるため，前述の大腰筋・腰神経叢〔「Target 307：大腰筋・腰神経叢」の項（p.351）〕がターゲットとなる。本項目ではこれとは異なり，鼠径部における大腿神経へのインターベンションに関して記載する。

こんなときに狙う！

前述の大腰筋部よりさらに末梢での大腿神経障害の原因として，骨盤内腫瘍，血腫，医原性，外傷などが考えられるが，障害の好発部位であるスカルパ三角（鼠径靱帯・長内転筋・縫工筋の3辺で囲まれた領域）やその末梢の大腿直筋直下の部位に圧痛を認める場合に疑う。大腿前面の感覚鈍麻や大腿四頭筋筋力低下を伴う場合にターゲットとする。膝関節術後鎮痛目的で大腿神経へのブロック依頼を受けることもある。

ひとりごと

大腰筋をスプリットする低侵襲側方進入椎体間固定術後に，いわゆるthigh symptomsと表現される合併症が発生することがあり，股関節屈曲筋力低下を認めた場合に，それが多椎間での大腰筋自体へのダメージのためか大腰筋部での大腿神経障害かの鑑別は重要となる。その際に筆者が大事にしているのは，端坐位からのさらなる股関節屈曲筋力低下の有無，膝伸展筋力，大腿前面の感覚障害の有無である。

準備

- ポジション：仰臥位
- プローブ：リニア
- シリンジ：5mL
- 注射針：25Gカテラン針

患者を仰臥位として術者は患側に位置し，対側にモニターを設置することによっていわゆるIn lineで操作を行うが，プローブのコード部が患者の身体の上を通ることがあるため，配慮が必要である。

0 プレスキャン

〔☞「Ⅲ-1 鼠径部・腰殿部・下肢痛に関連する超音波解剖－SONOANATOMY－」，「10 大腿神経・外側大腿皮神経」の項（p.314）参照〕

鼠径溝上で拍動する大腿動脈上にプローブを（鼠径靱帯にほぼ平行に）短軸走査で当てる。大腿筋膜の下に大腿動脈およびその内側の大腿静脈が確認できる。外側にプローブを移動させると腸骨筋膜下で腸腰筋表面の大腿神経が長楕円形の高エコー像として描出される。

ポイント

腸骨筋膜下の大腿神経が確認できればプローブを内側へRock（Rocking）すると，大腿神経短軸がプローブ面と平行に近くなり，鮮明に描出されることを函館おおむら整形外科病院 麻酔科・石田 岳先生から教えてもらい，大腿神経確認のために実践している。

1 短軸像（平行法）

腸腰筋表面の大腿神経が確認できれば，プローブの外側を消毒し，外側から平行法で針を刺入する（図53）。大腿神経の背側（深層）の液性剝離を行うと大腿神経の輪郭がわかりやすくなる（図54，再掲）。さらに大腿神経腹側（浅層）に針を進め（図55），神経と腸骨筋膜間に薬液を投与することによって全周性の注入が完成する（図56）。

> **ひとりごと**
> 超音波ガイド下インターベンションを開始した頃は，平行法でプローブと針をうまく平行にできないことがあり，針先が画面に描出されている位置よりも奥に存在しドキッとしたことがある。針の進行方向奥に動脈が存在する大腿神経をターゲットとする場合には注意が必要で，圧迫止血できるように鼠径靱帯より尾側で穿刺することも重要と考える。

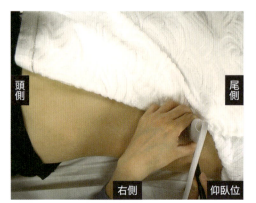
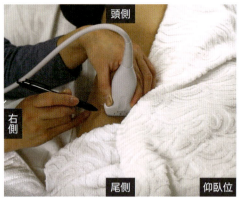

図53 大腿神経に対する超音波ガイド下注射の穿刺イメージ（短軸像・平行法）

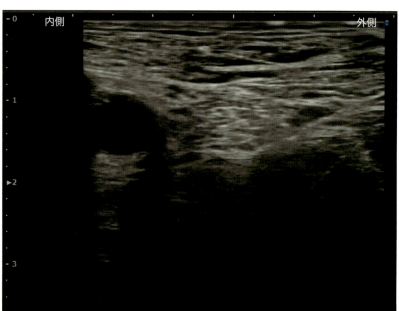
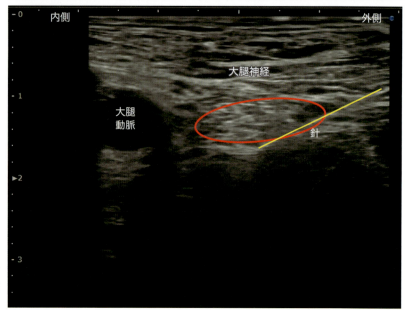

図54 大腿神経に対する超音波ガイド下注射①（短軸像・平行法）（再掲）

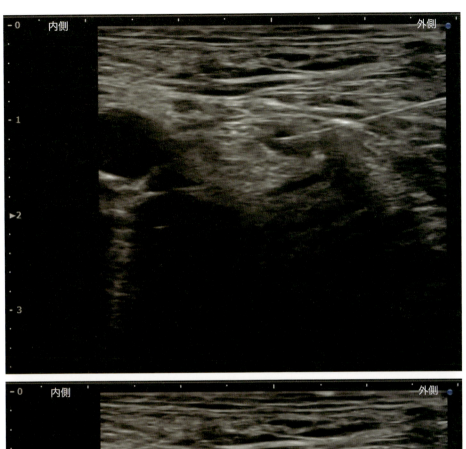
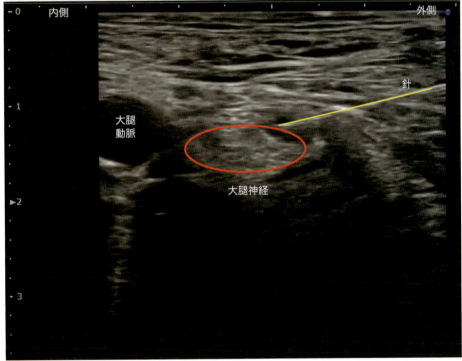

図55　大腿神経に対する超音波ガイド下注射②（短軸像・平行法）

2　鼠径部・腰殿部・下肢痛に対する超音波ガイド下注射 ― TARGET and INTERVENTION ―

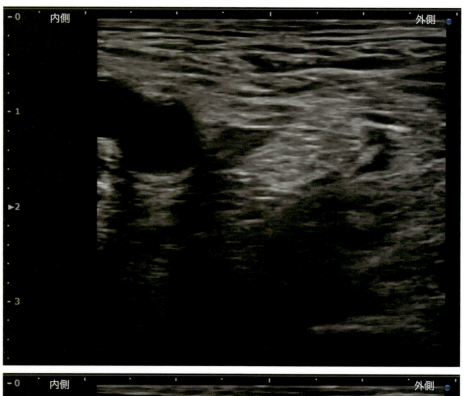

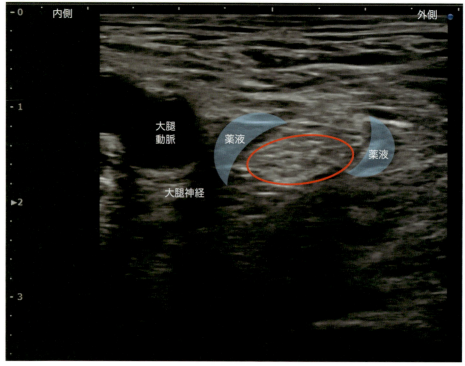

図56　大腿神経に対する超音波ガイド下注射③（短軸像・平行法）

Target 316：外側大腿皮神経

動画60
股関節，腸骨筋，大腿神経，外側大腿皮神経

大腿前外側に痛みやしびれを生じる外側大腿皮神経障害は，腰椎疾患の診療において鑑別すべき重要な疾患である。鼠径部への外傷や衣服による圧迫以外に脊椎手術関連として，前方からの腸骨採取や後方手術の際の腹臥位による長時間の圧迫が原因となることも忘れてはならない。

こんなときに狙う！

大腿前外側にしびれや感覚鈍麻を認め（**図57**），前述のような原因がある場合には強く疑い，超音波ガイド下インターベンションによって確定診断および治療を行っている。

準備

- ポジション：仰臥位
- プローブ：リニア
- シリンジ：5mL
- 注射針：25Gカテラン針

大腿神経へのアプローチと同様，患者を仰臥位として術者は患側に位置し，対側にモニターを設置することによりIn lineで操作を行うが，プローブのコード部が患者の前胸部などを通るため，配慮が必要である。

0 プレスキャン

〔☞「Ⅲ-1 鼠径部・腰殿部・下肢痛に関連する超音波解剖－SONOANATOMY－」，「10 大腿神経・外側大腿皮神経」の項（p.314）参照〕

鼠径溝に沿って大腿神経の外側へプローブをSlide（Sliding）させると上前腸骨棘付近に外側大腿皮神経が存在するはずであるが，同定できないことも多い。仲西も，

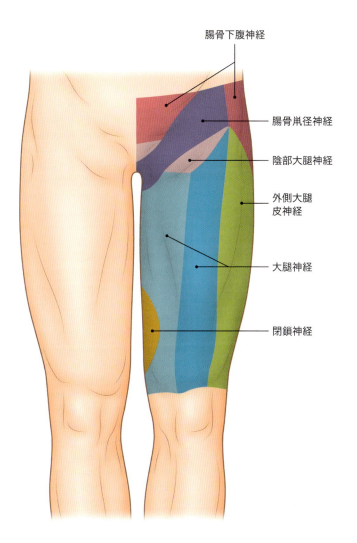

図57　鼠径部・大腿部の感覚神経支配
（Ahmadian A, et al：Analysis of lumbar plexopathies and nerve inhury after lateral retroperitoneal transpsoas approach：diagnostic standardization. J Nerrosurg Spine, 2013；18（3）：289-97, 図1より改変）

上前腸骨棘付近で同定することが難しいことも多く，大腿近位1/3で同定し，そこから中枢へ走査することにより上前腸骨棘付近での同定も可能となると述べている[21]。上前腸骨棘からは縫工筋と大腿筋膜張筋の2つの筋が起始しており，この筋間を大腿近位1/3で同定すると，その筋間に挟まれる形で皮下との間に1～2本の神経線維が同定できる。そこから神経を確認しながらプローブを頭側へ移動させることで，圧痛の強い部分において神経を描出する。

1 短軸像（平行法）

圧痛を認める部位で外側大腿皮神経が確認できれば，プローブの外側を消毒し，外側から平行法（あるいは尾側から交差法）で針を刺入する（図58）。血液の逆流や疼痛・しびれなどの神経刺激症状がないことを確認後，薬剤を注入する（図59）。

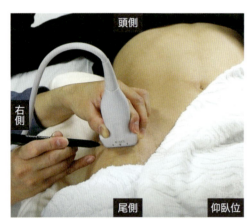
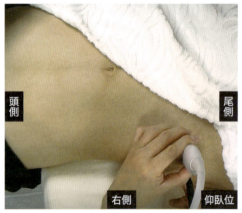

図58　外側大腿皮神経に対する超音波ガイド下注射の穿刺イメージ（短軸像・平行法）

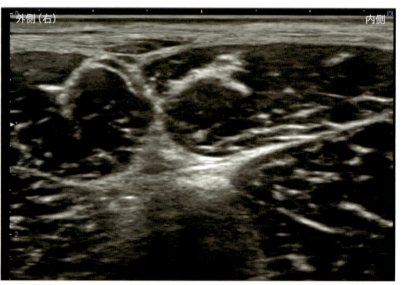
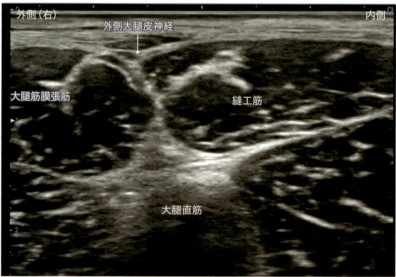

図59　外側大腿皮神経に対する超音波ガイド下注射（短軸像・平行法）

Target 317：上殿皮神経

動画 67
注射：上殿皮神経

　上殿皮神経は脊髄神経後枝外側枝から分岐し，腸骨稜近くで胸腰筋膜を貫通して殿部に至る神経であり，その発生神経根はL1-3，T12-L4，T12-L5などと報告されている[22〜24]。最近では，腸骨稜と胸腰筋膜でできるosteofibrous tunnelのみでなく，胸腰筋膜貫通部において絞扼や牽引されることで疼痛を引き起こすと考えられている。また脊椎外科医としては，腸骨採取部における術後疼痛の原因として忘れてはならず，採骨時にも意識する必要がある。菊地は，上殿皮神経を損傷せずに採骨するための安全域は上後腸骨棘から腸骨稜に沿う3cm以内で，非常に狭いと述べている[25]。

こんなときに狙う！

腰椎伸展や回旋などの動きで悪化する腸骨稜付近の疼痛を訴える際には，正中より7，8cm外側の部位の腸骨稜周辺で圧痛を確認し，強い圧痛を認める場合にターゲットとしている。

準備

- ポジション：腹臥位
- プローブ：リニア
- シリンジ：5mL
- 注射針：25G・25Gカテラン針

原則腹臥位で行っている。腰殿部へのインターベンションの中では浅い部分を走行する神経がターゲットであるため，リニアプローブを用いている。プローブ内側から刺入する場合は，患者の健側に立ち（あるいは丸いすなどに座り）モニターを対側の患側に設置している。

0 プレスキャン

〔☞「Ⅲ-1 鼠径部・腰殿部・下肢痛に関連する超音波解剖—SONOANATOMY—」，「11 上・中殿皮神経」の項(p.319)参照〕

　L4棘突起高位において体幹に短軸にプローブを当て，正中から平均70mm外側（患側）にSlide (Sliding)させる。腸骨稜辺縁の圧痛部位を中心に頭尾側にゆっくりSweep (Sliding)させながらエコー画面を観察すると脂肪層内に上殿皮神経が確認できることがある。上殿皮神経に対して短軸となるように，プローブ内側をやや尾側に回転させるとよい。

1 短軸像（交差法・平行法）

　上述プレスキャンの方法，あるいは上後腸骨棘部で体軸に短軸でプローブを当てたのち，腸骨稜に沿って頭側外側へ圧痛部位まで移動させて脂肪層を確認する（図60）。針刺入部の消毒後，交差法や外側や内側からの平行法で針を刺入し（図61），この脂肪層内から腸骨稜にかけて薬液を注入している（図62）。Vincenzo Ricciらは，脊柱起立筋の外側・腸骨の内側・胸腰筋膜に囲まれる高エコーのsmall fat padを見つけると，その中に上殿皮神経の内側枝が含まれていると述べている[26]。

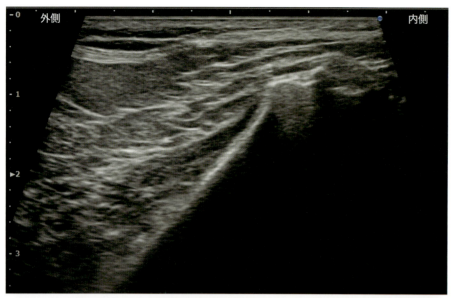

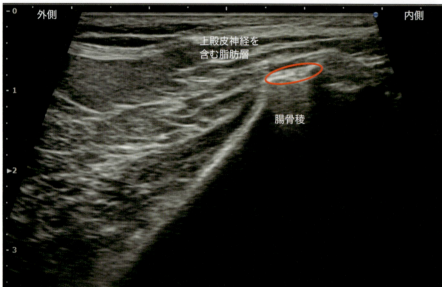

図60 上殿皮神経に対する超音波ガイド下注射①（短軸像・平行法）

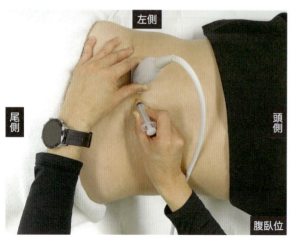

図61 上殿皮神経に対する超音波ガイド下注射の穿刺イメージ（短軸像・平行法）

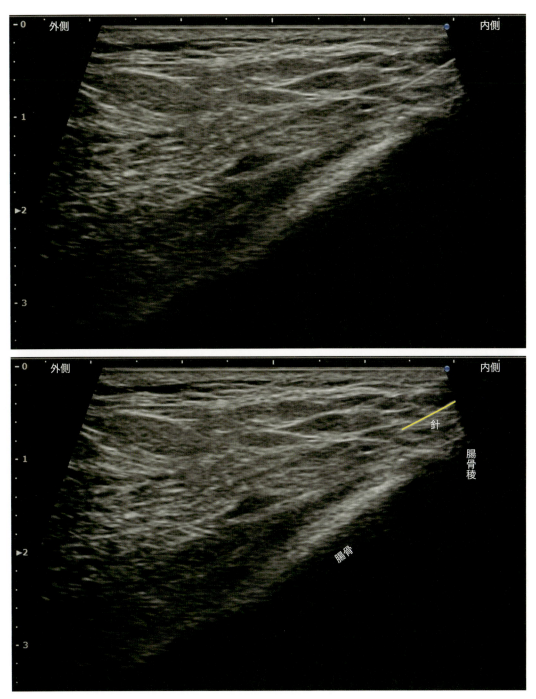

図62 上殿皮神経に対する超音波ガイド下注射②（短軸像・平行法）

Target 318：閉鎖神経

動画63
内転筋群・閉鎖神経

動画76
注射：内転筋,閉鎖神経

　2014年，ドーハにて，アスリートの鼠径部痛に関する国際会議が開催され，5つの臨床概念が定義されている[27]。内転筋関連，腸腰筋関連，鼠径部関連，恥骨関連，股関節関連の5つが疾患概念として定義されているが，そのほかの筋骨格系の原因として閉鎖神経・腸骨鼠径神経・陰部大腿神経・腸骨下腹神経の絞扼や，腰椎・仙腸関節の関連痛などが挙げられており，腰殿部・鼠径部の診断治療では念頭に置いておかなければならない。

こんなときに狙う！

　大腿内側のしびれや疼痛で，場合により股関節内転筋力の低下を伴う場合もある。子宮や前立腺の手術歴，閉鎖孔ヘルニアなどの既往の存在は，診断の助けとなることがある。

準備

- ポジション：仰臥位
- プローブ：リニア
- シリンジ：5mL
- 注射針：25Gカテラン針

　仰臥位で，股関節外転外旋膝屈曲位とすると行いやすい。交差法の場合には，患者の右側に立ち，対側である左側にモニターを配置し，プローブ尾側から穿刺している。平行法の場合には，患側に立ち対側にモニターを設置して行っている。

⓪ プレスキャン

〔☞「Ⅲ-1 鼠径部・腰殿部・下肢痛に関連する超音波解剖－SONOANATOMY－」，「12 閉鎖神経, 陰部大腿神経, 腸骨鼠径神経, 腸骨下腹神経」の項(p.322)参照〕

　大腿動脈より内側に長内転筋を触知することができる。あるいは鼠径部で大腿動静脈をエコーで確認し，内側やや尾側にプローブを移動させ長内転筋を確認してもよい。長内転筋を中心に短軸で確認すると，内側にある恥骨筋とその内側には表層から長・短・大内転筋が3層構造で描出でき，長内転筋と短内転筋間に閉鎖神経前枝が，短内転筋と大内転筋間に後枝が存在する。

① 短軸像（交差法・平行法）

　プレスキャンにより描出した長内転筋－短内転筋間および短内転筋－大内転筋間のそれぞれの部位に，交差法ではプローブ尾側の，平行法ではプローブ外側の皮膚を消毒後，針を刺入し（図63），筋間で薬液を注入する（図64）。平行法で外側から刺入する場合には大腿動静脈など周囲血管に注意する必要がある。

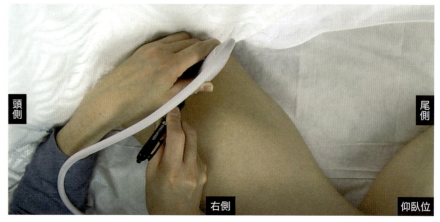

図63　閉鎖神経に対する超音波ガイド下注射の穿刺イメージ（短軸像・平行法）（股関節外転外旋・膝屈曲位）

第Ⅲ章　鼠径部・腰殿部・下肢痛

頭内側にプローブを移動させると前枝と後枝が合流し，薄筋と短内転筋越しに前方の恥骨筋と後方の外閉鎖筋の間に閉鎖神経分岐部が確認できる。Yoshidaらが報告した[28]同部でのブロックは効果的に症状改善を得られるため，是非習得すべき手技であると高田が報告している[29]。

函館おおむら整形外科病院の石田 岳先生は，恥骨結合の外側にプローブをあてて恥骨上枝を確認し，尾側へSweep（Sliding）させ，恥骨筋と外閉鎖筋の間で，分枝前の閉鎖神経を描出する方法を紹介している。

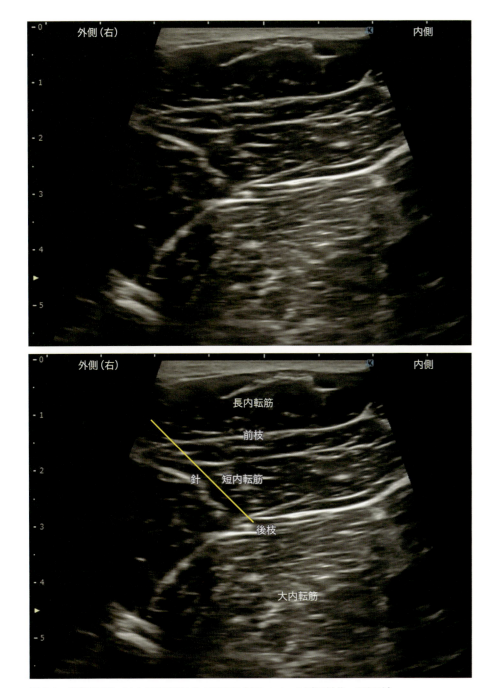

図64　閉鎖神経に対する超音波ガイド下注射のイメージ（短軸像・平行法）

Target 319～320:
腸骨鼠径神経，腸骨下腹神経，陰部大腿神経

　低侵襲な側方経路腰椎椎体間固定術のひとつであるXLIF®（Extreme lateral interbody fusion）を導入するまでは，筆者は意識することがなかった神経であった。側腹部から小皮切でserial dilationを行うことも多いXLIF®手技は，展開や開創器設置により腸骨鼠径神経や腸骨下腹神経を知らぬ間に損傷・継続圧迫することも多い（**図65**）。また，大腰筋を側方からスプリットする際に，dilator先端からの電気刺激により周囲神経の位置を確認しながら開創器設置を行うことが可能なこのシステムにおいても，陰部大腿神経のモニタリングは原則困難と言わざるをえない。したがってこの手術手技の合併症として，これらの神経傷害に伴う鼠径部や大腿部の感覚障害が報告されている[30)31)]。

―*こんなときに狙う！*―――――

　XLIF®術後に鼠径部痛を訴え，**図57**に示す感覚神経支配領域に感覚障害を認める際にターゲットの候補となる。

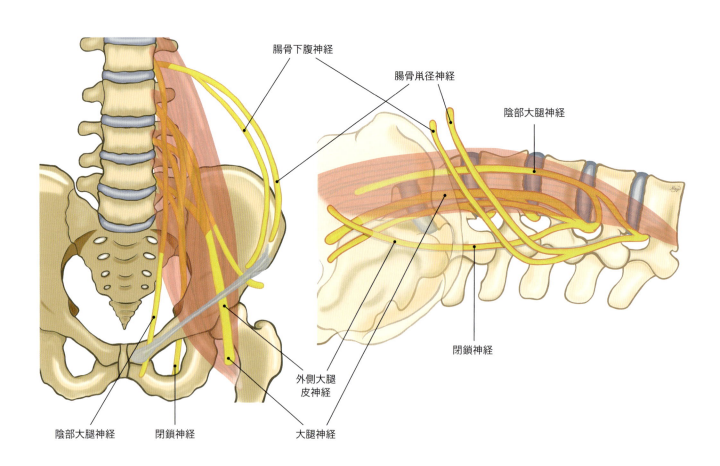

図65　側方経路腰椎椎体間固定術に関連する神経
（Uribe JS, et al：Electromyographic monitoring and its anatomical implications in minimally invasive spine surgery. Spine (Phila Pa 1976). 2010；35(26 Suppl)：S368-74, Dakwar E, et al：Trajectory of the main sensory and motor branches of the lumbar plexus outside the psoas muscle related to the lateral retroperitoneal transpsoas approach. J Neurosurg Spine. 2011；14(2)：290-5より作成）

Target 319：腸骨鼡径神経，腸骨下腹神経

動画58
腸骨鼡径神経，
腸骨下腹神経

準備
- ポジション：側臥位
- プローブ：リニア・コンベックス
- シリンジ：5mL
- 注射針：25Gカテラン針

腸骨稜前方で両神経を確認する際には，☞「Ⅲ-1 鼡径部・腰殿部・下肢痛に関連する超音波解剖－SONOANATOMY－」，「12 閉鎖神経，陰部大腿神経，腸骨鼡径神経，腸骨下腹神経」の項（p.322）に記載した通り仰臥位で検査可能であるが，側方進入術後のこれらの神経傷害に対するインターベンションの際には側臥位で行うため患者の後方に立ち，モニターを対側の患者腹側に設置する。

⓪ プレスキャン

〔☞「Ⅲ-1 鼡径部・腰殿部・下肢痛に関連する超音波解剖－SONOANATOMY－」，「12 閉鎖神経，陰部大腿神経，腸骨鼡径神経，腸骨下腹神経」の項（p.322）参照〕

臍帯下部で体軸に対して短軸走査で腹直筋を確認後，外側へプローブをSlide（Sliding）させ画面端に上前腸骨棘を描出させる。内腹斜筋とその深層の腹横筋との間に血管が観察でき，その内外側にそれぞれ腸骨下腹神経と腸骨鼡径神経が存在する。側方進入に伴う傷害の場合には，この位置からプローブを頭側・側方の手術創に向かって移動させて筋間を確認する（図66，67）。

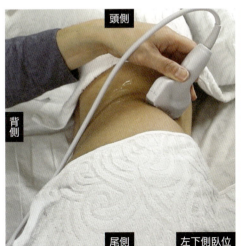
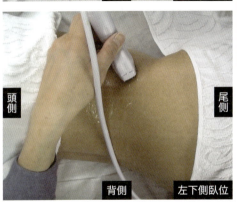
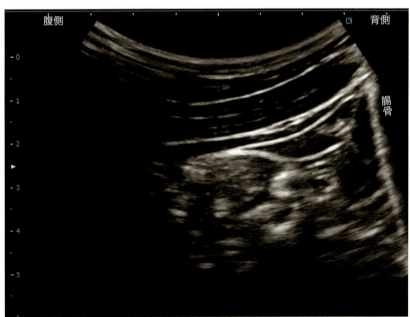

図66　側腹部における腸骨鼡径神経・腸骨下腹神経の描出①

1 短軸像（交差法）

　神経の存在するプレスキャンで描出した筋間に，交差法で針を刺入し薬液を注入する（**図68**）。

　右手でシリンジを把持する場合，患側が左側の際にはプローブ頭側，右側の際にはプローブの尾側からアプローチすることになる。高田は，腰方形筋背外側の部位へのインターベンションの方法を紹介しており[29]，神経走行が確認できない場合に有用と思われる。

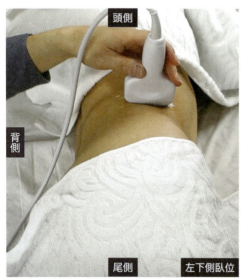
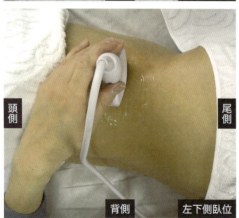

図67　側腹部における腸骨鼠径神経・腸骨下腹神経の描出②

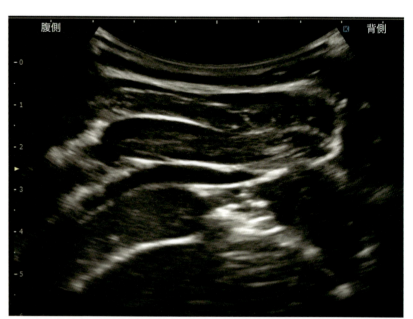
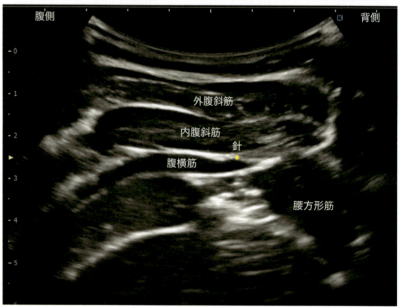

図68　腸骨鼠径神経・腸骨下腹神経に対する超音波ガイド下注射のイメージ（短軸像）

Target 320：陰部大腿神経

側方進入手術による同神経損傷の場合，大腰筋内での大腿神経傷害であるため，前述の「Target 307：大腰筋・腰神経叢」の項（p.351）がターゲットとなる。本項目ではこれとは異なり，鼠径部における陰部大腿神経へのインターベンションに関して記載する。

準備
- ポジション：仰臥位
- プローブ：リニア
- シリンジ：5mL
- 注射針：25Gカテラン針

大腿神経へのアプローチと同様，患者を仰臥位として術者は患側に位置し，対側にモニターを設置することでIn lineで操作を行うが，プローブのコード部が患者の身体上を通る際には，配慮が必要である。

⓪プレスキャン

〔☞「Ⅲ-1 鼠径部・腰殿部・下肢痛に関連する超音波解剖－SONOANA-TOMY－」，「12 閉鎖神経，陰部大腿神経，腸骨鼠径神経，腸骨下腹神経」の項（p.322）参照〕
鼠径溝上で拍動する大腿動脈上で短軸走査を行い，外側にプローブを移動させると腸骨筋膜下で腸腰筋表面の大腿神経が長楕円形の高エコー像として描出される。大腿動脈の外側で大腿神経および腸骨筋膜の表層を陰部大腿神経が走行している。

①短軸像（平行法）

プローブ外側の皮膚を消毒後，針を刺入し，平行法で陰部大腿神経周囲への薬液注入を行うが（図69），大腿動脈を穿刺しないよう針先を常に確認しながら慎重に針を進めなければならない。穿刺が疑われた場合も鼠径部での血液ガス採取後と同様，圧迫することで止血される。

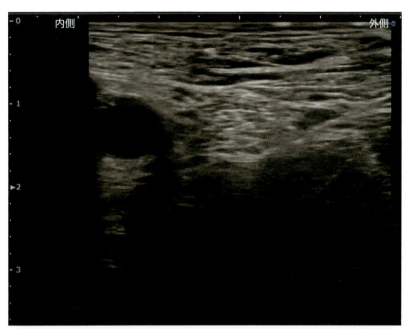
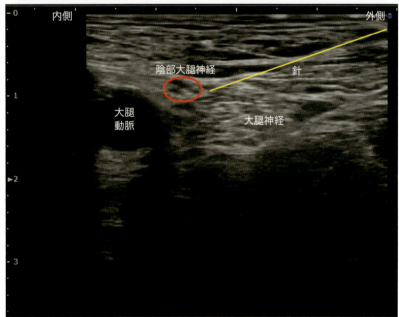

図69　陰部大腿神経に対する超音波ガイド下注射のイメージ（短軸像・平行法）

文献

1) Park KD, et al：Ultrasound-guided versus fluoroscopy-guided caudal epidural steroid injection for the treatment of unilateral lower lumbar radicular pain：Case-controlled, retrospective, comparative study. Medicine (Baltimore). 2015；94(50)：e2261.

2) Nikooseresht M, et al：Ultrasound as a screening tool for performing caudal epidural injections. Iran J Radiol. 2014；11(2)：e13262.

3) 神島啓一郎：超音波ガイド下仙骨硬膜外ブロック－仙骨との解剖的検討－. Dokkyo J Med Sci. 2009；36(1)：39-46.

4) Park YJ, et al：Novel method for S1 transforaminal epidural steroid injection. World Neurosurg. 2020；133：e443-7.

5) Park D：Ultrasound-guided S1 transforaminal epidural injection using the in-plane approach and color doppler imaging. Am J Phys Med Rehabil. 2018；97(3)：e14-6.

6) Sato Y, et al：Ideal tilt angle for fluoroscopy to assist an S1 nerve root block as analyzed by three-dimensional computed tomography. J Spine Res. 2015；6：938-41.

7) Murakami E, et al：Treatment strategy for sacroiliac joint-related pain at or around the posterior superior iliac spine. Clin Neurol Neurosurg. 2018；165：43-6.

8) 吉田眞一：臀部の靭帯由来の痛みに対するアプローチ. 長引く腰痛はこうして治せ！ 村上栄一, 編. 日本医事新報社, 2020, p161-77.

9) 森本忠嗣, 他：変形性股関節症患者の主訴（患者自記式）の検討. Hip Joint. 2008；34：663-6.

10) Bardowski AE, et al：Ultrasound-guided intra-articular injection of the hip：The Nashville Sound. Arthrosc Tech. 2019；8(4)：e383-8.

11) Sauter AR：The "Shamrock Method"－a new and promising technique for ultrasound guided lumbar plexus blocks. BJA. 2013；111(eLetters Supplement).

12) 尾鷲和也：腰やお尻の痛み－非腰椎性腰殿部痛の診断と治療 梨状筋症候群. 脊椎脊髄ジャーナル. 2019；32(2)：105-12.

13) 木下 斎, 他：大転子疼痛症候群の10例. 整・災外. 2019；62(12)：1545-9.

14) Reid D：The management of greater trochanteric pain syndrome：A systematic literature review. J Orthop. 2016；13：15-28.

15) 皆川洋至：超音波でわかる運動器疾患－診断のテクニック. メジカルビュー社, 2010, p310-4.

16) 中川幸洋, 他：腰椎椎間孔狭窄に対する内視鏡手術. 脊椎脊髄. 2010；23(5)：539-46.

17) Yamada H, et al：Efficacy of novel minimally invasive surgery using spinal microendoscope for treating extraforaminal stenosis at the lumbosacral junction. J Spinal Disord Tech. 25(5)：268-76.

18) 宮武和馬：Save the Athlete 股関節スポーツ損傷. 高平尚伸, 編. メジカルビュー社, 2020, p85-95.

19) 仲西康顕：超音波でさがす末梢神経. 田中康仁, 監. メジカルビュー社, 2015, p142-57.

20) 岩﨑 博, 他：LIFにおける解剖学的留意点. 整・災外. 2019；62(5)：629-36.

21) 仲西康顕：超音波でさがす末梢神経. 田中康仁, 監. メジカルビュー社, 2015, p126-30.

22) Agur AMR, et al：Grant's Atlas of Anatomy. 12th ed. Lippincott Williams & Wilkins, 2008, p321.

23) 相澤幸夫, 他：胸神経後枝皮枝の起始と走行について. 解剖誌. 1996；71(3)：195-210.

24) 紺野智之, 他：殿皮神経絞扼が坐骨神経痛様の下肢痛を呈する解剖学的背景. J Spine Res. 2016；7(2)：169-72.

25) 菊地臣一：形態学からみた病態. 腰痛. 第2版. 医学書院, 2014, p47-81.

26) Ricci V, et al：Ultrasound imaging for the medial branches of the superior cluneal nerve：Optimal visibility at the "Fatty Tunnel". Pain Pract. 2020；20(3)：338-9.

27) Weir A, et al：Doha agreement meeting on terminology and definitions in groin pain in athletes. Br J Sports Med. 2015；49(12)：768-74.

28) Yoshida T, et al：A new ultrasound-guided pubic approach for proximal obturator nerve block：clinical study and cadaver evaluation. Anaesthesia. 2016；71(3)：291-7.

29) 高田知史：股関節周囲の疼痛に関するHydrorelease. 臨整外. 2020；55(5)：601-7.

30) Ahamadian A, et al：Analysis of lumbar plexopathies and nerve injury after lateral retroperitoneal transpsoas approach：diagnostic standardization. J Neurosurg Spine. 2013；18(3)：289-97.

31) 岩﨑 博, 他：低侵襲側方進入腰椎椎体間固定手術における術中・術後早期合併症－lateral lumbar interbody fusion (LLIF) を安全に行うために－. 整・災外. 2016；59(12)：1663-8.

索引

欧文

A
anterior facet 301, 359
articular pillar 44

B
Bモード 2

C
Compression 12

D
deep gluteal syndrome 355, 375

E
Extreme lateral interbody fusion 390

F
Fan 12
fascicular pattern 16
fibrillar pattern 15, 16, 61

G
Gaenslen test 268, 340
groin pain 354
groin pain syndrome 362

H
Hidden Perihip-joint Nerve Entrapment 375
HiPNE 375
Hoffmann反射 145

I
iliocapsularis 354

in line 19
inter-semispinal plane block 140
ISP block 140

J
Jacoby線 206, 274

L
lateral facet 301, 359
lateral mass 44
lateral raphe 224

M
MCP block 140
middle facet 65
MOD 224
modified TLIPブロック 263
mouth of dorphin 224
multifidus cervicis plane block 140

N
nervi nervorum 136, 141, 271
neuralgic amyotrophy (NA) 133, 196

O
one finger test 268, 340

P
Pars interarticularis 369
peribursal fat 65, 133
posterior superior iliac spine 328
posterosuperior facet 301, 359
Pressure 12
PSIS 277, 328

Q

quadrilateral space (QLS)　120, 200

R

red flags　228
ring finger splitting sign　145
Rock　12
Rocking　12
Rotating　12

S

S2-alar-iliac (S2AI) スクリュー　268, 336
Shamrock method　217, 294, 309, 351
shoulder abduction relief sign　146
Slide　12
Sliding　12
SLRテスト　336
sonopalpation　128, 234
Spurling test　146, 200
stripe sign　288
superior facet　65
Sweep　12

T

thigh symptoms　323, 379
tilting　12
TLIPブロック　263
TLS triangle　370
TLSアプローチ　370, 374
Trömner反射　145

V

vasa nervorum　136, 141

W

Wiltse　222

X

XLIF®　390

和文

あ

アーチファクト　13

い

異方性　13, 15
陰部神経　297
陰部大腿神経　322, 390, 393

え

腋窩神経　69, 120, 200

お

横突起　31, 40, 206, 213, 246, 259
音響陰影　13
音響インピーダンス　13

か

外側腋窩隙　120, 200
外側塊　31, 44
外側陥凹　248, 336
外側仙骨稜　274
外側大腿皮神経　314, 383
肩関節　59
下殿神経　297, 357
下殿動脈　357
下頭斜筋　93, 104, 144, 180
可動域制限　24, 25, 26, 27, 133, 346
寛骨　274
関節柱　31, 44
関節突起間部　369
カラードプラ　8, 18

き

気管後腔　47
危険信号　228
胸鎖乳突筋　79, 140
胸腰筋膜　218, 224, 257
棘突起　30, 206
棘下筋腱　65
棘上筋腱　65
キッチンエルボーサイン　257

け

頚横神経　102
頚最長筋　87
頚神経叢　102, 175
頚多裂筋面ブロック　140, 190
頚長筋　91, 143
頚腸肋筋　87
頚椎症性筋萎縮症　133
頚椎神経根ブロック　52, 144, 169
頚半棘筋　85, 140
頚板状筋　81
頚部神経根症　145
結節間距離　42
結節間溝　61, 130, 154
肩甲下筋腱　63
肩甲挙筋　72, 136
肩甲骨上角　72, 203
肩甲上神経　112, 196
肩甲上動脈　117, 120, 196
肩甲切痕　117, 196
肩甲背神経　112, 173, 193
肩甲背動脈　113, 193
肩峰下滑液包　59, 133
腱板　59, 133
ゲイン　6

こ

高位確認法　237
高位診断　145, 237
後咽頭腔　47
後結節　40, 154, 171
後根　95, 307
後根神経節　95, 307
後枝　95
後斜角筋　89, 142
後上腕回旋動脈　69, 120, 124, 200
後仙骨孔　268, 277, 336
後仙腸靱帯　281, 340
後大腿皮神経　357
後頭神経痛　180
股関節　287, 346
股関節ブロック　346
交差法　20, 22
骨間仙腸靱帯　281
コンベックスプローブ　2

さ

最長筋　87, 220, 253
鎖骨上神経　102
坐骨神経　312, 375, 378
三次元MRI　248

し

軸性疼痛　184
四辺形間隙　120, 200
視野深度　4
手指屈筋腱反射　145
小後頭神経　102, 180
小後頭直筋　93
小殿筋　299, 359
小菱形筋　68, 76
上外側上腕皮神経　120, 200
上肩甲横靱帯　115, 196

上行頚動脈　170

上後腸骨棘　274，277，319，328

上頭斜筋　93

上殿神経　297，357

上殿動脈　358

上殿皮神経　319，385

上腕二頭筋長頭腱　59，130

上腕二頭筋長頭腱断裂　131

神経根　95，127，144，248，271，307，363

神経根性腰痛　271

神経痛性筋萎縮症　133，196

深頚神経叢ブロック　175

深頚動脈　175

す

スカルパ三角　379

せ

正中仙骨稜　209，274

星状神経節ブロック　40，176

脊髄神経　95，144，248，307，363

脊髄神経後枝　106，140，219，224，259

脊髄神経後枝外側枝　224，265，268

脊髄神経後枝中間枝　224，263

脊髄神経後枝内側枝　37，184，219，224，259

脊髄神経硬膜枝　219，271，307

脊柱起立筋　87，218，251，253

浅頚神経叢ブロック　175

浅頚動脈　170

仙結節靱帯　281，285

仙骨　274

仙骨角　275，331

仙骨硬膜外　329

仙骨神経　268

仙骨神経根　336

仙骨裂孔　274

仙腸関節　281，340

仙尾靱帯　275，331

前結節　40，154

前根　95

前枝　95

前斜角筋　89，142

そ

総頚動脈　52，159

僧帽筋　69，109，139

鼡径靱帯　287

鼡径部痛　28，354，388，390

鼡径部痛症候群　362

た

大後頭神経　104，180

大後頭直筋　93

大耳介神経　102

大腿筋膜張筋　317，384

大腿骨頚部　288，346

大腿神経　314，322，354，379

大腿動脈　314

大転子　359

大転子疼痛症候群　359

大殿筋　299，355，375

大内転筋　304，362

大菱形筋　76

大腰筋　272，290，292，351，379

多重反射　14

多裂筋　85，140，219，251，253

短後仙腸靱帯　281，342

短内転筋　304

ち

恥骨筋　304

中間仙骨稜　274

中斜角筋　89，142

中斜角筋間　142

中殿筋　299，359

中殿皮神経　319

腸骨筋　290，294，354

腸骨下腹神経　322，390，391

腸骨鼡径神経　322，390，391

腸腰靱帯　286，344

腸肋筋　87，223，253

長胸神経　142

長後仙腸靱帯　281，342

長内転筋　304，362

つ

椎間関節　37，127，211，234

椎間孔外　248

椎間孔内　248

椎間板性腰痛　271

椎弓　30，206，229，237

椎骨動脈　52，154，175

椎前筋　89

椎体　47，206，217

て

デプス　4

と

頭最長筋　87

頭長筋　91，143

頭半棘筋　85，140

頭板状筋　81，140

洞脊椎神経　219，271，307

ドプラ　8

は

薄筋　304

半棘筋間ブロック　140，190

パワードプラ　8

ふ

副神経　109，191

副突起　206

分離症　229

フォーカス　5

プレスキャン　20

へ

平行法　20

閉鎖神経　322，388

ベベル　21

ほ

縫工筋　304，317，379

む

鞭打ち損傷　184

よ

腰神経　265

腰神経叢　351

腰椎　206，237，248，272

腰椎硬膜外　334

腰椎分離症　229

腰方形筋　265，290，349

り

梨状筋　297，355，357，378

梨状筋下孔　297，357

梨状筋症候群　355，375

梨状筋上孔　297，357

輪状軟骨　47

リニアプローブ　2

わ

腕神経叢　95，142，173

脊椎エコーのすべて

頚肩腕部・腰殿部痛治療のために
SONOANATOMY, TARGET and INTERVENTION | 第2版

定価（本体9,000円＋税）
2021年 5月17日　第1版
2025年 3月27日　第2版

著　者　岩﨑　博
発行者　梅澤俊彦
発行所　日本医事新報社　www.jmedj.co.jp
　　　　〒101-8718　東京都千代田区神田駿河台2-9
　　　　電話（販売）03-3292-1555　（編集）03-3292-1557
　　　　振替口座　00100-3-25171
印　刷　ラン印刷社

© Hiroshi Iwasaki 2025 Printed in Japan
ISBN978-4-7849-5946-4 C3047 ￥9000E

本書の複製権・翻訳権・上映権・譲渡権・公衆送信権（送信可能化権を含む）は（株）日本医事新報社が保有します。

JCOPY　〈（社）出版者著作権管理機構　委託出版物〉
本書の無断複写は著作権法上での例外を除き禁じられています。複写される場合は，そのつど事前に，（社）出版者著作権管理機構（電話 03-5244-5088，FAX 03-5244-5089，e-mail:info@jcopy.or.jp）の許諾を得てください。

電子版のご利用方法

巻末袋とじに記載された**シリアルナンバー**を下記手順にしたがい登録することで，本書の電子版を利用することができます。

1 日本医事新報社Webサイトより会員登録（無料）をお願いいたします。

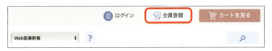

会員登録の手順は弊社Webサイトの
Web医事新報かんたん登録ガイドを
ご覧ください。
https://www.jmedj.co.jp/files/news/20191001_guide.pdf

（既に会員登録をしている方は**2**にお進みください）

2 ログインして「マイページ」に移動してください。

3 「未登録タイトル（SN登録）」をクリック。

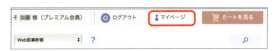

4 該当する書籍名を検索窓に入力し検索。

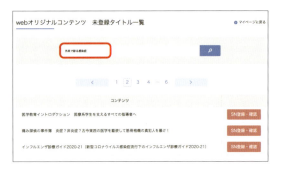

5 該当書籍名の右横にある「SN登録・確認」ボタンをクリック。

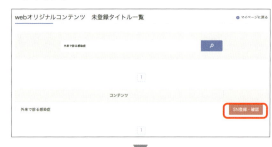

6 袋とじに記載されたシリアルナンバーを入力の上，送信。

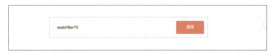

7 「閉じる」ボタンをクリック。

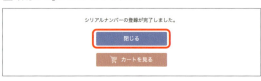

8 登録作業が完了し，**4**の検索画面に戻ります。

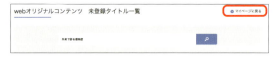

【該当書籍の閲覧画面への遷移方法】
① 上記画面右上の「マイページに戻る」をクリック
　➡**3**の画面で「登録済みタイトル（閲覧）」を選択
　➡検索画面で書名検索➡該当書籍右横「閲覧する」
　ボタンをクリック
　または
②「**書籍連動電子版一覧・検索**」＊ページに移動して，
　書名検索で該当書籍を検索➡書影下の
　「電子版を読む」ボタンをクリック
　https://www.jmedj.co.jp/premium/page6606/

＊「電子コンテンツ」Topページの「電子版付きの書籍を
　購入・利用される方はコチラ」からも遷移できます。